ullstein

LARS SCHÜTZ wurde 1992 geboren. Er arbeitet als Texter für eine große Düsseldorfer Werbeagentur und schreibt nebenbei die Thriller-Reihe rund um Profiler Jan Grall und Rabea Wyler.

Von Lars Schütz sind in unserem Hause bereits erschienen:
Der Alphabetmörder · Rapunzel, mein

LARS SCHÜTZ

RACHE, AUF EWIG

Thriller

Ullstein

Besuchen Sie uns im Internet:
www.ullstein.de

MIX
Papier
FSC FSC® C083411

Originalausgabe im Ullstein Taschenbuch
1. Auflage Oktober 2020

Umschlaggestaltung: zero-media.net, München
Titelabbildung: Arcangel Images / © Hanka Steidle
(Nadel); © FinePic®, München (Hintergrund)
Gesetzt aus der Quadraat Pro powered by pepyrus.com
Druck und Bindearbeiten: CPI books GmbH, Leck
ISBN 978-3-548-06199-3

»Und Gott der Herr nahm den Menschen und setzte ihn in den Garten Eden, dass er ihn bebaute und bewahrte.«

1. Mose 2, 15

»Die wahren Paradiese sind die Paradiese, die man verloren hat.«

Marcel Proust

PROLOG

SYLT

Die Sonne gleißte durch das Glasdach des Gewächshauses.

Hugo Bellmer blinzelte und wandte den Kopf ab. Der Schweiß rann ihm über das Gesicht und brannte in seinen Augen. Er war rücklings auf einen quietschenden Sprungfederrahmen fixiert, Hand- und Fußgelenke mit Dutzenden Kabelbindern umwickelt. Er trug nichts bis auf seine Schiesser-Unterwäsche, die durchgeschwitzt und verdreckt an seiner Haut klebte. Die Luft war drückend schwer und feucht, jeder Atemzug ein Kraftakt.

Seit er aufgewacht war, hatte er stundenlang mit aller Macht an seinen Fesseln gezerrt, hatte versucht, seine Hände irgendwie aus ihnen herauszuwinden. Ohne Erfolg. Bei jeder Bewegung schnitten sie nur noch tiefer in sein Fleisch. Irgendwann hatte sein linker Fuß angefangen zu kribbeln, als stächen tausend kleine Nadeln in seine Haut. Mittlerweile konnte er ihn gar nicht mehr bewegen, nicht mehr spüren. Er fühlte sich wie abgestorben an.

Gestern Abend hatte er sich noch mit einem Glas Riesling auf die Terrasse seines Strandhauses gesetzt, um den Sylter Sonnenuntergang zu genießen. Eine Schar Möwen hatte nach Wattwürmern gejagt. Das war das Letzte, woran er sich erinnern konnte. Was war dann geschehen?

Natürlich hatte er um Hilfe gerufen. So lange, bis er heiser war und das Echo seiner eigenen, immer verzweifelter klingenden Stimme nicht mehr ertrug.

Er hatte, so gut es in seiner Lage ging, nach Hinweisen gesucht, nach irgendetwas, das Rückschlüsse auf seinen Aufenthaltsort oder seinen Entführer zuließ. Aber bis auf den Federrahmen schien das Treibhaus vollkommen leer. Nichts wuchs hier. Nur jenseits der Glaswände ragten ringsum Apfelbäume in die Höhe. Er meinte sogar, hinter den Baumkronen ein Reetdach zu erkennen. War er immer noch auf Sylt?

Wie lange hielt man ihn schon auf dieser Pritsche fest? Ohne Essen. Ohne etwas zu trinken.

Irgendwann hatte er nicht mehr an sich halten können und in seine Unterhose gepinkelt.

Noch nie in seinem ganzen Leben war er so gedemütigt worden. Nicht im Privatbereich und erst recht nicht in der Geschäftswelt. Er war ein Machtmensch, er war Vorstandschef, einer der zehn reichsten Männer Deutschlands mit einem Privatvermögen von über eins Komma zwei Milliarden Euro – und wer jemals an seiner Stärke gezweifelt hatte, den hatte er bisher schnell vom Gegenteil überzeugt.

Sie würden ihn finden. Würden alle Hebel in Bewegung setzen. Schließlich war er niemand Geringerer als Hugo Bellmer! Sie würden mit Polizeihubschraubern über genau diesen Ausschnitt Himmel fliegen, auf den er seit so langer Zeit starrte, und ihn finden. Sie würden dieses Wäldchen mit Spürhunden durchkämmen. Sylt war nicht groß. Sie würden ihn finden. Ganz sicher. Und dann würden seine Anwälte über den Entführer ein Höllenfeuer niederprasseln lassen, wie es die deutsche Justiz noch nicht gesehen hatte. Jede Stunde, die er in diesem Gewächshaus verbringen musste, würde er ihm in Gefängnisjahren zurückzahlen.

Gerade als Bellmer aus seinem Racheszenario neue Hoffnung schöpfte, erklang hinter ihm ein Quietschen. Die Tür hinter seinem Kopfende öffnete sich. Jemand war gekommen. Sosehr er auch den Kopf verdrehte, er konnte denjenigen nicht sehen. Dann hörte er Schritte. Jemand trat an die Pritsche.

Er wollte schon eine Tirade aus Fragen und Drohungen auf seinen Entführer abfeuern, aber dann sah er, wer es war. Und der Anblick machte ihn sprachlos.

Vor ihm stand ein Mädchen, höchstens dreizehn Jahre alt.

Sie trug ein schlichtes weißes Baumwollkleid, das ihr etwas Reines, Unschuldiges gab. Ihre kastanienbraune Lockenmähne hatte sie zu einem Pferdeschwanz gebändigt. Ihr Gesichtsausdruck war gleichgültig.

Aus dem Jutebeutel, den sie sich über die Schulter geschwungen hatte, holte sie zwei Literflaschen Wasser, eine Packung Knäckebrot und einen silbern gerahmten Handspiegel.

Sofort richtete sich Bellmers ganzes Denken auf das Wasser. Seine geschwollene Zunge wand sich in der ausgedörrten Mundhöhle, seine Muskeln spannten sich an.

»Wer bist du, Kleine?«, fragte er. »Wer schickt dich?

Glaub mir, wenn du mir hilfst, dann wird sich das für dich lohnen.«

Sie ignorierte ihn, schaute ihm noch nicht einmal ins Gesicht und schraubte eine der Wasserflaschen auf.

»Hey, kannst du sprechen?«

Er konnte sich nicht vorstellen, dass dieses zarte Mädchen für seine Entführung verantwortlich sein sollte. Zwang sie jemand dazu? Gab es hier drinnen Kameras? Wurde sie beobachtet?

Erst als sie ihm die Wasserflasche an den Mund hielt, sagte sie ihr erstes Wort: »Trink!«

In gierigen Zügen nuckelte er an der Flasche. Schließlich entriss das Mädchen ihm mit einem heftigen Ruck das Wasser, wobei sich jede Menge Flüssigkeit über seine Brust ergoss.

Er verschluckte sich, hustete. »Mehr!«, forderte er.

Das Mädchen schüttelte nur den Kopf und steckte die Flasche zurück in den Beutel. Sie fütterte ihn mit einer Scheibe Knäckebrot und gewährte ihm erst danach noch einen Schluck Wasser. Nie hatte etwas so gut geschmeckt.

Er sollte am Leben gehalten werden, so viel war sicher. Aber wofür? Ging es um Lösegeld? Wenn ja, wieso hielt man ihn dann in einem Treibhaus fest?

»Der Spiegel«, fragte er. »Wofür hast du mir einen Spiegel gebracht?«

Und damit begann der Albtraum.

Das Mädchen lehnte den Spiegel gegen einen handgroßen Stein, den sie gleich neben den Federrahmen gelegt hatte. So konnte Bellmer zum ersten Mal sehen, was unter ihm war.

Was unter ihm *wuchs*.

Ein Dutzend angespitzte armdicke Bambussprossen endeten knapp fünf Zentimeter unterhalb des Federrahmens. Unterhalb seines Rückens.

Bellmer zog die Brauen zusammen. »Was soll das werden?«

Das Mädchen schraubte die zweite Wasserflasche auf und goss den Bambus mit großer Sorgfalt.

»Ich soll Ihnen erklären, was geschehen wird«, sagte sie dann mit ruhiger Stimme. Ihre Worte klangen wie auswendig gelernt. »Der Bambus wächst mehrere Zentimeter pro Tag, selbst durch Gestein und festes Erdreich hindurch. Wenn er kein Licht bekommt – so wie jetzt –, wächst er schnurgerade nach oben, auf dem Weg zur Sonne.«

Bellmer schluckte trocken. Erst hatte er es nicht abwarten können, dass das Mädchen endlich redete. Jetzt wünschte er sich nichts mehr, als dass sie aufhörte.

»Der Bambus wird Sie durchbohren, Herr Bellmer. Wenn Sie Glück haben, sterben Sie an den Folgen des Schocks. Wenn nicht, dann werden Sie bei vollem Bewusstsein miterleben, wie die Pflanze durch Sie hindurchwächst. Ich werde kommen und den Bambus und Sie dafür so lange wie nötig am Leben erhalten.«

Der Brei aus Wasser und zerkautem Knäckebrot schoss aus seiner Speiseröhre. Er drehte den Kopf zur Seite und erbrach sich.

Das konnte nicht wahr sein. Das hier geschah nicht wirklich.

»Warum?«, jaulte er tränenerstickt. »Warum? Nehmt mein Geld, ihr könnt alles haben. Bitte! Tu das nicht! Binde mich los!«

Das Mädchen packte stumm den Spiegel zurück in den Jutebeutel und verließ das Gewächshaus, ohne sich auch nur ein einziges Mal nach ihm umzudrehen.

Er schrie. Kämpfte gegen seine Fesseln. Wand sich auf dem harten Drahtgeflecht hin und her, bis seine Muskeln vor Schmerz pochten.

Warum? Warum folterte man ihn so grausam?

Er musste an sein Handy denken. In seiner Kontaktliste fanden sich die Nummern einiger der einflussreichsten Menschen der Welt. Börsenvorstände, Botschafter, globale Geschäftsführer, Regierungschefs. Noch vor einem Tag hätte ihm das ein Gefühl der Sicherheit gegeben.

Diese konzentrierte Macht. Dieser Einfluss.

Keiner von ihnen würde ihm jetzt helfen können.

Keiner würde verhindern können, dass das Gewächs unter ihm immer weiter in die Höhe wuchs. Bis seine Spitzen irgendwann seinen Rücken kitzeln würden. Der erste Vorbote des Schmerzes.

Ein Kribbeln in seiner Hüftgegend. Fast meinte er, körperlich zu spüren, wie der Bambus teleskopartig unter ihm emporspross. Bildete sich sogar ein zu hören, wie er knackend und ächzend immer weiterwuchs.

Und wuchs.

Und wuchs.

EINS

DÜSSELDORF // 27. August

»Ist Ihnen das Konzept der Dunklen Triade vertraut?«

Jan musterte das Ehepaar, das ihm an seinem Schreibtisch gegenübersaß.

Die beiden Mittsechziger schüttelten synchron den Kopf. Während die Frau gebannt den Rauhaardackel auf ihrem Schoß streichelte, rührte ihr Gatte mit verdrießlichem Gesicht seinen Kaffee um.

»Also, die Dunkle Triade, oder auch Dunkler Dreiklang, beschreibt die Persönlichkeitsmerkmale Narzissmus, Machiavellismus und Psychopathie. Wesenszüge, die jeder von uns in sich trägt, deren Ausprägung aber stark variieren kann.«

Er lehnte sich in seinem Drehstuhl zurück und ließ das Gesagte auf seine Gesprächspartner wirken. Die Kitzmanns waren ein Paradebeispiel für die gut betuchten Kreise Düsseldorfs. Sie im Chanel-Kostüm, er in Pullunder und Hemd. Ihre Eitelkeit stillten sie offensichtlich mit Spray-Tanning, Nasen-OPs und extrovertiertem Schmuck. Normalerweise hätte Jan für sie nur Verachtung übrig gehabt. Aber da sie zahlende Kundschaft waren, ließ er sie gerne an seinem unendlichen Schatz an psychologischen Weisheiten teilhaben. Denn wie so viele reiche Menschen ließen sie sich nur allzu leicht von großen Worten beeindrucken.

»Narzissten wollen selbstverständlich Bewunderung«, fuhr er fort. »Machiavellisten sind manipulativ, der Zweck heiligt für sie die Mittel. Und Psychopathen sehen in ihren Mitmenschen bloß Objekte. Empathie ist bei ihnen nur schwach ausgeprägt. Sie sind kaltblütig, weil sie meistens keine Furcht vor Konsequenzen haben. Diese drei Wesenszüge überlappen sich und sind allesamt miteinander verknüpft.«

»Das ist ja wahnsinnig spannend!«, sagte Frau Kitzmann.

»Hm«, brummte ihr Mann wenig begeistert in seine Kaffeetasse.

Ihre Stimmen hallten durch den spartanisch eingerichteten Büroraum. Lediglich der Mahagoni-Schreibtisch, der schon vor dem Umzug hier gewesen war, eine ramponierte Kommode und ein Schlafsofa standen auf dem zerkratzten Hartholzboden. Seine Partnerin Rabea Wyler und er hatten die Räumlichkeiten im ersten Stock des Gründerzeithauses vor knapp einem Jahr bezogen, sich aber nie um die Einrichtung gekümmert. Dafür hatte es schlichtweg genug andere Baustellen in ihrem Leben gegeben.

»Wenn wir diese drei Persönlichkeitsmerkmale jetzt auf Rudolf anwenden, dann lässt sich definitiv festhalten, dass Narzissmus und Machiavellismus bei ihm stark ausgebildet sind. Ich würde sogar ...«

»So, das reicht!« Herr Kitzmann donnerte seine Tasse

auf den Schreibtisch, seine Gesichtsfarbe puterrot. »Ich kann mir das nicht mehr anhören.«

Der Rauhaardackel auf dem Schoß seiner Frau kläffte erschrocken auf.

»Ulf, ich bitte dich!« Sie tastete nach der Lehne seines Besucherstuhls. »Immer musst du so ein Theater machen. Ich habe doch gesagt, wie wichtig mir das ist.«

»Ich weiß, Schatz, aber ich kann das einfach nicht ernst nehmen. Rudolf ist ein Dackel! Der hat doch nichts mit Machiavismus oder wie das heißt am Hut. Der will nur fressen und kacken und schlafen.«

»Ulf!«, begehrte seine Frau auf, die Stimme schrill, und krallte ihre Finger in das Fell des Hundes. »Er hat eine komplexe Persönlichkeit. Allein die Art, wie er mich beim Gassigehen immer in die Richtung der Jogger lenkt, damit er sie anfallen kann. Unser Hund ist ein Psychopath!«

»So ein Schwachsinn!« Ulf Kitzmann stemmte sich aus seinem Stuhl hoch. »Ich hätte mich niemals hierherschleifen lassen dürfen.«

»Entschuldigen Sie, Herr Grall! Mein Mann hat einfach kein Benehmen.« Frau Kitzmann streckte die Hand in Jans Richtung aus und schenkte ihm ein fragiles Lächeln.

Kitzmann kramte seine Geldbörse hervor. »Wie viel schulde ich Ihnen für die angefangene Stunde?«

»Äh ...« Jan war noch völlig überwältigt von dem Drama, das sich vor seinen Augen zutrug.

Ehe er ein Wort hervorbringen konnte, blätterte Kitzmann zwei Zweihunderteuroscheine auf den Schreibtisch.

»Das wird reichen, nehme ich mal an!«

Einer dieser Männer, die so lange Geld auf ihre Probleme werfen, bis sie darunter vergraben sind, dachte Jan. Aber keine noch so hohe Summe konnte eine zerrüttete Ehe retten.

»Sie finden selbst hinaus«, rief er dem Paar noch hinterher, als sie schon auf halbem Weg aus seinem Büro waren. Er atmete tief durch und betrachtete kopfschüttelnd die Geldscheine auf seinem Schreibtisch. Die einzigen Einnahmen dieses Tages, verächtlich vor ihn hingeschmissen.

Erst als Frau Kitzmanns strenge Stimme und das Klimpern von Dackel Rudolfs Halsband im Treppenhaus verklungen waren, wagte Jan aufzustehen. Er nahm seinen Kaffee vom Tisch, stellte sich an eines der hohen Bogenfenster und sah zu, wie die Kitzmanns in ihren Audi stiegen und davonbrausten.

Selbst jetzt, kurz nach fünf, brannte die Sonne noch mit unverminderter Intensität vom Himmel. Ein heißer Spätsommertag. In ihrem Büro gab es keine Klimaanlage, und Jan produzierte wöchentlich gefühlt eine Wannenladung Schweiß.

Er bemerkte eine Bewegung direkt unterhalb des Fensters. Seine Partnerin Rabea Wyler balancierte auf einer Trittleiter und hantierte an den Firmenschildern am Eingang herum.

Was trieb sie da draußen?

Mit gerunzelter Stirn nippte Jan an seiner Tasse. Der Kaffee war längst kalt. Manchmal war er schlichtweg so tief in seine Gedanken versunken, dass er alles um sich herum vergaß, auch den gerade erst frisch eingeschenkten Kaffee.

Er verließ sein Büro, ging durch den verwaisten Empfangsraum und stieg das Treppenhaus hinunter. Mit seinen über zwei Metern Körpergröße geriet er auf den niedrigen ungleichen Holzstufen andauernd ins Stolpern. Schon zweimal hatte er sich auf der Treppe langgelegt. Dieses Haus war in Zeiten erbaut worden, in denen die Menschen noch nicht so groß gewesen waren.

Im Freien umfingen ihn erdrückende Hitze und das Verkehrsrauschen der nahen Haroldstraße. Er blinzelte zu Rabea hoch, die mit ihrem Körper die Firmenschilder verdeckte. Außer ihnen hatten in dem Haus noch ein kleiner Kinderbuch-Verlag, ein Zahnarzt und irgendein Internet-Start-up ihren Sitz. Jan hatte bis heute nicht verstanden, was die Leute dort eigentlich trieben.

»Kannst du mir erklären, was du da machst?«, fragte er.

»Oh Jan!«, rief Rabea im leichten Singsang einer Berndeutschen. »Die Leute mit dem Psychopathen-Dackel sind aber wirklich nicht lang geblieben.«

Sie kicherte in sich hinein. Seit Frau Kitzmann vor zwei Tagen einen Termin gemacht und ihre Problematik geschildert hatte, machten sich Rabea und ihre Bürohilfe Miriam ständig darüber lustig.

»Wenigstens haben sie Geld dagelassen«, seufzte Jan.

»Womit wir auch schon beim Thema wären.« Sie kletterte die Leiter herunter und betrachtete ihr Werk, die Hände in die Hüften gestemmt. »Ich wollte es dir eigentlich schon eher sagen …«

Neben ihrem Firmenschild – *GRALL & WYLER | Private*

Fallanalyse, in schnörkelloser Schrift – prangte jetzt der Paketshop-Aufkleber der DHL.

»Ist das dein Ernst?« Jan rang nach Worten. »Wir sind doch kein Kiosk! Wieso hast du mir vorher nichts davon gesagt?«

Sie blies sich den Pony aus dem Gesicht. Im Spätsommerlicht schimmerte er goldblond. »Weil ich wusste, dass du es niemals zulassen würdest.«

»Zu Recht!«, entrüstete er sich. »Wo sollen wir die ganzen Pakete lagern? Und die Leute bedienen, die dann ständig bei uns ein und aus gehen werden?«

»Genau das ist ja das Ding! Es würden zur Abwechslung einmal Leute bei uns reinkommen. Die Kitzmanns sind erst die vierten Kunden diesen Monat. Wir brauchen ein zusätzliches stabiles Einkommen, wenn wir überleben wollen.«

Er grummelte vor sich hin, dabei wusste er natürlich, dass sie recht hatte. Als er das Büro am Rande der Düsseldorfer Altstadt von seinem einstigen Mentor geerbt hatte, hatte er gleich gewusst, was er damit machen würde. Rabea und er waren beide vom LKA suspendiert worden, doch für ihre Fähigkeiten musste es auch außerhalb des Polizeidienstes Bedarf geben. Also hatte er kurzerhand GRALL & WYLER gegründet, das erste Büro für unabhängige psychologische Fallanalyse in Deutschland.

Eine Bauchentscheidung, eine Grall'sche Hauruck-Aktion. Manche nannten es auch eine Schnapsidee – und das, obwohl er strikter Antialkoholiker war.

»Von BWL hast du leider keinen blassen Schimmer«, bemerkte Rabea.

»Touché.«

»Gopferdammi! Ich meine, wie viele Konten hast du jetzt schon überzogen? Wie viele Kredite hast du aufgenommen?« Sie schüttelte den Kopf. »Ich bereue es keinen Tag, das hier mit dir gestartet zu haben, aber trotzdem: Wie lange wolltest du das noch so durchziehen?«

Er lehnte sich gegen die Sandsteinfassade. »Keine Ahnung. Pläne sind noch nie meine große Stärke gewesen.«

»Wir müssen Marketing machen, die Website überarbeiten, Flyer verteilen. Was auch immer.« Sie klappte die Trittleiter zusammen. »Ich werde mich zunächst einmal um den Paketkram kümmern. Aber wenn ich alleine darauf sitzen bleibe, dann gnade dir Gott.«

»Oha.« Er hob abwehrend die Hände. »Botschaft angekommen, Frau Wyler.«

Ihr Gespräch war ein weiterer Beweis dafür, dass das Alter absolut nichts mit Reife oder Verantwortungsbewusstsein zu tun hatte. Rabea war vierunddreißig, er einundvierzig. Oft genug kam es ihm so vor, als wäre es genau andersherum.

»Ich mache heute etwas früher Schluss«, sagte sie. »Ich muss noch zum Training. Und es ist ja nicht so, als würde uns die Kundschaft gleich die Tür einrennen.«

Gemeinsam traten sie wieder in die Kühle des Treppenhauses.

»Immer noch dieser indonesische Kampfsport?«, fragte Jan.

»Genau, Pencak Silat. Langsam werde ich richtig gut darin.«

»Deine Drohung, wenn ich dir nicht bei den Paketen helfe, wirkt jetzt noch Furcht einflößender.«

»Quatsch!«, lachte sie und wurde dann mit einem Mal ernst: »Pencak Silat dient der reinen Selbstverteidigung. Ich brauche das. Du weißt, warum.«

»Ich weiß.« Er presste die Lippen aufeinander. Insgeheim freute er sich, dass sie heute früher ging. So musste er sich erst gar keine Ausrede dafür einfallen lassen, warum er selbst vorzeitig verschwinden musste.

Die Begründung, er müsse dringend nach Hause, zog dabei nicht. Denn um sich die Miete zu sparen, war Jan kurzerhand in ihre Büroräume eingezogen. Wusste man das nicht, hätte man es als Besucher überhaupt nicht bemerkt. Jan hatte sich von so vielen seiner Besitztümer getrennt, dass sein verbliebenes Eigentum problemlos in ein halbes Dutzend Umzugskartons passte. Kleidung, ein paar Andenken, elementare Bücher, Dinge des täglichen Gebrauchs – und selbst das war ihm noch zu viel. Nach allem, was geschehen war, erschien es ihm sinnlos, einfach nur toten Besitz anzuhäufen. Ballast, dachte er, mehr ist es nicht. Davon trug er schon genug mit sich herum. Minimalismus war für die einen ein Lebensentwurf. Für ihn war es eine Überlebensstrategie.

Ihre Räumlichkeiten besaßen keine Dusche, weshalb sich Jan entgegen seinem Naturell in einem nahe gelegenen Fitnessstudio angemeldet hatte. Jetzt ging er dort täglich ein und aus, alle Trainer kannten ihn bereits beim Namen, aber die Geräte hatte er bislang nicht einmal eines Blickes gewürdigt.

Zurück im Büro, packte Rabea gleich ihren Rucksack und schnappte sich ihre Sporttasche. »Schönes Wochenende! Hier ist noch etwas Lektüre.« Damit drückte sie ihm eine dicke Info-Broschüre des Paketanbieters in die Hand, was er nur mit einem Augenverdrehen quittierte.

»Dir auch, dir auch ...«

Wenn Rabea erfuhr, mit wem er eine Verabredung hatte, würde sie ihn mit diesem typischen bedauernden Kopfschütteln strafen, das sie manchmal für ihn übrig hatte. Und diesen Moment wollte er noch so lange wie möglich hinauszögern.

• • •

»Noch einmal! Ihr müsst die *jurus* in einer einzigen fließenden Bewegung ausführen.«

Bima Sutioso lief zwischen den Reihen der Übenden umher, die Hände hinter dem Rücken verschränkt. Er war der Pendekar, der Meister des kleinen Pencak-Silat-Kurses. Sie trainierten in der Turnhalle eines Gymnasiums im Düsseldorfer Stadtteil Pempelfort. Aus einer Lautsprecherbox ließ Bima bei jeder Stunde traditionelle indonesische Musik laufen, mit Trommeln und Flöten, um die sterile Schulatmosphäre zumindest etwas zu vertreiben.

Pendekar Bima stammte aus Bandung, einer Zwei-Millionen-Stadt im Westen der Hauptinsel Java. Er besaß das breiteste und strahlendste Lächeln, das Rabea je gesehen hatte. Sein leicht untersetzter Körperbau und sein Watschelgang verliehen ihm etwas Gemütliches. Ein wenig trügerisch, wenn man bedachte, dass Bima einem innerhalb von Sekundenbruchteilen die Knochen brechen oder noch viel Schlimmeres antun könnte, wenn er nur wollte – und das, ohne dabei auch nur ins Schwitzen zu kommen.

Rabea kontrollierte ihren Zopf und band noch einmal die Kordel ihrer knielangen Shorts neu. Sie trug ihr altes Basketball-Shirt, natürlich mit der Nummer 24, und Ellenbogenschoner.

»Okay, bereit?«, fragte sie Sergej, ihren Trainingspartner.

Der Deutschrusse hob nur die Augenbrauen.

Beide standen barfuß auf einer der blauen Turnmatten, in leicht gebeugter Haltung und die Hände ausgestreckt – in *sikap pasang*, einer der Grundpositionen des Silat.

Sergej wog bestimmt über hundert Kilo. Er war ein Koloss von einem Mann, mit raspelkurzen schwarzen Haaren und stets glatt rasiertem Babyface. Er arbeitete bei der Berufsfeuerwehr, hatte schon vorher Muay Thai und Karate gelernt und war dementsprechend durchtrainiert. Trotzdem erlaubten es Rabea die Grifftechniken des Pencak Silat, ihn ab und an auf die Matte zu werfen.

»Na, komm schon, Beeh!«, sagte Sergej.

So nannte er sie immer. Nicht Rabea. Nicht Bea. Einfach nur Beeh.

Das Training stand kurz vor seinem Ende. Dicke Schweißperlen glänzten auf Sergejs Stirn. Auch Rabea musste ordentlich keuchen. Sie nahm wahr, wie ihre Instinkte sich schärften, und spürte die Hitze, die sich jedes

Mal ab einem bestimmten Punkt in ihrem Körper ausbreitete.

Seit sie vor einem halben Jahr hier angefangen hatte, machte sie alle Partnerübungen zusammen mit Sergej. Sie mochte ihn, weil er ein grundfriedliches Gemüt und eine offene Art besaß. Während ihrer Ausbildung am Berner ViCLAS-Centre und ihrer Zeit beim LKA hatte sie sich nur mit manipulativen, komplexen Persönlichkeiten beschäftigt. Jetzt genoss sie die Gegenwart jedes Menschen, der einfach nur offen sagte, was er dachte.

In *langkhas*, den bis ins Kleinste einstudierten Schrittfolgen, näherten sich Rabea und Sergej an. Die Techniken des Pencak Silat imitierten Raubtiere oder Schlingpflanzen und Dornengewächse, so hatte es Bima ihnen einmal erklärt.

Rabea musste kurz daran denken, als sie zu ihrer *juru* ansetzte, einem der vielen komplizierten Bewegungsabläufe.

Wenn sich zwei erfahrene Pesilat einen Kampf lieferten, erinnerte es mehr an einen anmutigen Tanz, der allerdings jederzeit innerhalb von Sekunden auf brutalste Art beendet werden konnte. Diese Eleganz, verbunden mit der erbarmungslosen Effektivität, war es gewesen, die Rabea für Pencak Silat eingenommen hatte.

Sie stieß Sergejs Arme mit gezielten Rückhandschlägen weg, wand sich wie eine Kletterpflanze um seinen Körper, stemmte ein Bein hinter seine Ferse und brachte ihn so aus dem Gleichgewicht.

Der Hüne knallte auf die Matte. Die Erschütterung musste auch bis in den letzten Winkel der baufälligen Turnhalle spürbar sein. Sie warf sich auf ihn. Er riss die Arme hoch in dem Versuch, sie abzuwehren. Aber die Schläge prasselten nur so auf ihn ein. Sergej schnaufte heftig.

Der Laut löste etwas in Rabea aus, rief flüchtige Eindrücke und Erinnerungen hervor. Das schwere Atmen von Männern hatte sie schon oft gehört. Ihr Unterbewusstsein verband es sofort mit denjenigen, die sie gefoltert hatten. Die sie hatten töten wollen. Plötzlich sah sie nicht mehr Sergejs hochrotes Gesicht vor sich, sondern die Fratzen dieser Psychopathen.

Sie biss die Zähne aufeinander, bis ihre Kiefer schmerzten. Es pochte heftig in ihrem Schädel. Sie bestand nur noch aus Gewalt, aus Wut. Ihr Denken setzte völlig aus. Sie war degradiert zur Zuschauerin ihrer eigenen Handlungen.

Ihr werdet mir nicht mehr wehtun, hämmerte es in ihrem Kopf. Ihr werdet mich nie mehr verletzen.

Ihre Faust schraubte sich mitten in Sergejs Gesicht. Schmerzerfüllt schrie er auf. Ehe er reagieren konnte, drehte sie sich um die eigene Achse, schlang die Unterschenkel um seinen Hals und überkreuzte ihre Knöchel gleich vor seinem Kehlkopf. Sie verstärkte den Druck, bis ihre Wadenmuskeln zitterten. Verzweifelt zerrte Sergej an ihren Beinen. Aber sie gab nicht nach.

Ich lasse mich nicht mehr festhalten. Ihr könnt mir nichts mehr anhaben.

»Beeh!« Sergej klopfte auf die Matte.

Erst als Bima sie an den Schultern packte und mit einer kräftigen Bewegung von ihrem Gegner losriss, erwachte sie wie aus einem Rausch. Sie schüttelte sich. Schaute hinab auf Sergej.

Ein blutiges Rinnsal sickerte aus seinen Nasenlöchern bis zur Oberlippe. Er rieb sich den Nacken und erwiderte ihren Blick. In seinen Augen glomm ein Ausdruck, den sie noch nie zuvor in ihnen wahrgenommen hatte: Angst.

Auch alle anderen Pensilat hatten ihre Übungen unterbrochen und sahen Rabea an. Nur die Trommellaute aus den Lautsprechern erfüllten noch die Sporthalle.

»*Anjir!*«, stieß Bima aus – ein indonesischer Fluch. »Rabea, was sollte das? Das ist nicht Pencak! Dein Gegner war schon am Boden. Er hat auf die Matte geklopft.«

Er blies die Wangen auf, was sein rundes Gesicht noch fülliger erschienen ließ.

»Schon gut, ist ja nichts passiert. Nur ein Kratzer«, lenkte Sergej ein. »In der Hitze des Gefechts kann das schon mal vorkommen.«

»Nichts ist gut«, sagte Rabea erschüttert. »Ich habe die Kontrolle verloren. Als wäre in meinem Kopf ein Schalter umgelegt worden. Es ... es tut mir leid. So etwas darf einfach nicht passieren.«

Sie streckte Sergej die Hand entgegen und half ihm wieder auf die Beine.

»Hätte nicht gedacht, dass du so einen rechten Haken hast, Beeh«, bemerkte er.

Einer der anderen Kursteilnehmer reichte ihm ein Taschentuch, und er tupfte sich das Blut ab.

Bima wandte sich an die Runde: »Es ist sowieso kurz vor Schluss. Für heute beenden wir den Unterricht. Bis nächste Woche! *Selamat tinggal!*«

»*Selamat tinggal!*«, erwiderten sie im Chor.

Während die anderen die Matten forttrugen und ihre Trinkflaschen einsammelten, nahm Bima Rabea zur Seite.

»Alles in Ordnung?«, fragte er mit gesenkter Stimme. »Ich hätte nicht gedacht, dass so viel Aggression in dir stecken könnte. Da war eine Panik in deinem Blick, als hättest du Angst vor deinem eigenen Schatten.«

Wenn du wüsstest, was in meinem Schatten lauert, dann hättest du sie auch, dachte Rabea. Sie fühlte sich plötzlich unfassbar müde und wollte nur noch nach Hause. »Mir geht's gut, ich hatte nur einen anstrengenden Tag. Ich kriege das in den Griff«, sagte sie.

»Sicher?« Bima lächelte warm. »Ich könnte dir Meditationstechniken beibringen. Vielleicht würde das helfen.«

»Das ist wirklich nett, aber lass gut sein.« Sie klopfte ihm auf die massige Schulter. Schnell packte sie ihre Sportflasche und ihr Handtuch und machte sich auf den Weg Richtung Ausgang.

»Bis nächste Woche!«, rief sie.

Sie spürte den forschenden Blick des Meisters in ihrem Rücken. Es war nicht angemessen, ihn mit ihren Ängsten zu belasten. Er war Kampfsportlehrer, kein Psychotherapeut.

Aber wie hatte ihr so etwas passieren können?

Das Böse musste sich in ihr eingenistet haben.

Das Böse – ein Gift, dem sie viel zu lange Zeit ausgesetzt gewesen war.

• • •

»Ich gebe dir ein Beispiel für ein Kōan.« Anita Ichigawa

stützte sich mit dem Ellenbogen auf dem ausgezogenen Bettsofa auf. »Ein Mönch fragte Tozan: Was ist Buddha? Tozan antwortete: drei Pfund Flachs.«

Das warme Licht der Gaslaternen fiel durch die Bogenfenster. Düsseldorf war eine der wenigen Städte, in denen sie noch vereinzelte Straßenzüge beleuchteten. In ihrem Schein zeichneten sich deutlich die Umrisse von Anitas nackter Silhouette ab.

Die zerwühlte Bettdecke roch nach Sex, noch immer glänzte der Schweiß auf Jans Brust. Wenn seine Klienten wüssten, was hin und wieder nachts in seinem Büro vorging, würden sie den Raum wahrscheinlich mit völlig anderen Augen sehen.

Er nippte an seiner bereits abgestandenen Cola Zero – der Koffeingehalt machte ihm längst nichts mehr aus, auch nicht so spät am Abend – und bettete seinen Kopf auf Anitas flachen Bauch, spürte, wie ihre Muskeln sich bei jedem Atemzug zusammenzogen.

»Ich verstehe kein Wort«, sagte er. »Wer ist Meister Tozan? Warum Flachs?«

»Das ist alles nicht wichtig.« Ihre Finger wanderten über sein kurz geschorenes Haar. »Der Name des Zen-Meisters ist egal. Über den Flachs musst du nur wissen, dass er völlig wertlos und profan ist.«

»Und über so etwas zerbrichst du dir den ganzen Tag den Kopf? Ich wusste nicht, dass ein Job beim BKA so entspannt ist.«

»Ach, Jan!« Sie schmunzelte.

Ihre Finger glitten über seine Stirn und ertasteten

schließlich die Narbe, die sich quer über seinen Nasenrücken bis zur Wange zog – ein Andenken an seinen letzten Fall. Sie zog ihre Hand nicht weg, sondern strich sanft über die Erhebung, fühlte ihr nach.

»Kōan sind Rätsel, die Zen-Meister ihren Schülern stellen. Sie sind absichtlich unlogisch oder paradox. Man unterteilt sie sogar in unterschiedliche Klassen. Es gibt ganze Sammlungen von ihnen. Teilweise sind sie mehr als tausend Jahre alt. ›Was weißt du sicher?‹, ist so eines von ihnen. Oder: ›Was sieht ein Käfer, was fühlt er? Und ein Adler? Und ein Staubkorn?‹«

»Ich fühle mich auf jeden Fall jetzt schon überfordert.«

Jan ließ die Fingerkuppen über die Innenseite ihres Oberschenkels gleiten. Blitzschnell klemmte sie seine Hand zwischen ihnen ein und hielt sie dort fest.

»Hey!«, stieß er aus.

Sie kicherte, was sie nur selten tat.

»Ein Kōan lässt sich nicht mit rationalem Denken oder Intellekt entschlüsseln. Er ist ein unlösbares Rätsel. Stattdessen muss man seiner Intuition vertrauen, sich in die Frage hineinfühlen. Erkenntnis findet nur derjenige, der die Ebene des Verstands verlässt.«

»Warum erzählst du mir das?«, fragte er.

»Als ich das erste Mal von der Bedeutung dieser Kōan gehört habe, musste ich an dich denken. Die Mörder, die ihr gejagt habt. Diese Psychopathen ...«

»... ihnen kann man auch nicht mit Rationalität beikommen«, beendete er ihren Satz. »Sie sind Rätsel jenseits des gesunden Menschenverstandes.«

»Ganz genau.« Sie richtete ihren Oberkörper auf und küsste ihn auf den Kopf.

Er hing dem Gedanken einen Augenblick nach. Thrill Killing, komplexe Mordfantasien, Taten mit unspezifischem Motiv – lange Zeit war es sein Beruf gewesen, den Sinn in scheinbar sinnloser Gewalt zu finden. Seine persönliche Sammlung an blutigen Rätseln. Aber anders als die Zen-Meditationen hatten sie ihn nie zu einer tiefer gehenden Erkenntnis geführt. Homo homini lupus. Der Mensch ist dem Menschen ein Wolf. Die einzige Wahrheit, die er während seiner Ermittlungen zutage gefördert hatte.

»Könnte ich jetzt meine Hand wiederhaben?«, fragte er schmunzelnd. »Langsam wird sie taub.«

Sie lachte, öffnete ihre Schenkel und gab seine Hand frei. Spielerisch übertrieben schüttelte Jan seine Finger aus.

»Es fühlt sich fast so an wie damals«, sagte sie.

»Besser sogar.«

»Nach unserer Trennung habe ich dich gehasst. Ich habe dich als dauerkiffenden, mit sich selbst überforderten Versager abgestempelt. Ein Genie, ja, aber gleichzeitig auch ein Versager.«

»Zumindest das mit dem Kiffen kannst du streichen.« Seit er nach Düsseldorf gezogen war, hatte er keine Tüte mehr angerührt. Es war noch nicht einmal eine bewusste Entscheidung gewesen, sondern einfach so geschehen. Er grinste. »Damals wolltest du es mir immer austreiben. Ärgert es dich ein wenig, dass ich jetzt einfach von selbst aufgehört habe?«

Das Kiffen war das einzige wirksame Mittel gegen seine

Hypersensibilität gewesen. Ohne einen gelegentlichen Joint sog er alle Informationen und Reize ungefiltert auf, eine ungeheure Anstrengung für seinen Körper und Geist. Die Welt stürzte jeden Tag über ihn ein, war einfach zu grell, zu laut, zu stinkend, zu intensiv. Das Cannabis dämpfte das Dauerfeuer der Eindrücke, es war wie ein Schleier zwischen ihm und seiner Umgebung. Aber es hatte ihn auch fahrig gemacht, vergesslich. Und das hatte er nicht gemocht.

Jetzt versuchte er es ohne psychotrope Substanzen und lebte in ständiger Reizüberflutung. Oft musste er sich Ruhephasen nehmen, um nicht völlig den Verstand zu verlieren. Aber er war selbstbestimmter.

Plötzlich zog Anita ihren Körper unter seinem Kopf weg und schwang sich rittlings auf ihn. Ihre porzellanweiße Haut schimmerte jetzt noch heller im Laternenlicht. Ihre filigranen Gesichtszüge, umrahmt von kinnlangen schwarzen Strähnen, waren unmöglich zu deuten. »Das hier zwischen uns beiden, was ist das?«

Ja, dachte Jan. Was sind wir?

Am späten Nachmittag war Anita aus Wiesbaden gekommen, wo sie als Hauptkommissarin in der BKA-Zentrale arbeitete. Auch sie war nach ihrem gemeinsamen vorschriftswidrigen Vorgehen im Alphabetmörder-Fall beurlaubt worden, allerdings hatte das ihrer Karriere weit weniger geschadet als der von Jan. Ganz im Gegenteil: Ihr Handeln hatte ihr die nötigen Ecken und Kanten gegeben, die man vielleicht vorher noch an ihr vermisst hatte. Ihr kometenhafter Aufstieg hatte sich weiter fortgesetzt, und jetzt war sie mit Mitte dreißig bereits in leitender Position beim BKA.

Nach ihrer Ankunft in Düsseldorf waren sie bei *Takumi 2nd Tonkotsu* essen gewesen – einem Ableger des berühmten japanischen Restaurants *Takumi* auf der Immermannstraße. Hier gab es Ramen-Suppen, Gyoza und Edamame. Im Gegensatz zur Hauptfiliale musste man in der Regel auch nicht Schlange stehen, um einen Tisch zu ergattern.

»Wie klischeehaft, mit einer Deutsch-Japanerin beim Japaner«, hatte Anita gesagt und dann genüsslich ihre Ramen-Nudeln eingesogen.

Nach London und Paris besaß Düsseldorf die drittgrößte japanische Gemeinde Europas, was sich vor allem an den vielen Läden und Restaurants rund um die Immermannstraße zeigte. Warum sollten sie sich das entgehen lassen? An den drei Wochenenden, an denen Anita jetzt schon hier gewesen war, hatten sie jedes Mal ein anderes Lokal angesteuert und sich Sushi, Bento Boxen oder Teriyaki schmecken lassen.

Jan besaß inzwischen keinen Wagen mehr. Seinen schrottreifen Peugeot hatte er schweren Herzens in die ewigen Auto-Jagdgründe überführt. Anita hasste es wiederum, mit ihrem dicken Audi in die Innenstadt zu fahren. Also mieteten sie sich meist einen Elektroroller – Anita am Steuer, Jan an ihren Rücken geklammert –, um in der Landeshauptstadt von A nach B zu kommen.

Sie waren schon einmal kurz zusammen gewesen, als er noch in Mainz tätig gewesen war. Damals hatten sie nach drei Monaten gemerkt, dass ihre Vorstellungen von einer

Beziehung weit auseinanderklafften. Anitas unterkühlte Art, ihre Karrierebesessenheit hatten Jan zunächst fasziniert und angezogen. Aber er hatte bei ihr nie die Geborgenheit gefunden, nach der er sich insgeheim gesehnt hatte.

Die Ereignisse rund um den Fall des Alphabetmörders hatten Anita jedoch verändert – sie ließ mehr Gefühle zu, war unverkrampfter geworden. Sie hatte wohl eingesehen, dass man in diesem Job nicht überleben konnte, wenn man nicht ab und an von ihm losließ.

Einige Wochen nach Ende des Rapunzel-Falls hatte Anita sich nach ihm erkundigt, hatte wissen wollen, ob er diesen Höllentrip, der ihn bis nach Las Vegas und an seine Grenzen geführt hatte, halbwegs unbeschadet durchgestanden hatte. Seitdem schrieben sie sich immer häufiger – ein Chatverlauf voller Anspielungen auf ihre gemeinsame Vergangenheit, halb ernster Sticheleien und einem vagen Gefühl von gegenseitigem Verständnis.

Vor ein paar Wochen hatten sie sich das erste Mal wiedergesehen. Es war ein Abend gewesen, an dem sie viel gelacht, aber auch ernste Themen gestreift hatten. Anita hatte eine ganze Flasche Rotwein getrunken, er war berauscht gewesen von ihrer Schönheit. Dass sie im Bett – oder besser: im Bettsofa – gelandet waren, war nur die logische Konsequenz gewesen. Wie die einzig richtige Lösung einer Gleichung.

»Gute Frage«, murmelte er laut und verschränkte die Hände hinter dem Kopf. »Was sind wir?«

»Ein Paar auf jeden Fall nicht, so viel steht fest. Aber auch mehr als nur Freunde.«

»Miri würde so was wie das hier wohl Freundschaft Plus nennen.« Jans Ziehtochter war seine einzige Verbindung zur Jugendkultur und versorgte ihn immer wieder mit neuem Vokabular. »Stabil« war in letzter Zeit ihr Lieblingswort für alles Mögliche gewesen, aber wahrscheinlich war auch das längst schon wieder veraltet.

»Brauchen wir überhaupt ein Label, eine Bezeichnung für uns?« Sie neigte den Kopf zur Seite und massierte seine Brust. Direkt spürte er, wie er wieder hart wurde. In der Dunkelheit tastete er nach der Kondompackung.

»Wir wissen, wie wir nicht zusammen funktionieren. Und wir wissen, wie ...«

Ehe er seinen Satz vollenden konnte, hob sie ihr Becken an. Er spürte alles. Den sanften Druck ihrer Finger auf seiner Brust. Den halb geöffneten Mund. Das Schnellerwerden ihres Atems. Die Empfindungen stürmten auf ihn ein. Er ließ es zu. Und einen Herzschlag lang nahm er nichts wahr außer ihr.

Dann ein neuer Reiz. Ein neues Geräusch. Erst nach einigen Sekunden identifizierte er es als das Klingeln ihres Handys.

»Hast du es nicht auf stumm geschaltet?«, stöhnte er.

Sie stieg von ihm herunter, tastete nach dem vibrierenden, lärmenden Telefon.

»Das habe ich ja. Alles ist auf lautlos gestellt.« Ihre Stimme wurde tonlos. »Bis auf eine einzige Nummer.«

Sie hielt sich das iPhone ans Ohr. »Ichigawa hier.«

Während sie im Wechsel »Ja« und »Ich verstehe« sagte, verkrampfte sich ihre Haltung. Jan wollte ihr über den Rücken streicheln, aber sie rutschte von ihm weg. »Und warum sollen wir das übernehmen?«, fragte sie schließlich, erhielt wohl eine schnelle, klare Antwort und machte nur: »Hm.«

Jan setzte sich aufrecht hin. Irgendetwas musste geschehen sein. Wenn es eines gab, was er bei der Polizei gelernt hatte, dann, dass Anrufe mitten in der Nacht selten etwas Gutes zu bedeuten haben.

Mit den Worten »Ich mache mich sofort auf den Weg!« legte sie auf, vergrub die Hände im Gesicht und atmete tief durch.

»Anita ...«

»Es tut mir leid.« Sie angelte ihren BH vom Boden. »Das hier kann nicht warten.«

»Aber du bist doch gerade erst vor ein paar Stunden angekommen. Wo sollst du denn hin?«

»Nach Sylt.«

»Bitte, was? Verdammt, wer ist da am Hörer gewesen?«

»Der Chef.«

»Dein Chef beim BKA?«

»Nein.« Sie stand auf und schlüpfte in ihren Slip. »Der Chef des BKA selbst.«

»Was ist denn passiert?«

»Ein Albtraum.«

• • •

»Letztlich ist Umweltschutz nichts anderes als Selbstschutz.« Sofia nahm einen Schluck von ihrem Alt. »Wir reden hier davon, unsere Erde für uns zu erhalten. Frische

Luft, sauberes Wasser. Wer will das nicht? Deshalb sollte man eigentlich auch nicht sagen, man tut etwas für die Natur. Man tut etwas für sich selbst. Reiner Egoismus.«

Während sich ihre WG-Mitbewohnerin weiter in Rage redete, leerte Rabea mit zusammengekniffenen Augen ihr Glas. Sie war noch nie ein großer Fan von Bier gewesen, und das malzige Düsseldorfer Alt stellte noch einmal eine ganz besondere Herausforderung für ihre Geschmacksnerven dar.

Dennoch hatte sie Sofias Einladung, in der Altstadt etwas trinken zu gehen, nicht ausgeschlagen, als sie nach dem Training in die Dreizimmerwohnung in Bilk gekommen war. Sie hatte gespürt, dass es genau das Falsche gewesen wäre, jetzt allein im Bett zu sitzen und über ihren seltsamen Anfall nachzugrübeln.

Sie lebte seit Jahren in WGs, auch wenn sie sich eine eigene Wohnung hätte leisten können. Aber Momente wie dieser hier waren der Grund, warum Rabea sich immer wieder gegen das Alleinwohnen entschieden hatte. Wenn man nette Mitbewohner erwischte, konnte eine WG wie eine kleine Familie sein. Und Familien passten immer aufeinander auf.

Die sechsundzwanzigjährige Halbspanierin Sofia studierte Biologie im Master und bildete den sozialen Fixpunkt dieser Familie. Sie engagierte sich in einem Umweltverein und schmiss öfter Partys bei ihnen in der Küche, bei denen am offenen Fenster gekifft und am Tisch über die Rettung des Planeten philosophiert wurde. Gereon, der dritte Mitbewohner, arbeitete laut Sofia bei der Stadtplanung. Ansonsten war er ein Phantom. Hätte Rabea ihn nicht einmal zufällig frühmorgens durch die Küche huschen sehen, würde sie seine Existenz bezweifeln.

Sofia und sie standen inmitten des Menschenpulks vor dem *Kürzer*, einer der Brauerei-Institutionen der Altstadt. Es war kurz nach zwei Uhr, und der Andrang in der schwülen Nacht war ungebrochen. Wie Motten um Straßenlaternen schwirrten die Feiernden um die Bars. Rabea bewunderte die Kellner, die ihre gigantischen Tabletts unfallfrei durch die Menge manövrierten, sich alles merkten und dabei auch noch ganz ruhig wirkten.

Weiter die Straße herunter flackerte Blaulicht auf, vielleicht ein Krankenwagen, vielleicht eine Polizeistreife. In Nächten wie diesen waren beide im Dauereinsatz.

»Ich werde auch niemals Kinder in die Welt setzen, solange sich nichts ändert«, fuhr Sofia fort. »Die sollen doch nicht in irgendwelchen Kriegen um die letzten Rohstoffe und Wasserquellen kämpfen. Oder an dreckiger Luft verrecken.«

»Der menschliche Fortschritt hat uns dieses Problem beschert, er kann uns auch dabei helfen, es zu lösen. Das glaube ich«, sagte Rabea. »Aber es ist viel zu spät für solche Themen. Und ich bin viel zu kaputt. Sollen wir bezahlen?«

In Sofias kastanienbraunen Augen flammte Enttäuschung auf. Sie zog einen Schmollmund. »Increíble! Rabea-bea-bea, das kann doch nicht dein Ernst sein! Aber gut …«

Gerade als sie den Kellner herbeiwinkten, kam ein Junggesellenabschied auf sie zu. Die Männer hatten sich als Einhörner und Prinzessinnen verkleidet. Der Bräutigam im rosa

Tutu torkelte auf sie zu und deutete auf den Bauchladen, den er umgeschnallt hatte. Seine Sonnenbrille verbarg, wie betrunken er wirklich war. Seine Stimme tat es nicht: »Schnä … Schnäpschen? O-oder Küsschen?« Er spitzte die Lippen.

Rabea verdrehte die Augen. Am liebsten hätte sie dem Typen gleich eine Ohrfeige gegeben, aber sie hielt sich zurück. Für heute hatte sie schon genug ausgeteilt.

»Mach den Spaß doch mit!«, meinte Sofia.

Rabea schüttelte nur den Kopf. »Ich muss aufs Klo.«

Sie wandte sich ab und verschwand im Inneren des *Kürzer*. Dabei schaute sie das erste Mal seit Längerem auf ihr Handy. Eine Textnachricht von Jan. Es war der Link zur Online-Ausgabe einer großen Tageszeitung, zusammen mit den Worten: *»Schau dir diesen Mordfall an. Gerade auf Sylt entdeckt worden.«*

Sie tippte auf den Link. Und bereute es sofort.

ZWEI

SYLT // 27. August

Der H155 Helikopter jagte mit kreischenden Rotoren über das Wattenmeer. Es herrschte Flut, und das kupferne Morgenlicht zerstob glitzernd auf der Wasseroberfläche.

Anita Ichigawa lehnte ihren Kopf gegen die Scheibe. Ihr fiel es schwer, die Augen offen zu halten.

»Du siehst genauso aus, wie ich mich fühle«, sagte Kolja, der ihr im Innenraum des Helikopters gegenübersaß.

Sie presste die Kopfhörer ihres Headsets fester auf ihre Ohren. »Du meinst, wie ausgekotzt?«

Er grinste nur.

Bundeskriminalhauptkommissar Kolja Wiebusch war seit etwas mehr als einem Jahr ihr Partner in Wiesbaden. Auf den ersten Blick war er ein gemütlicher Zeitgenosse mit Bierbauch und grau meliertem Vollbart; ein Familienvater, der seine Kollegen gern mit Kalauern und Witzeleien bombardierte: Je nervöser oder gestresster er war, desto höher ihre Frequenz und desto schlechter ihre Qualität. Doch ein Blick in seine wachen grünen Augen genügte, um den messerscharfen Verstand zu erkennen, der hinter ihnen wohnte.

Anita war die ganze Nacht durchgefahren, um sich mit

ihm in den frühen Morgenstunden in Hamburg zu treffen. Von dort hatte sie der Helikopter der Fliegerstaffel Fuhlendorf mitgenommen. Sie hatte bislang noch nicht einmal Zeit gehabt, zu duschen oder ihre Kleider zu wechseln.

»Ich verstehe immer noch nicht, warum nicht die Polizeidirektion Flensburg oder das LKA die Ermittlungen leitet.« Sie unterdrückte ein Gähnen.

»Hast du das nicht mitgekriegt? Das Opfer, dieser Hugo Bellmer, ist ein sehr guter Freund vom Generalbundesanwalt gewesen. Solche Beziehungen machen sich natürlich auch über den Tod hinaus bezahlt. Da lässt man nicht die popeligen Dorfpolizisten anrücken, sondern schickt das Dream-Team, die Crème de la Crème, die Elite ...«

Kolja gelang es selbst jetzt noch, ihr ein Grinsen abzuringen, trotz all ihrer Anspannung und Müdigkeit.

»Außerdem gewinnt der Fall aufgrund der Rolle des Opfers und der, nun ja, der Tötungsmethode eine besondere Bedeutung«, fügte er hinzu.

»Die Kollegen aus Westerland haben jedenfalls gesagt, dass wir einen starken Magen brauchen«, sagte Anita.

»Den brauchen wir jetzt erst mal für die Landung.« Kolja umklammerte seinen Haltegriff.

Der Helikopter neigte seine Nase nach vorn und begab sich in den Sinkflug. Am Horizont ragte Sylt aus dem Wasser wie das Rückgrat eines Seeungeheuers; ein sichelförmiger Strich Grün, umrahmt von weißem Sand.

Sie landeten auf dem Flughafen in Tinnum, wo bereits ein Streifenwagen der örtlichen Polizei auf sie wartete. Mit eingezogenen Köpfen huschten sie unter den Rotorblättern hinweg und stiegen auf die Rückbank.

»Ist der Fundort weit von hier?«, fragte Kolja den Beamten am Steuer.

»Ungefähr zwanzig Minuten Fahrt«, entgegnete der junge Mann auf Sylterfriesisch. »Die Leiche ist auf einem leer stehenden Hof nahe List gefunden worden.«

»Leerstand auf Sylt?«, meinte Kolja. »So was gibt's?«

»Natürlich nicht *die* Art von Leerstand. Der Hof soll demnächst renoviert werden und ist im Moment unbewohnt. Der Eigentümer war zur Tatzeit in Berlin.«

»Haben Sie ihn schon überprüft?«, fragte Anita.

»Ja. Er ist nach eigenen Angaben seit mehr als einem Monat nicht mehr auf der Insel gewesen. An den Gebäuden selbst gibt es keine Einbruchspuren. Aber der Täter hat ohnehin nur den Garten genutzt. Er musste bloß wissen, dass der Hof derzeit leer steht.«

»Checken Sie den Eigentümer trotzdem noch einmal gründlich durch.« Anita verschränkte die Arme vor der Brust. Jenseits der Fensterscheiben zog die Dünenlandschaft an ihnen vorbei. Sie hatte etwas Urtümliches an sich.

Der Streifenwagen bog von der Uferstraße auf einen schmalen Feldweg ab. Staub wirbelte unter den Reifen auf und trübte die Sicht. Pferdekoppeln erstreckten sich zu beiden Seiten. Nach wenigen Hundert Metern erschien der Hof am Ende des Weges, umsäumt von hohen Linden. Das Hauptgebäude war ein typisches Friesenhaus mit Reetdach und Backsteinfassade. Die Fenster des Hauses waren von innen staubbedeckt.

Je näher sie dem Hof kamen, desto deutlicher spürte Anita eine Beklemmung. Als könnte sie die düstere Präsenz des Grundstücks spüren.

Sie vermisste die Zeiten, in denen Jan ihr noch als Fallanalytiker zur Seite gestanden hatte. Er schien das Böse zu verstehen und nahm ihm damit seinen Schrecken.

Sie parkten auf dem Kiesplatz vor dem Haus, gleich zwischen einem Transporter der Kriminaltechnischen Untersuchung und einer weiteren Streife.

Als sie ausstiegen, roch Anita die herbe, salzige Meeresbrise, die auch hier im Inselinneren noch wahrnehmbar war. Aus dem Kofferraum holte der Beamte Plastiküberzieher für ihre Schuhe und Latexhandschuhe.

»Dr. Alwörden, der Gerichtsmediziner, ist bereits im Gewächshaus«, sagte der strohblonde Beamte, als Anita und Kolja sich die Sachen übergezogen hatten.

Das Gelände war weitläufig mit Flatterband abgesperrt worden. Knorrige Apfelbäume warfen Schatten über die Wiese, aber niemand hatte sich darum geschert, sie abzuernten. Ihre abgefallenen Früchte verrotteten im hohen Gras, nicht mehr als ein Fraß für die Würmer. Ihr faulig-süßer Geruch hing schwer in der Luft.

Das Gewächshaus wirkte in dem verwilderten Garten wie ein Fremdkörper. Es war ungefähr zweieinhalb Meter lang, zwei Meter breit und gerade hoch genug, dass ein erwachsener Mensch aufrecht unter dem Dachgiebel stehen konnte. Im Moment war dieser Mensch Dr. Gunnar Alwörden, der Rechtsmediziner des Universitätsklinikums Schleswig-Holstein. Er kratzte sich im Nacken und sprach in ein

Diktiergerät. Dabei schaute er auf etwas zu seinen Füßen herab.

Das Dach und die Rückwand des Glashauses waren nachträglich mit Plastikplanen abgedeckt worden, als Schutz vor Schaulustigen und vor weiterer Sonneneinstrahlung, die womöglich Beweise vernichten konnte. Ein Baustrahler erhellte jetzt das Innere mit grellweißem Licht.

»Na, Tomaten sind da drinnen auf jeden Fall nicht gezüchtet worden«, bemerkte Kolja und klopfte gegen die Scheibe.

Der Rechtsmediziner fuhr herum. »Ah, Sie müssen die Leute vom BKA sein! Treten Sie ein.«

Alwörden war ein hochgewachsener Mann Ende fünfzig, mit Halbglatze und den buschigsten Augenbrauen, die Anita je gesehen hatte. Sie beherrschten seine Mimik, tanzten in seinem Gesicht regelrecht hin und her.

»Ich bin seit vierzig Jahren in der Medizin«, sagte er. »In all der Zeit habe ich nie auch nur annähernd so etwas gesehen wie das hier.«

• • •

Als Ermittlerin besaß Anita Ichigawa ein gewisses Maß an Vorstellungskraft. Bei der Untersuchung dieses Tatorts jedoch hätte sie am liebsten darauf verzichtet.

Der Anblick des Opfers war an sich schon grausam. Aber die Vorstellung des Martyriums, das ihm vorangegangen sein musste, war kaum zu ertragen.

Wie die Tentakel eines obskuren Monsters ragten die

blutverschmierten Bambusspitzen aus Bellmers Leib. Um sie herum hatten sich dunkle Blutflecken gebildet. Zwei Bambusspitzen hatten seine Magengrube durchwachsen, eine weitere wucherte aus der Achselhöhle heraus. Eine vierte spross geradewegs aus seinem weit aufgerissenen Mund, ein manifestierter Todesschrei. Bellmers mächtiger Torso war völlig verdreht, so als hätte er sich unter entsetzlichen Schmerzen hin und her gewunden.

Anita ging in die Knie. Einige weitere Bambussprossen waren zwar in seinen Rücken gedrungen, bislang aber nicht wieder aus seinem Körper herausgewachsen.

Sie besah Bellmers linke Hand. Das Gelenk war dort, wo es die Fesseln fixierten, beinahe bis zum Knochen aufgerissen, überzogen von verkrustetem Blut. Auch mit den Fingern musste er probiert haben, am Drahtgestell des Bettrahmens zu reißen, ihr Fleisch war völlig zerfleddert, die Gelenke gebrochen. Ein Zeugnis seiner vergeblichen Befreiungsversuche und unfassbaren Schmerzen.

»Der Bambus …«, Anita räusperte sich, »… war Bellmer noch bei Bewusstsein, als er weiter durch ihn hindurchgewachsen ist?«

»Ganz genau wird Ihnen das erst die Obduktion sagen können.« Alwörden sprach im Flüsterton, so als könnte er die Toten wieder aufwecken, wenn er zu laut redete. »Wir müssen hier mehrere Faktoren beachten, um den Todeszeitpunkt feststellen zu können. Das Wachstumsverhalten der Pflanze, die Untersuchung von Leichenflecken und Verwesungserscheinungen. Anhand der Eintritts- und Austrittsstellen kann ich nur mutmaßen, dass der Bambus die wichtigsten inneren Organe womöglich verfehlt hat.« Er schluckte trocken. »Es wäre also durchaus denkbar, dass Bellmer bis zuletzt bei vollem Bewusstsein gewesen ist. Ob der Tod letztendlich durch Verbluten, einen septischen Schock oder doch Organversagen eingetreten ist, werden wir erst später klären können.«

»Wie kann das sein?« Kolja fuhr sich über das Gesicht. »Wie kann eine Pflanze Haut und Fleisch durchdringen? Warum ist sie nicht einfach um ihn herumgewachsen?«

Alwörden antwortete: »Bambus hat erstaunliche Kraft. Er kann sogar durch Asphalt hindurchbrechen. Und in Dunkelheit sucht er sich den direktesten Weg nach oben. So wie hier.«

»Wer hat ihn entdeckt?«, fragte Kolja weiter.

Diesmal antwortete der strohblonde Polizist, der inzwischen im Türrahmen des Gewächshauses lehnte. »Einer der Handwerker, der für die anstehenden Renovierungen bestellt war und sich schon einmal das Gebäude anschauen wollte. Ihm ist das Gewächshaus aufgefallen, weil es beim Treffen mit dem Eigentümer vor ein paar Wochen noch nicht hier stand.«

Kolja stemmte die Hände in die ausladenden Hüften. »Der Täter hat es also wahrscheinlich selbst errichtet.«

»Solche Fertig-Gewächshäuser kann man in jedem größeren Baumarkt kaufen«, sagte Anita. »Nicht, dass ich eine große Garten-Expertin wäre. Aber es wird verdammt schwer sein, ihn anhand dieses Kaufes ausfindig zu machen. Davon einmal abgesehen, müssen wir diese Handwerker überprüfen. Hat die Spurensicherung hier drinnen schon irgendetwas ans Licht fördern können?«

»Ich habe vorhin mit dem Leiter telefoniert«, sagte der Sylter Beamte. »Den ganzen Bericht werden wir erst im Laufe des Tages vorliegen haben. Allerdings gibt es da eine andere Sache, die ich noch ansprechen wollte.«

»Nur zu.«

»Wir haben die Hofbesitzer befragt, denen die umliegenden Pferdekoppeln gehören. Eine der Reittrainerinnen hat vor einer Woche ein junges Mädchen hier im Garten gesehen, als sie abends die Pferde von der Weide geführt hat. Es soll höchstens elf oder zwölf gewesen sein.«

Anita wandte sich zu ihm um, die Arme vor der Brust verschränkt. »Ein Mädchen vor dem Haus. Das ist doch nichts Ungewöhnliches. Ich bin überrascht, dass die Trainerin sich überhaupt an so etwas erinnern kann.«

»Das ist ja noch nicht alles.« Die Stimme des jungen Blondschopfs überschlug sich fast. »Sie hatte Handschuhe, eine Schaufel und einen Eimer dabei. Als wollte sie etwas einpflanzen. Und sie hat die Kleine noch nie zuvor hier in der Gegend gesehen.«

Kolja, selbst Vater von zwei Kindern, wich sämtliche Farbe aus dem Gesicht. Trotz des frühen Morgens staute sich bereits die Hitze in dem engen Gewächshaus. Tür und Dachfenster waren geöffnet. Dennoch hatte Anita das Gefühl, keine Luft zu bekommen. »Ein Mädchen ... ein Mädchen soll also womöglich den Bambus gepflanzt haben?«

»So die mögliche Schlussfolgerung, ja«, sagte der Beamte. »Es gibt Fußspuren, Schuhgröße vierunddreißig. Entweder ein Erwachsener mit sehr kleinen Füßen …«

»… oder ein Kind«, murmelte Kolja nachdenklich.

»Mein Urgroßvater väterlicherseits hat im Pazifikkrieg gekämpft, hauptsächlich auf Guam«, sagte Anita nachdenklich. »Mein Vater sagt, er habe so gut wie nie über diese Zeit gesprochen. Aus reiner Neugier habe ich mich mit dem Geschehen im Pazifik beschäftigt. Auch mit den Gräueltaten, die die japanischen Soldaten an Kriegsgefangenen begangen haben sollen. Eine davon hörte sich besonders abstrus an. Es gab aber nie Beweise dafür, dass sie tatsächlich verübt worden ist. Vielleicht war es nur US-Propaganda, ein Schauermärchen, das sich die GIs in ihren Kojen zugeraunt haben: Bambusfolter.«

Kolja lehnte sich gegen die Wand aus Plexiglas. »Die Inspiration für diese Tat stammt also möglicherweise daher?«

»Es wäre möglich. Die entscheidende Frage ist nur: Warum sollte jemand Hugo Bellmer auf diese Weise umbringen?«

»Eine Verbindung zu Japan?«

»Das ist zu billig. Zu banal. Wer auch immer hierfür verantwortlich ist, geht methodisch vor. Er hat nichts dem Zufall überlassen. Wer so tötet, hat eine Botschaft.«

DREI

SYLT // 29. August

»Und? Wie geht's voran?«, drang Jans Stimme aus Anitas Handy. Es lag gleich neben der Yogamatte auf dem ausgeblichenen Hotelteppich.

»Schleppend.«

Sie machte die Asana Herabschauender Hund, konzentrierte ihre Atmung auf all ihre verkrampften Muskeln und spürte jeder Verspannung nach.

»Kolja und ich sind jetzt schon das ganze Wochenende hier, trotzdem habe ich das Gefühl, dass wir noch keine Fortschritte gemacht haben. Wir haben uns mit der Familie des Opfers getroffen und in den Aktivitäten der Firma gestöbert, bei der er im Vorstand sitzt. Eribon, ein Lebensmittelgigant aus der Schweiz. Alles bisher sehr undurchsichtig und komplex, aber ich kann mir vorstellen, dass sie Dreck am Stecken haben. Für morgen ist die Leichenöffnung angesetzt. Mal schauen, ob sie für weitere Erkenntnisse sorgt.« Sie ließ die Beine herabsinken und drückte ihren Rücken durch, dann wiederholte sie noch mal die komplette Bewegungsfolge. »Ich wünschte wirklich, du und Rabea wären hier. Wir könnten euch als externe Berater engagieren. Das würde euch zumindest eine schöne Stange Geld in die Kasse spülen.«

»Wirklich? So billig willst du mich kaufen?«, meinte Jan amüsiert, nur um dann schlagartig wieder ernst zu werden. »Nein, beim besten Willen nicht. Es ist nicht so, dass mich der Mordfall nicht faszinieren würde. Ganz im Gegenteil. Aber du weißt ganz genau, es wäre keine gute Idee.«

Wie jedes Mal beendete sie ihre Yogaübungen mit einer Planke und hielt sie so lange, bis sie am ganzen Körper zitterte. Dann rollte sie die Matte zusammen. Das Hotel lag gleich am Strand von Westerland. Jenseits der Fenster ihrer Suite lag die Nordsee bereits in völliger Dunkelheit. Abgesehen von einigen wenigen Stunden komatösen Schlafs waren diese Yogaübungen die erste Pause, die sie sich seit ihrer Ankunft genehmigt hatte.

Im Schneidersitz hockte sie sich auf das Bett und legte das Handy vor sich hin.

»Du wärst nicht einmal für ein paar Ferndiagnosen bereit?«, drängte sie Jan weiter, aber schon halb im Spaß.

Als Antwort gab er nur ein vernehmliches Seufzen von sich.

»Das lässt mich wieder an ein Kōan denken.«

Erneutes Seufzen.

»Jaja, ich weiß. Ich mach's auch kurz: ›Wie löscht man das Feuer auf der anderen Seite des Flusses?‹«

»Rüberschwimmen und austreten.«

»Der Fluss ist unüberwindbar.«

»Das hätte dein weises, Tausende Jahre altes Kōan vielleicht dazusagen sollen. Überhaupt, was hat das mit der Situation zu tun?«

»Mach dich nur lustig. Und wenn du damit fertig bist, kannst du ja mal eine Sekunde drüber nachdenken«, sagte sie lachend und merkte, wie dabei ein Teil der Anspannung von ihr abfiel. Gleichzeitig wusste sie, dass sie noch lange nicht würde abschalten können. »Ich fürchte, ich muss noch einmal einen kleinen Spaziergang machen. Meine Gedanken kreisen einfach unaufhörlich um den Fall. Eine steife Meeresbrise wird mir helfen.«

»Ich kann es mir nur zu gut vorstellen«, erwiderte Jan. »Lass uns morgen wieder sprechen. Und pass auf dich auf.«

Sie zog sich ihre dünne Jacke über, schlüpfte in ihre Sportschuhe und schnappte sich die Schlüsselkarte. Das Handy ließ sie auf dem Bett liegen – sie hatte sowieso nicht vor, sich weit von der Hotelanlage zu entfernen. Und sie genoss es, einmal nicht erreichbar zu sein.

Die Rezeptionistin warf ihr nur einen verschlafenen Blick zu, als Anita durch die Lobby ging. Sie lief an den zusammengeketteten Sitzgruppen auf der Terrasse vorbei und spazierte zwischen den Reihen der Strandkörbe hindurch.

Es herrschte Ebbe, und das bleiche Vollmondlicht schimmerte auf dem freigelegten Meeresboden. Der Wind hatte aufgefrischt und schlüpfte kühl unter ihre Jacke.

Sie wanderte den Strand entlang, tief in ihre Gedanken versunken. Manchmal wünschte sie, auch in ihren Ermittlungen auf Niedrigwasser warten zu können, um problemlos unter die Oberfläche zu sehen. Aber so einfach war es nie.

Als sie zurückschaute, konnte sie kaum noch die Lichter von Westerland ausmachen. Wie lange war sie jetzt schon unterwegs?

Sie wollte gerade umkehren, als sie das Mädchen im Watt bemerkte, etwa zehn Meter von ihr entfernt. Die ganze Zeit über musste sie schräg hinter Anita gelaufen sein, die Fußspuren parallel zu ihren eigenen.

Sie trug ein schlichtes Kleid, darüber ein Flanellhemd. Ihre Locken wehten im Wind.

Wo kam sie her? Was machte sie so spät ganz allein hier draußen?

»Warten Sie!«, rief das Mädchen und trat auf sie zu.

Anita musste an die Zeugenaussage der Reittrainerin denken. Ihre Beschreibung des Kindes am Tatort passte eins zu eins auf das Mädchen vor ihr. Aber konnte das wirklich sein?

»Bist du mir gefolgt?«, fragte sie das Mädchen.

»Seit dem Hotel.« Ihre Stimme zitterte heftig und ging fast im Blasen des Windes unter. »Ich habe auf Sie gewartet.«

»Was willst du hier?«

Obwohl sie nicht glaubte, dass von dem Mädchen eine direkte Gefahr für sie ausging, hielt Anita einen großzügigen Sicherheitsabstand.

»Sie sind Frau Ichigawa, oder? Die Ermittlerin.«

Anita nickte. Sie hörte, wie das Blut in ihren Ohren rauschte. Das Mädchen holte etwas aus der Tasche seines Hemdes und reichte es Anita. »Damit Sie mir glauben.«

Es war eine A. Lange & Söhne 1815 Rattrapante. Das Platingehäuse der Uhr schimmerte im Licht des Vollmonds. Anita erkannte die Uhr sofort – sie hatte auf der Liste der Kleidungsstücke und Accessoires gestanden, die Hugo Bellmer am Abend seiner Entführung getragen haben musste.

Und die seitdem nicht wiederaufgetaucht waren.

Anita überkam eine seltsame Mischung aus Euphorie und Verwirrung. Sie brachte mühsam ihren Atem unter Kontrolle und fragte: »Was machst du hier? Warum bist du nicht direkt zum Polizeirevier gegangen?«

»Ich darf nicht gesehen werden«, erwiderte das Mädchen. »Er darf nicht wissen, dass ich zu Ihnen gekommen bin.«

»Du bist in Sicherheit, wir beschützen dich!« Anita machte jetzt doch einen Schritt auf sie zu. »Wer ist er? Hat er den Mord an Hugo Bellmer begangen?«

»Er will sein Paradies rächen. Alle Paradiese der Welt.«

»Was ... was bedeutet das?«

Das Mädchen kam Anita wie eine Traumerscheinung vor. Erlebte sie all das hier gerade wirklich?

»Sie verstehen nicht. Sie verstehen gar nichts. Er hat gerade erst begonnen.« Das Mädchen zitterte heftig. Anita zog den Reißverschluss ihrer Jacke auf. Sie schlüpfte aus ihr heraus und wollte sie dem Kind reichen, aber dessen Blick glitt an Anita vorbei. Zu einem Punkt in ihrem Rücken.

In ihren Augen lag Panik. »Es tut mir leid«, sagte sie mit bebenden Lippen. »Er ist hier ... er hat mich gesehen.«

Dann hörte Anita die schweren Schritte im Sand.

VIER

DÜSSELDORF // 29. August

Seit einiger Zeit hatte sich selbst in Jan Gralls Tage so etwas wie Routine eingeschlichen. Ganz entgegen seinen Erwartungen wusste er sie zunehmend zu schätzen. Sie gab ihm Halt, ein gewisses Maß an Sicherheit. Jeden Morgen ging er zu der kleinen Espressobar um die Ecke ihres Büros und genehmigte sich einen doppelten Ristretto. Alle paar Tage ging er sogar in dem kleinen Park rund um den Schwanenspiegel joggen. Wenn er nicht gerade seine Kleidung zum Waschsalon bringen musste, bezog er danach hinter seinem Schreibtisch Stellung und las Zeitung.

Heute wurde dieser Ablauf dadurch unterbrochen, dass bei seiner Rückkehr von der Espressobar ein Kleintransporter vor ihrem Bürogebäude stand. Der Fahrer, ein gehetzt wirkender Türke mit schief sitzender Kappe und mit Lesegerät am Gürtel, lud Pakete auf eine Sackkarre.

»Oh Gott«, murmelte Jan. Über das Wochenende hatte er in der Aufregung rund um Anitas neuen Fall völlig verdrängt, dass heute sein neues Dasein als unfreiwilliger Paketshop-Betreiber begann.

Der Paketbote wurde auf ihn aufmerksam. Er zeigte auf

ihr Firmenschild. »Ah, sind Sie Herr Wyler … oder Herr Grall?«

»Grall, bitte. Sind die etwa alle für uns?«

»Da können Sie Gift drauf nehmen. Willkommen im Business! Und das ist erst die Vormittagsfuhre.« Er streckte Jan das Lesegerät entgegen. »Einmal ein Autogramm, bitte!«

Was hast du uns da nur angetan, Rabea?, dachte Jan und kritzelte ungelenk mit dem Finger eine Unterschrift auf das Display.

Gemeinsam mit dem Boten wuchtete er die Sackkarre in ihren Empfangsraum, wo bereits Miri auf ihn wartete. Die einstige Herumtreiberin aus Mainz war so etwas wie seine Ziehtochter und jobbte mittlerweile bei ihnen als Aushilfe.

»Rabea hat gesagt, ich kriege eine Gehaltserhöhung«, verkündete sie sogleich. »Weil das ja jetzt Mehrarbeit für mich ist.«

Jan wischte sich über die schweißnasse Stirn. »Das Gefühl habe ich gerade wirklich noch nicht.«

Letztes Jahr war Miri mit dem Abi fertig geworden und hatte sich nach ewigem Hin und Her für ein Germanistik- und Kunstgeschichtestudium in Düsseldorf entschieden. Zusammen mit ihrem Freund David lebte sie in einer kleinen Dachgeschosswohnung in Flingern.

»Von wegen!«, sagte Miri und wuchtete eine Kiste voll mit technischem Equipment auf den Empfangstresen. »Der Scanner, der Drucker für Quittungen … Ich habe mich schon letzte Nacht in die ganze Technik eingefuchst.«

Er seufzte. »Das hätte alles nicht so kommen sollen. Vielleicht haben wir uns einfach verrannt, Miri.«

»Ach, komm schon! So schnell willst du aufgeben? Weil der feine Herr Grall sich jetzt einmal zu *niederen Arbeiten* herablassen muss?«

»Das ist es nicht«, sagte er und räumte die Pakete in die Ecke neben der Garderobe. »Ich hätte nur gedacht, dass wir gebraucht werden. Auch abseits der Polizeiarbeit. Dass wir erst gar nicht auf so ein zweites Standbein angewiesen sind.«

Miri blies sich eine neongrüne Strähne aus dem Gesicht. Eine Empfangsdame mit wild zusammengewürfelten Outfits und ständig wechselnden schrillen Haarfarben trug sicher auch nicht zu ihrer seriösen Außenwirkung bei, aber Jan würde den Teufel tun, ihr jemals vorzuschreiben, was sie anzuziehen hatte.

»Ihr müsst halt einfach auf euch aufmerksam machen und die Werbetrommel rühren. Früher habt ihr Mörder gejagt, heute sind es Kunden. Am Ende läuft es auf das Gleiche hinaus. Du musst ein Profil erstellen: Welche Leute wollt ihr kriegen? Und wie kriegt ihr sie?«

»Ich denke darüber nach«, erwiderte er.

Den Stapel Briefe auf seinem Schreibtisch identifizierte Jan auf den ersten Blick als Rechnungen und Mahnungen in den verschiedensten Dringlichkeitsstufen. Er schwang sich in seinen Sessel, öffnete die unterste Schublade und warf die Umschläge hinein zu all den anderen.

Dabei war seine finanzielle Notlage nicht das Einzige, was er hier versteckte. Tief unter den Papieren vergraben lag das Pistolenholster mit der Walther P99. Eine Waffe ohne Seriennummer, die er über Miris Hacker-Freund David im

Darknet erstanden hatte. Ein nicht gerade rühmlicher Beschaffungsweg für jemanden, der einmal im Polizeiapparat tätig gewesen war und eigentlich genau gegen derlei Dinge angekämpft hatte. Aber nach allem, was ihm zugestoßen war, hatte in ihm das Bedürfnis nach einer Waffe überwogen – ganz egal, wie sehr er sie auch verachtete. Es war so drängend gewesen, dass er noch nicht einmal seinen Waffenschein hatte abwarten wollen. Rabea und er wollten sich für den Rest ihrer Leben niemals mehr ausgeliefert fühlen. Sie hatte sich für Pencak Silat entschieden, er hatte diesen deutlich einfacheren Weg gewählt – in der Hoffnung, die P99 niemals wirklich gebrauchen zu müssen.

Er schnappte sich einen Bleistift und schrieb *»Zielgruppe«* auf eines der weißen A4-Blätter, die er immer bereitliegen hatte.

Sein Handy klingelte. Widerwillig legte er den Bleistift weg. Er hasste es, beim Denken unterbrochen zu werden. Er schaute aufs Display. *»Unbekannte Nummer«*.

»Ja?«

»Herr Grall, sind Sie es?«, erklang eine tiefe Stimme. »Sie kennen mich wahrscheinlich nicht, aber ich Sie dafür sehr gut. Mein Name ist Kolja Wiebusch, Bundeskriminalamt. Ich bin der Ermittlungspartner von Frau Ichigawa in der Sonderkommission Bambus.«

Jan richtete sich kerzengerade auf. »Was ist passiert?«

»Nach unserem derzeitigen Kenntnisstand sind Sie der Letzte, der Kontakt zu ihr gehabt hat. Anita Ichigawa ist spurlos verschwunden.«

FÜNF

ADAM

Nichts brennt leichter als ein Paradies.

Am schnellsten fangen die Dinge Feuer, die wir am meisten lieben. Die letzten Orte des Friedens. Die heiligen Stätten.

Träume sind wie trockenes Holz, dachte Adam, als er dem Mädchen entgegensah. Es braucht nur einen Funken, um sie in Flammen aufgehen zu lassen.

Gestern Nacht wäre ihr Traum beinahe in Brand geraten. Im letzten Moment hatte er das Feuer austreten, die Gefahr eindämmen können.

Was wäre bloß geschehen, wenn er nicht bemerkt hätte, dass sie sich davonschleichen wollte? Wenn er die Beamtin des BKA nicht am Strand niedergeschlagen hätte?

»Es tut mir leid«, sagte das Mädchen. Ihre Augen waren immer noch vom Weinen gerötet. »Ich hätte das niemals tun dürfen. Ich hätte nie zweifeln dürfen.«

»Und doch hast du so gehandelt.«

Sie war seine Tochter, sein eigen Fleisch und Blut.

Er wandte sich von ihr ab und schritt bedächtig durch den verwilderten Garten. Der Duft von Hyazinthen und Flieder hing in der Luft. Alles vibrierte vor Leben. Ein Bruchstück des Paradieses, ein Flecken Hoffnung.

Ihr Zufluchtsort nahe Sylt.

Eine Wespe landete auf seinem Handrücken. Vorsichtig hielt er sie vor sein Gesicht, streckte liebkosend den Finger der anderen Hand nach ihr aus. Ein Geschöpf der Natur – unschuldig, rein, vollkommen. Ein friedlicher Bewohner des Paradieses. Wie konnten Menschen nur je darauf kommen, nach ihnen zu schlagen?

»Was wird aus der Polizistin?«, fragte sie zögerlich.

»Das hängt allein von dir ab«, sagte er. »Wenn du von jetzt an befolgst, was ich sage, wird ihr nichts geschehen. Aber wenn du noch einmal unsere Aufgabe in Gefahr bringst, wird sie sterben. Und es wird allein deine Schuld sein.«

Die Wespe flog davon. Adam schaute ihr nach, bis sie nur noch ein winziger Punkt war.

Erst hatte er darüber nachgedacht, die Frau sofort zu töten. Es wäre am leichtesten und am sichersten gewesen. Aber wenn er sie auf diese Weise als Druckmittel einsetzte, konnte sie vielleicht noch von Nutzen sein.

Seine Tochter hielt den Blick gesenkt.

Er packte sie am Unterarm und zog sie zu sich heran.

»Ich werde dich immer lieben, das weißt du«, flüsterte er. »Aber du machst es mir manchmal wirklich schwer.«

Sie nickte und zog die Nase hoch.

»Du wirst wieder zurück zur Schule gehen, verstanden? Du wirst so unauffällig bleiben wie zuvor.«

»Ja, Papa.«

Er holte ihr Pillendöschen aus seiner Hosentasche und drückte es ihr in die Hand. »Und du wirst die hier wieder nehmen. Ich habe nachgezählt. Du hast sie seit Tagen ausgesetzt. Vielleicht ist das auch der Grund dafür, dass du auf solche Gedanken gekommen bist. Dass du auf einmal solche ungewohnten Zweifel hast.«

»Ich werde mich daran halten«, entgegnete sie, »ich weiß, dass sie für mich wichtig sind.«

Er hauchte ihr einen Kuss auf das nussbraune Haar. »So ist es brav. Du weißt doch, du tust all das hier nicht für mich ...«

»... sondern für das Paradies.«

Und für das Leben von Anita Ichigawa, fügte er in Gedanken hinzu.

SECHS

DÜSSELDORF

Rabea stand vor dem Düsseldorfer Hauptbahnhof und war bereits wie üblich ein paarmal nach Geld gefragt sowie einmal angerempelt worden. Sie konnte immer noch nicht fassen, dass sie gerade hier war.

Der große Uhrenturm zeigte zehn Uhr achtundzwanzig an. Das allmorgendliche Gedränge begann, sich zu lichten. Auf dem Vorplatz fuhren noch immer unentwegt die Straßenbahnen ein, spuckten mittlerweile aber weniger Pendler aus. Zwischen den Fahrradständern rissen die Säufer die ersten Bierdosen des Tages auf und prosteten sich zu. Ein Pulk Tauben zerfledderte unweit von Rabeas Trolley eine Brötchenhälfte.

Sie schüttelte den Kopf. Manchmal überschlugen sich die Ereignisse. Es gibt Monate, in denen nichts geschieht, dachte sie. Und es gibt Tage, in denen Monate geschehen. Heute war einer davon.

Eine Straßenbahn der Linie 709 fuhr davon. Auf dem Bahnsteig hinter ihr kam Jan zum Vorschein, eine Reisetasche über der Schulter. Er trug ein schwarzes Hemd, Jeans und Sneaker, seinen üblichen Sommer-Stil – wenn man überhaupt so weit gehen und Jans Kleiderwahl Stil nennen wollte.

Mit wenigen großen Schritten seiner langen Storchenbeine war er bei ihr.

»Danke, dass du gekommen bist«, sagte er und umarmte sie kurz. »Du musst nicht mit, das weißt du.«

»Ach, hör auf. Du hast noch mehr als einen gut bei mir«, erwiderte sie und spielte damit auf ihren letzten Fall an.

Sie war gerade zur Haustür hinaus gewesen, als er sie angerufen und erklärt hatte, dass ihre einstige Ermittlungspartnerin Anita Ichigawa verschwunden war.

»Der Zug nach Hamburg fährt in zehn Minuten los«, sagte er jetzt. »Beeilen wir uns besser.«

»Wenn er nicht Verspätung hat. Wäre ja alles andere als eine Überraschung.«

»Du bist einfach zu lange von der Schweizerischen Bundesbahn verwöhnt worden.«

In Hamburg würden sie dann in einen IC Richtung Kiel umsteigen, wo sie sich mit dem Kommissar des BKA zur Leichenschau des mutmaßlich ersten Opfers Hugo Bellmer trafen.

Sie gingen durch die Bahnhofshalle, begleitet vom blechernen Dröhnen unverständlicher Lautsprecherdurchsagen.

»Wie kommt es eigentlich, dass das BKA direkt dich anruft, nachdem Anita entführt worden ist?« Diese Frage brannte ihr schon die ganze Zeit unter den Nägeln. »Sind sie wirklich nur, wie du das so schön ausgedrückt hast, an unserer fachlichen Expertise interessiert?«

»Ich weiß, dass du weißt, dass ich damit eigentlich nicht rausrücken will. Also, was soll's: Ich bin der Letzte gewesen, der noch mit Anita telefoniert hat.«

»Was? Ich dachte, ihr hättet kaum noch Kontakt zueinander.«

Er errötete leicht, was ihm ausnahmsweise mal etwas Farbe verlieh. »Es wäre wohl nicht falsch, wenn man sagen würde, dass wir in letzter Zeit sogar relativ viel Kontakt hatten.«

Rabea verdrehte die Augen. »Geht's noch verklausulierter?«

Sie erklommen die Treppe zum Bahnsteig. Jan machte Anstalten, ihr den Trolley tragen zu wollen, aber sie entriss ihn ihm sogleich wieder.

»Okay, na gut. Anita ist Freitag bei mir gewesen. Und auch schon an ein paar Wochenenden davor.«

Rabea stolperte fast über die letzten Stufen. »Wie bitte? Ich dachte, das zwischen euch wäre schon lange Zeit gelaufen. Aus gutem Grund. Ihr habt euch ja ständig nur beharkt.«

Auf dem Steig postierten sie sich auf Höhe der Anzeigetafeln und nahmen sogleich mit stillschweigender Ermattung hin, dass ihr Zug bereits fünf Minuten Verspätung hatte.

»Na ja, Anita und ich haben wieder viel miteinander geschrieben. Nach dem letzten Fall tat es gut, jemanden zu haben, der Ähnliches durchgemacht hat. Und Anita hat sich auch verändert.«

»Mit mir hättest du auch reden können.«

»Du weißt, dass das nicht dasselbe ist.«

Es war nicht Eifersucht, die sie verspürte. Zumindest glaubte sie das. Sie sorgte sich lediglich um Jan, der mit seinem hypersensiblen Wesen noch nie gut mit emotionalem Stress hatte umgehen können. Eine unsichere, unverbindliche Beziehung zu Anita klang genau nach der Art von Konstellation, in die er sich zielsicher immer wieder hineinmanövrierte, um schließlich daran zu zerbrechen.

»Aber was tut das jetzt schon zur Sache«, meinte sie. »Solange wir sie nicht wohlbehalten wiederfinden, könnte das gerade nicht unwichtiger sein. Glaubst du, ihr Verschwinden hängt mit dem Fall zusammen, in dem sie gerade ermittelt?«

»Der Mann vom BKA ist am Telefon nicht ins Detail gegangen, aber es gibt anscheinend sehr starke Indizien dafür. Ansonsten hätten sie niemals so schnell die Ermittlungen in diese Richtung verlagert.«

Rabea presste die Lippen aufeinander. »Dann zählt wirklich jede Minute.«

SIEBEN

ANITA

Angst war nichts weiter als eine komplexe Reaktionskette des Organismus. Der Nervenstrang des Sympathikus – ein Teil des vegetativen Nervensystems – aktivierte das Nebennierenmark. Dieses schüttete in wenigen Augenblicken eine Mischung aus achtzig Prozent Adrenalin und zwanzig Prozent Noradrenalin aus. Die Hormone erhöhten kurzfristig die Energieaufnahme des Körpers. Die Folgen: beschleunigter Herzschlag, erhöhter Blutdruck, besser durchblutete Muskulatur, weniger klare Denkvorgänge.

Anita Ichigawa hatte sich geschworen, nie zu einer Gefangenen ihrer Körperreaktionen zu werden – und zu diesen zählte sie auch das, was man gemeinhin als Gefühle bezeichnete. Sie setzte ihren Verstand über alles andere. Solange er die Zügel in der Hand hatte, konnte ihr nichts geschehen. Dafür hatte sie sich jahrelang diszipliniert, sich nie Versuchungen oder emotionalen Ausbrüchen hingegeben. Selbst Beziehungen wie die zu Jan waren für sie an erster Stelle zweckmäßige Bedürfnisbefriedigung gewesen – das war es zumindest, was sie sich einredete. Als sie das letzte Mal geweint hatte, war sie acht Jahre alt gewesen.

Damals hatte sie auf einem Schulausflug ihre Calimero-Puppe verloren. Ihr Vater hatte ihr eine so heftige Ohrfeige versetzt, dass die Wucht sie zu Boden gerissen hatte. Er hatte ihr die Härte eingeprügelt.

Sie hatte geglaubt, dass ihr nichts etwas anhaben konnte. Dass das Wechselspiel der Hormone und Neurotransmitter ihren Verstand niemals beeinflussen würde.

Sie hatte sich getäuscht.

Die Angst hatte sie überrollt wie eine Flutwelle. Weil sie ihr bislang so selten ausgesetzt gewesen war, hatte sie ihr nichts entgegenzusetzen gehabt. Sie hatte sie umgerissen. Unter die Oberfläche gedrückt. So lange, bis sie keine Luft mehr bekam und ihr Denken in Schwärze abglitt.

Sie musste auftauchen. Durfte nicht versinken.

Denken, immer weiterdenken.

Jeder Gedankengang ein Schwimmzug Richtung Oberfläche.

Es war das Einzige, was ihr blieb.

Bestandsaufnahme: Sie konnte erfühlen, dass sie auf einem Metallstuhl saß. Noch immer trug sie ihre Yogakleidung. Ihre Augen waren mit einem Fetzen groben Stoffes verbunden, ihre Hände jeweils mit Handschellen an die Streben der Rückenlehne gefesselt.

Der Geruch von modrigem Holz lag in der Luft. Ab und zu meinte sie, von außerhalb ihres Gefängnisses Blätterrascheln zu hören, sogar Vogelzwitschern. Ganz in ihrer Nähe vernahm sie das Knarzen von Holz.

Wo hatte ihr Entführer sie hingebracht?

Befand sie sich überhaupt noch auf Sylt? War sie in einer Hütte? Einem Holzverschlag?

Als sie dem Mädchen am Strand begegnet war, musste sich ihr der Entführer unbemerkt genähert haben. Bevor sie auch nur schreien konnte, hatte er ihr eine Messerklinge an die Kehle gepresst.

»Nicht rühren«, hatte er ihr ins Ohr geflüstert, seine Stimme rau, zitternd.

»Lass sie gehen! Tu ihr nichts!«, hatte das Mädchen tränenerstickt geschrien.

Ganz deutlich erinnerte sich Anita noch, wie sie die Uhr hatte fallen lassen und sie unauffällig mit der Schuhspitze in den Sand gedrückt hatte.

Eine Kurzschlussreaktion. Wenn jemand die Uhr fand, noch dazu mit ihren Fingerabdrücken und so nah zu ihrem Hotel, würden ihre Kollegen vielleicht erahnen können, was geschehen war.

Danach war alles verschwommen. Er musste sie bewusstlos geschlagen und hierher verschleppt haben.

War es derselbe Täter, der schon Hugo Bellmer ermordet hatte? In welcher Verbindung stand er zu dem Mädchen? War sie seine Tochter? Wurde sie von ihm bedroht? Und was hatte dazu geführt, dass sie sich Anita anvertrauen wollte?

Mit ihrer Entführung hatte er mitten ins Wespennest gestochen. Ihre Kollegen, allen voran Wiebusch, würden ihre Bemühungen noch einmal verdoppeln und verdreifachen.

Das Mädchen – wer auch immer sie war – hatte ihm keine Wahl gelassen. Er musste sie ausschalten. Wahrscheinlich konnte sie sogar von Glück sagen, dass er sie nicht an Ort und Stelle getötet hatte.

Das Quietschen rostiger Scharniere riss sie zurück in den Moment. Ein Luftzug umspielte ihre Beine. Eine Tür musste geöffnet worden sein.

Leise Schritte, die immer näher kamen. Sie hatte das Gefühl, dass ihr Gehörsinn durch die erzwungene Blindheit deutlich geschärft worden war.

»Wer ist da?« Anita setzte alles daran, ihre Stimme möglichst fest klingen zu lassen. »Wo sind wir hier?«

»Frau Ichigawa, nehme ich an?«

Dieselbe Stimme wie in der Nacht am Strand.

»Was wollen Sie? Was ist mit dem Kind?«

»Oh, um das Mädchen sollten Sie sich keine Sorgen machen. Eher um sich selbst.«

ACHT

KIEL

»Sieh einer an. Die Wurzeln allen Übels.«

Mit verschränkten Armen beäugte Kolja Wiebusch, Anitas Kollege beim BKA, die blutigen Bambushalme, die auf dem Edelstahltisch aufgereiht lagen.

Jan trat neben ihn. »Das ist also der berühmte Humor, von dem Anita immer gesprochen hat.«

»Er macht die Dinge erträglicher. Dafür müssen die Witze noch nicht einmal gut sein.«

Im unerbittlichen Licht der Neonröhren des Kieler Instituts für Rechtsmedizin wirkte Wiebuschs Gesicht eingefallen und matt, wie eine Maske aus Wachs.

»Anita, wie ist sie ...«, setzte Jan an, worauf ihn der bärige Norddeutsche sogleich unterbrach: »Die Umstände ihres Verschwindens, ich weiß. Sie wollen wissen, ob wirklich eine Verbindung zu dem Mord bestehen könnte.«

Jan nickte, ein mulmiges Gefühl in der Magengegend. »Bei unserem letzten Gespräch hat sie gesagt, dass sie noch einen Strandspaziergang machen wollte. Ich hatte keinen Grund dazu, daran zu zweifeln. Es klingt nicht nach Anita, dass sie einfach so von selbst verschwinden würde, ohne Bescheid zu sagen.«

»Es klingt auch noch viel weniger nach Anita, dass sie weder Handy noch Brieftasche mitgenommen hat. Geschweige denn irgendetwas anderes aus ihrem Hotelzimmer.«

Jan schaute Wiebusch in die hellgrünen Augen und fand dort etwas, dem er vertrauen wollte. Er kannte Anita genauso gut wie Jan und Rabea. Wollte sie genauso sehr wiederfinden. Tiefe Sorge lag in seiner Stimme.

»Die Rezeptionistin des Hotels hat ausgesagt, dass Anita um kurz vor elf Uhr die Lobby verlassen hat, aber nie zurückgekehrt ist. Die Auswertung der Daten der elektronischen Türschlösser konnte das bestätigen.«

»Trotzdem schließt das nicht die Möglichkeit aus, dass es eine völlig andere Erklärung für ihr Verschwinden gibt. Sie könnte in einen Unfall verwickelt worden sein. Oder in ein Verbrechen, das in keiner Weise mit dem Bellmer-Fall in Verbindung steht, so unwahrscheinlich das auch sein mag.«

»Das ist auch noch nicht alles«, führte Wiebusch weiter aus. »Spaziergänger haben am Strandabschnitt unweit des Hotels eine Uhr gefunden, eine A. Lange & Söhne 1815 Rattrapante, und sich bei der Polizei gemeldet. Das Modell ist fast dreihunderttausend Euro wert. Also sehr ehrliche Finder. Passiert einem wohl auch nur auf Sylt, dass die Leute die Taschen schon voll genug haben.«

»Kommen Sie zur Sache!«

»Schon gut, entschuldigen Sie.« Wiebusch räusperte sich. »Die Uhr gehörte Hugo Bellmer. Er soll sie in der Nacht seiner Entführung getragen haben. Wir konnten die Fingerabdrücke von Anita auf ihr sicherstellen. Außerdem noch die Abdrücke eines Kindes, die Lipidkonzentration des Schweißes unterscheidet sich deutlich von der von Erwachsenen.«

»Verstehe«, murmelte Jan, »die Vermutung liegt also nahe, dass die Armbanduhr mit Anitas Verschwinden in Zusammenhang steht. Und dadurch auch mit dem Mordfall.«

»Ich kann mir im Moment überhaupt keinen Reim darauf machen.« Wiebusch rieb sich die Schläfen. »Hat Anita irgendetwas herausgefunden, ohne uns Bescheid zu sagen? Hat der Täter ihr aufgelauert? Aber warum sollte er dann diese verdammte Uhr dabeigehabt haben?«

»Wenn sie in den Händen des Täters ist, dann tut er ihr vielleicht genauso etwas Grausames an wie Bellmer.«

»Zwischen Bellmers Entführung und seinem Tod lagen mehrere Tage, aber da spielte auch das Wachstum der Bambuswurzeln mit rein«, gab Wiebusch zu bedenken.

»Wir können also unmöglich sagen, wie viel Zeit sie noch hat.«

»Und das macht mir riesige Angst.«

Als Rabea und Jan am Universitätsklinikum Schleswig-Holstein eingetroffen waren, hatte Wiebusch sie ohne Umschweife in den Sektionssaal geführt. Noch hatten sie überhaupt keine Gelegenheit gehabt, sich groß zu begrüßen.

Jan und der BKA-Beamte wandten sich von dem blutigen Bambus ab und traten zu Rabea und dem Rechtsmediziner Dr. Alwörden an den Seziertisch.

Hugo Bellmers sterbliche Hülle war gewaschen und mit

Formaldehyd behandelt worden. Jetzt, wo die Bambushalme aus seinem Körper entfernt worden waren, klafften dort nur noch dunkle Löcher, jeweils etwa vom Durchmesser einer Zwei-Euro-Münze. Der Y-Schnitt der Obduktion war ebenfalls bereits wieder zugenäht worden.

Auf einem fahrbaren Whiteboard gleich hinter Alwörden hingen Aufnahmen aus dem Gewächshaus. Sie zeigten den Toten aus verschiedensten Perspektiven in dem Zustand, in dem er entdeckt worden war.

»Seien Sie froh, dass Sie ihn jetzt so vor sich sehen«, meinte Wiebusch, der Jans Blick bemerkt hatte. »Jetzt sieht er nur noch aus wie ein ganz normales Gewaltopfer.«

»Können Sie etwas zur Todesursache sagen?«, meldete sich Rabea zu Wort, die die ganze Zeit über ungewöhnlich still geblieben war.

»Moment erst mal.« Dr. Alwördens mächtige Augenbrauen stießen aneinander. »Sie beide müssen mir noch einmal erklären, was jetzt genau Ihre Rolle hier ist.«

»Wir sind externe Berater, das ist wohl mehr oder weniger die offizielle Bezeichnung«, sagte Jan.

Wiebusch machte eine wegwerfende Handbewegung. »Den ganzen scheiß Papierkram machen wir später. Der Generalbundesanwalt hat mir am Telefon sein Okay gegeben. Das ist ja alles, was am Ende zählt.«

»Also schön«, willigte der Rechtsmediziner seufzend ein, »der Tod ist mit hoher Wahrscheinlichkeit durch multiples Organversagen infolge eines Polytraumas eingetreten, also der gleichzeitigen schweren Verletzung mehrerer Körperregionen.«

Wiebusch erkundigte sich standardgemäß: »Todeszeitpunkt?«

»Wir konnten ihn auf die Nacht auf Freitag eingrenzen, vermutlich zwischen zwei und sechs Uhr morgens. Ein genaueres Zeitfenster ist aufgrund der ungewöhnlich hohen Umgebungstemperatur in dem Gewächshaus leider unmöglich.«

»Außerdem habe ich das Gefühl, dass wir den Täter nicht mit unserem kriminalistischen Grundhandwerk finden werden.« Jan schaute dem Toten ins Gesicht. Mit den geschlossenen Augen wirkte er beinahe friedlich.

»Warum vermuten Sie das?« Wiebusch strich sich über seinen Bart. »Wir haben schon Leute durch die banalsten und simpelsten Dinge überführt.«

»Nicht diesen Täter.« Jans Stimme hallte in dem weiß gekachelten Saal. »Haben Sie Fingerabdrücke am Tatort gefunden?«

Wiebusch schüttelte den Kopf.

»Reifenspuren, die sich nicht auf die Handwerker oder den Besitzer des Hauses zurückführen lassen? Konnten Sie den Kauf des Gewächshauses ermitteln? Haben die Nachbarn etwas mitbekommen?«

Erneutes Kopfschütteln.

»Haben Sie bislang, abgesehen von der Armbanduhr, irgendeinen Anhaltspunkt, von dem der Täter nicht wollte, dass Sie ihn entdecken?«

Diesmal sparte sich Wiebusch sogar die zu erwartende Kopfbewegung.

Jan übernahm es für ihn. »Wir alle haben wahrscheinlich

schon mehr psychopathischen Killern gegenübergesessen als neunundneunzig Komma neun Prozent der Bevölkerung, aber das hier hat noch keiner von uns erlebt. Dieses Maß an Planung, Symbolik und Grausamkeit ist beispiellos.«

Plötzlich waren sie alle ganz still. Wir stimmen in das Schweigen der Toten ein, dachte Jan.

»Und was Herr Grall da sagt, ist längst noch nicht alles«, warf Dr. Alwörden schließlich ein. »Als wir den Bambus ausgebuddelt haben, ist meinem Assistenten etwas aufgefallen.«

Mit stockenden Schritten liefen sie zu dem Tisch, auf dem die Pflanzenhalme lagen.

Rabea beugte sich vor, die Augen verengt. »Moment, sind das ...?«

»Ganz genau. In die Bambuswurzeln sind Schriftzeichen eingeritzt worden. Und bisher haben wir nicht den blassesten Schimmer, was sie bedeuten sollen.«

NEUN

AUF DER FÄHRE

»Im Japanischen gibt es das Wort *Kamikakushi*. Irgendwann habe ich das mal von Anita aufgeschnappt.« Jan lehnte sich an die Reling der Fähre. »Es bezeichnet den Fall, dass Menschen einfach plötzlich und unerklärlich verschwinden, wie vom Erdboden verschluckt. Früher glaubte man, dass sie von den Göttern, den *Kami*, geraubt worden sind.«

Rabea folgte seinem Blick hinaus auf die aufgewühlte See. Als sie sich über die Lippen leckte, schmeckte sie Salz. In ihrer Kindheit in der Schweiz hatte sie die Berge immer gehasst und sich die Weite und schiere Unendlichkeit der See gewünscht. Aber jetzt wirkte das Wasser nur bedrohlich auf sie, als ginge ein lauernder dunkler Sog von ihm aus.

Gleich nach der Leichenschau hatte Wiebusch sie in seinem Dienstwagen von Kiel aus nach Havneby gefahren, dem dänischen Abfahrtshafen der Syltfähren. Er lag an der Südspitze der Insel Rømø, die über einen Autodamm direkt mit dem Festland verbunden war.

Rabea kramte ihr Notizbuch hervor und las aus ihm vor: »Potnia Theron, Kamuy, Sedna, Chono ... die Worte, die in die Bambuswurzeln geritzt sind. Ich habe sie auf der Fahrt nachgeschlagen. Nur oberflächliche Internetrecherche, aber das wird fürs Erste genügen müssen.«

»Und? Hast du etwas rausbekommen?«, fragte Jan.

»Es sind alles Namen von archaischen Gottheiten. *Potnia Theron* ist die Herrin der Tiere in der minoischen Kultur. *Kamuy* ist eine Bärengottheit der Ainu, den Ureinwohnern Japans. *Sedna* gebietet bei den Inuit über alle Meeresgeschöpfe, *Chono* steht bei den Aché, einem indigenen Volk aus Paraguay, für das Schutzwesen einiger Tiere und Vögel. Und so weiter und so fort.«

Jan kratzte sich am Kinn. »Also unterschiedliche Götter für ein und dieselbe Sache: einen Beschützer von Flora und Fauna.«

»Kannst du dir irgendeinen Reim darauf machen?«

»Sogar sehr viele Reime. Man kann nicht gerade behaupten, dass er seine Botschaft äußerst kryptisch halten würde. Die Tötungsmethode mit dem Bambus, die Gottheiten ... er lässt die Natur zurückschlagen. Er erhebt sich selbst zu einer von ihnen. Oder sieht sich womöglich als Instrument ihres Willens. Ein kleines Ego-Problem, würde ich mal sagen.«

»*Kamikakushi*«, murmelte Rabea. »Von den Göttern geraubt.«

Die Götternamen, die Tötungsmethode, dann auch noch die Sichtung eines Mädchens am Gewächshaus. Wie sollte das alles zusammenpassen? Vor allem, wenn der Täter auch noch tatsächlich für Anitas Verschwinden verantwortlich war.

»Alles in Ordnung bei Ihnen beiden?«, erklang hinter ihnen die Stimme von Wiebusch.

Der BKA-Ermittler stand in der Tür zum Aufenthaltsdeck, die Hände in die Hosentaschen gesteckt.

»Wir mussten nur mal kurz nachdenken«, sagte Rabea.

Wiebusch trat zu ihnen. »Während wir hier reden, drehen gerade Hundertschaften die Insel auf links. Wir werden Anita finden – lebend, davon will ich einfach ausgehen. Und wenn wir nicht sie finden, dann zumindest irgendeinen Hinweis darauf, was in dieser Nacht geschehen ist. Niemand löst sich einfach so in Luft auf.«

»Er dürfte keinen persönlichen Grund dafür haben, Anita zu entführen ... oder zu töten«, meinte Jan. »Zumindest keinen, der mir momentan einleuchten würde. Außer Anita hat etwas entdeckt, ohne es jemandem mitzuteilen. Aber das passt nicht zu ihr.«

»Sie meinen, es kann also nur ein Zufall gewesen sein?«, fragte Wiebusch.

»Manchmal erscheint etwas auch nur auf den ersten Blick wie ein Zufall, bis man die wahren Zusammenhänge durchschaut«, sagte Jan.

Rabea blickte ihn an. Etwas in seinen Augen veränderte sich. Jegliche Härte zerfloss. Sie brauchte kein großes Maß an Empathie aufzubringen, um sich in ihn hineinversetzen zu können. Er war nicht nur der Letzte gewesen, der mit Anita gesprochen hatte. Er war auch der Letzte, der ihr nahe gewesen war. Sie konnte nur erahnen, wie zermürbend die Ungewissheit für ihn sein musste.

Sie strich ihm über die Schulter, nicht mehr als eine flüchtige Geste der Anteilnahme. »Wie wollen wir auf Sylt weitermachen?«

»Wir befragen die Familie des Opfers«, sagte Jan.

»Moment mal«, stutzte Wiebusch, »das haben Anita und ich doch schon längst getan.«

»Das ist mir durchaus bewusst und ziemlich egal. Wir müssen Anita so schnell wie möglich finden. Und wenn das bedeutet, dass wir jeden Stein dreimal umdrehen müssen, drehen wir ihn zur Sicherheit viermal um.«

ZEHN

SYLT

Das Sylter Feriendomizil der Familie Bellmer thronte hoch über den Dünen der Braderuper Heide. Die weiß getünchten Fassaden der Reetdachkate strahlten in der Mittagssonne. Wahrscheinlich wurden die üppigen Büsche und Blumenbeete von einem ganzen Heer aus Gärtnern instand gehalten.

»Wenn das hier das Ferienhaus ist, will ich erst gar nicht wissen, wo die den Rest der Zeit leben«, bemerkte Wiebusch. »Das ging mir schon bei meinem letzten Besuch durch den Kopf.«

Jan schmunzelte. Eigentlich hatte er erwartet, jemanden wie Wiebusch furchtbar nervig zu finden – einen ständigen Begleiter, der seine eigene Angespanntheit mit Witzeleien überspielte. Aber im Gegenteil: Er mochte es sogar, ihn bei sich zu haben. Er war der Gegenpol zu seiner eigenen ernsten Verbissenheit.

Ihre Schritte knirschten auf dem weißen Kiesweg, als sie sich der in Blattgrün gestrichenen Tür des Anwesens näherten.

»Haben Sie bei Ihrem ersten Gespräch mit den Angehörigen irgendetwas herausbekommen?«, fragte Rabea Wiebusch.

»Einige Details zu dem Abend seiner Entführung, seinen generellen Lebensumständen und seiner Position in der Firma. Aber nichts, aus dem sich ein konkreter Verdachtsmoment ergeben hätte. Im Moment sind seine Privatsekretärin und sein Sohn Richard Bellmer hier.«

»Was ist mit seiner Frau?«, fragte Jan. »Hat er überhaupt eine?«

Wiebusch schüttelte den Kopf. »Vor langer Zeit gestorben. Tragische Umstände. Aber das kann Ihnen der Sohn selbst erzählen.«

Ehe einer von ihnen die Klingel betätigen konnte, öffnete sich bereits die Tür. Ihnen stand eine schmale Frau Anfang vierzig gegenüber. Ihr blondes Haar trug sie zu einem strengen Dutt geknotet, ihr Gesicht wurde dominiert von einer Designerbrille mit dicken schwarzen Rändern.

Sie schenkte ihnen ein emotionsloses Lächeln. Nacheinander schüttelte sie ihnen die Hand.

»Eleanor Rénier, ich bin die persönliche Assistentin von Herrn Bellmer«, stellte sie sich vor. »Ich hätte nicht erwartet, Sie so schnell wiederzusehen, Herr Wiebusch.«

Falls sie irritiert oder entnervt war, so ließ sie es zumindest ihrer Stimme kein bisschen anmerken.

»Ich hätte es auch nicht erwartet, aber meine beiden Kollegen hier würden gerne noch einmal mit Herrn Bellmer junior sprechen«, sagte der LKA-Beamte.

»Sie sind natürlich jederzeit willkommen. Sie haben Glück, Herr Bellmer ist gerade im Aufbruch begriffen.«

Frau Rénier führte sie ins Innere. Die Einrichtung im Landhausstil war geschmackvoll, aber unpersönlich. Viel weißes Holz, viel Korbgeflecht, viele geometrisch gemusterte Kissen.

»Sind Sie auch hier gewesen, als Hugo Bellmer entführt worden ist?«, fragte Rabea.

»Nein, nein – ich bin erst angekommen, als er bereits verschwunden war, kurz nach seinem Sohn. Furchtbare Tage der Ungewissheit. Und dann dieser grausame Fund.« Sie sprach davon, als ginge es um das Wetter.

Jan stutzte. »Bellmer ist ganz allein hier gewesen?«

»Mein Chef ist einer der Top-Unternehmer Deutschlands ... gewesen. Rund um die Uhr Meetings, Geschäftsessen, offizielle Anlässe. Ständig umgeben von Menschen. Würden Sie sich da nicht auch ab und an nach etwas Ruhe und Abgeschiedenheit sehnen?«

Sie betraten das Wohnzimmer mit seiner bodentiefen Fensterfront, die einen Panoramablick auf den Strand und das Wattenmeer bot.

Direkt vor ihr stand Bellmer junior mit dem Rücken zu ihnen, die Arme auf seine zwei Reisetrolleys gestützt.

Die Assistentin seines Vaters räusperte sich.

Bellmer ließ sich Zeit damit, sich zu ihnen umzuwenden – ein Mann, der es gewohnt war, dass die ganze Welt auf ihn wartete. Sein Erscheinungsbild entsprach mit verblüffender Genauigkeit dem Prototyp eines reich geborenen Lebemannes. Selbst Jan, der es sonst tunlichst vermied, in Klischees zu denken, musste sich eingestehen, dass sie wohl hin und wieder ihre Berechtigung hatten.

Richard Bellmer war auf eine selbstverständliche Art gut aussehend. Jan schätzte ihn auf Anfang dreißig. Seine braun gebrannte Haut erzählte von Segeltörns, Südostasienreisen und vielen Aufenthalten an privaten Pools. Die dunkelblonden Haare waren auf eine kunstvolle und sicherlich äußerst teure Weise zerzaust. Er trug eine beigefarbene Leinenhose, ein weißes Hemd und natürlich Segelschuhe.

Nur eines fehlte, um das Bild zu vervollständigen: ein charmantes Lächeln mit gebleachten Zahnreihen. Stattdessen hatte Richard Bellmer dunkle Augenringe und einen bitteren Zug um die Mundwinkel.

»Herr Wiebusch ...«, murmelte er abwesend. »Ich hatte nicht mehr mit Ihnen gerechnet. Wo ist Frau Ichigawa?«

»Meine Kollegin ist bedauerlicherweise seit gestern Abend verschwunden«, sagte der Kommissar des LKA. »Wir haben Grund zu der Annahme, dass es mit dem Tod Ihres Vaters zusammenhängen könnte.«

»Das tut mir leid.« Bellmer senkte den Blick. »Als wäre das alles noch nicht genug.«

Bellmer ließ sich auf eines der Sofas fallen. Ständig strich er sich durch die Haarmähne oder zupfte an seinem Hemd, er wirkte völlig zerstreut. Jan fragte sich, ob das von seiner Trauer herrührte oder ob er sich möglicherweise etwas eingeworfen hatte.

»Brauchen Sie mich hier, Herr Bellmer?«, fragte Frau Rénier geflissentlich.

»Nein, nein. Alles gut.« Er wedelte mit der Hand. »Bereiten Sie schon einmal die Abreise vor.«

»Wo geht's denn hin?« Jan setzte sich ihm gegenüber in einen der Korbsessel.

»Zurück zu unserem Familiensitz in Genf«, seufzte er. »Dort wartet schon eine ganze Meute aus Notaren und Anwälten auf mich. Ich habe noch nicht einmal verarbeitet, was hier wirklich geschehen ist, und jetzt muss ich mich schon um den Nachlass und tausend andere Dinge kümmern.«

»Haben Sie niemanden aus Ihrer Familie, der Ihnen da helfen kann?« Rabea setzte sich in den Sessel gleich neben Jan und schlug die Beine übereinander. »Was ist mit Geschwistern?«

»Da ist natürlich meine Schwester, Carla.« Er zog einen Mundwinkel in die Höhe, seine erste wirkliche Gefühlsregung. »Momentan ist sie mit ihrem Mann auf einem Trekking-Urlaub in den Rocky Mountains. Kaum erreichbar. Das macht sie jedes Jahr. Und wenn sie es erfährt, würde es mich nicht überraschen, wenn sie trotzdem erst mal ihren Urlaub wie geplant beendet.«

»Das hört sich nicht gerade nach einem innigen Verhältnis zwischen Ihrer Schwester und Ihrem Vater an.« Jan schlug die Beine übereinander.

»Carla und ich sind Zwillinge, aber Geburtszeitpunkt und Aussehen sind auch schon die einzigen Dinge, die wir gemeinsam haben. Sie hat immer darauf hingearbeitet, selbst Karriere zu machen. Ihr war Papas Geld von Anfang an unangenehm, als wäre es eine Bürde, eine Erbschuld. Sie hat Kunstgeschichte studiert mit dem Ziel, irgendwann für die großen Auktionshäuser zu arbeiten. Das hat sie in Rekordzeit geschafft, ohne dabei jemals auf die weitreichenden Kontakte meines Vaters zurückgreifen zu müssen. Darauf hat sie auch bestanden. Jetzt arbeitet sie für Christie's in New York, Sotheby's ... Sie wissen schon, die großen Namen.«

»Das Vorzeigekind«, meinte Jan. »Und was ist mit Ihnen?«

»Hören Sie ...« Bellmer schaute auf seine Breitling. »Ich würde mich ja liebend gern mit Ihnen weiter über meine Familiengeschichte auslassen, aber ich wüsste gerade nicht, wie das dabei helfen soll, den Mörder meines Vaters zu finden. Ich muss langsam wirklich los.«

»Oh, alles kann hilfreich sein. Lassen Sie das unsere Sorge sein.« Rabea lehnte sich vor.

Sie stieg in das Spiel ein, das Jan aufgezogen hatte. Darin verstanden sie sich blind. Bellmer war emotional instabil, angeschlagen und zusätzlich noch unter Zeitdruck. Diese Situation mussten sie ausnutzen, um ihn in die Ecke zu drängen, um möglichst viele Informationen aus ihm herauszubekommen.

»Lesen Sie die Regenbogenpresse, wenn Sie mein Leben in mundgerechten Stücken serviert bekommen möchten. Nur seien Sie vorsichtig, was davon Sie glauben. Am ehesten würde man mich wohl als Person des öffentlichen Lebens bezeichnen, vielleicht als Playboy, von Beruf Sohn. Ein C- bis D-Promi. Ich habe nie einen Hehl daraus gemacht: Ich wollte nie einer geregelten Tätigkeit nachgehen, meiner Existenz irgendeinen aufgesetzten Sinn geben. Für den Großteil der Menschheit wäre es ein Traum, so zu leben wie ich. So viele Freiheiten zu haben wie ich, so viele Möglichkeiten. Es wäre doch ein Hohn, dieses Leben als Bürde zu sehen.«

An Rabeas Seitenblick erkannte Jan sofort, dass sie von Bellmers Worten genauso verwirrt war wie er selbst. Warum zeigte er sich in Bezug auf sein Leben plötzlich so redselig?

Die Sekretärin Rénier lenkte mit einem gezielten Räuspern die Aufmerksamkeit zurück auf sich. »Herr Bellmer, der Wagen steht jetzt bereit.«

»Ich würde ja gerne weiter meine Familiengeschichte ausrollen, aber Sie merken …«

»Eine Frage noch«, unterbrach ihn Jan. »Hat Ihr Vater Feinde gehabt? Gab es Drohungen gegen ihn?«

Bellmer stand auf und umfasste die Griffe seiner Trolleys. »Na ja … Frau Rénier ist es wieder eingefallen. Er stand auf dieser bescheuerten Liste.«

»Was denn für eine Liste?«

»Wurde irgendwann einmal von diesen Spinnern von GAIA aufgestellt. Sie wissen schon, diese radikale Umweltorganisation. Ökoterroristen. Ketten sich gerne mal an das Tor irgendeines Braunkohlekraftwerks, entführen Tiertransporte. Solche Späße. GAIA hat eine Liste von Leuten veröffentlicht, ohne die die Welt nach ihrer Auffassung eine bessere wäre. Mein Vater stand ganz oben.«

ELF

A1 NAHE HAMBURG // 30. August

Das Beste an Jennys Job bei der Tankstelle war der Benzingeruch. Sie hatte ihn schon immer gern gemocht.

»Wie kannst du hier bloß jedes Mal so tief einatmen?«, hatte ihr Kollege Ibo sie mal in einer der Pausen gefragt. »Dieser Benzolgestank ist doch megapenetrant. Und krebserregend noch dazu!« Sie hatte mit den Schultern gezuckt und demonstrativ die Luft eingesogen.

Abgesehen davon hasste sie alles an dieser Aushilfsstelle. Den ständigen Lärm der vorbeirauschenden Blechlawinen auf der A1. Die Blicke mancher Fernfahrer, die ungeniert in ihren Ausschnitt starrten. Diese besondere Art von Trostlosigkeit, die nur Autobahnraststätten zu haben schienen.

Alle sind nur auf der Durchfahrt, dachte Jenny. Sie machen hier nur einen Zwischenstopp, und dann geht es für sie weiter ihrem Ziel entgegen. Nur sie blieb hier. Tag für Tag. Zusammen mit dem Benzolgeruch, den verschrumpelten Würstchen in der heißen Theke und den stumpfsinnigen Routinen ihrer Arbeit.

Es war halb zwei Uhr nachts. Die Hälfte ihrer Schicht lag

hinter ihr. Sie hatte gerade ein paar neue Frikadellenbrötchen gemacht, als ein drahtiger Mittfünfziger in beigefarbener Jacke und Karohemd auf sie zuhielt.

»Das Bier und einmal die Nummer fünf bitte«, nuschelte er. Die zwei Dosen klackerten, als er sie auf den Kassentresen stellte.

»Kundenkarte?«, spulte sie ihre erste Standardfrage ab.

»Hm, was? Nee …« Er kramte in seinem Geldbeutel herum. »Außerdem: Ist Ihnen der Typ an der drei schon aufgefallen? Der lädt da gerade so ein Benzinfass ab. Sieht mir nicht ganz koscher aus.«

Jenny zog die Brauen zusammen. Wovon redete der Kunde da? Sie schaute auf die Bilder der Überwachungskameras. An Zapfsäule Nummer drei stand ein weißer Van mit durchgerosteten Kotflügeln. Eine Gestalt im Kapuzenpullover schloss gerade die Hecktür. Gleich neben ihr stand ein rotes Ölfass.

Was sollte das denn werden? Sie kam hinter der Verkaufstheke hervor.

»Warten Sie mal einen Augenblick!«, sagte sie zu dem Mann von Zapfsäule fünf und marschierte Richtung Ausgang. Die Schiebetür glitt auf, und schwüle Nachtluft wehte ihr durch die blondierten Strähnen.

Außer dem Van und dem Ford ihres Kunden an der Kasse standen gerade keine anderen Autos an der Tankstelle. Der Motor des Vans brummte auf, und das Licht der Frontscheinwerfer blendete sie.

»Hey, was soll denn das werden?«, rief sie. Unter Reifenquietschen preschte der Van los. Geradewegs auf sie zu. Erschrocken sprang sie zurück. Erst ganz dicht vor ihr wurde das Lenkrad herumgerissen, und der Van raste in Richtung Autobahnauffahrt.

Jennys Herz pochte heftig. Ihre Knie fühlten sich so weich an, dass sie sich kaum aufrecht halten konnte.

Das Kennzeichen hatte sie nicht erkennen können, aber die Überwachungskameras hatten den Wagen ohnehin festgehalten.

Hinter ihr kam der Kunde aus dem Verkaufsraum angerannt. »Alles in Ordnung mit Ihnen?«, erkundigte er sich besorgt.

»Jaja … geht schon.« Sie schloss einen Moment die Augen, wischte sich über das Gesicht. Wartete ab, bis das Zittern in ihren Gliedern nachgelassen hatte. »Bleiben Sie da, rufen Sie die Polizei. Ich schaue mir das mal an.«

Sie näherte sich mit vorsichtigen Schritten dem Fass. Das Logo des Mineralölkonzerns, zu dem auch diese Tankstellenkette gehörte, war darauf gedruckt.

Der Deckel des Fasses lag nur lose auf. Sie streckte den Arm so weit aus, wie es ihr Körper zuließ, um möglichst viel Platz zwischen sich und das Fass zu bringen. Sie umfasste den Rand des Deckels und zog ihn ruckartig herunter. Scheppernd landete er auf dem Boden.

Dabei schwappte etwas Öl heraus und lief an der Seite des Fasses herunter.

Also doch nur Öl …

Aber schwamm da nicht irgendetwas an der schwarzen Oberfläche?

Mit angehaltenem Atem trat sie noch näher an das Fass.

Musterte das, was sich unter der Oberfläche abzeichnete. Es sah kraus aus, wirr. Vorsichtig stieß sie es mit den Fingerspitzen an, woraufhin es sich zur Seite drehte.

Das verzerrte Gesicht eines Mannes kam zum Vorschein, überzogen von einer ölschwarzen Totenmaske. Es war ein Kopf, oh Gott, dort schwamm ein Mensch – eine Leiche – im Fass.

ZWÖLF

SYLT // 30. August

Das Wasser umspülte Jans Sneaker. Ihre Sohlen waren längst durchnässt, die Socken durchweicht. Es machte ihm nichts aus. Er lief weiter den Strand entlang, die Distanz exakt so bemessen, dass die Ausläufer der Wellen ihn jedes Mal gerade noch erreichten.

Er mochte, wie das Meer seine Spuren verwischte, ihn damit fast zu einer Art Gespenst machte. Genau wie der Täter, dachte er. Wie soll man jemanden finden, dessen Fußspuren längst von der Flut fortgeschwemmt worden sind?

Rabea, die mit deutlich größerem Sicherheitsabstand neben ihm herlief, schüttelte nur den Kopf. »Willst du jetzt den ganzen Tag mit nassen Füßen durch die Gegend rennen?«

»Hm.«

Er schaute noch nicht einmal auf, die Hände tief in den Hosentaschen vergraben. In einer von ihnen bewahrte er eine Tüte mit Nüssen und Trockenobst auf, die er fast immer auf Reisen bei sich hatte. Als Veganer konnte man nicht damit rechnen, überall passende Kost zu bekommen, deshalb war dies sein Notvorrat an Proteinen und Kohlehydraten.

Die Denkmaschinerie in seinem Kopf musste versorgt werden.

»Auch ein Nüsschen?«, fragte er Rabea.

»Nein, danke. Mir liegt noch das Rührei mit Bacon von heute Morgen im Magen.« Sie gluckste.

Er verdrehte die Augen und naschte ein paar Mandeln.

»Eribon – dieser Schweizer Lebensmittelkonzern, bei dem Bellmer im Vorstand gesessen hat, gehört zu den größten Abnehmern von Palmöl weltweit. 240 Tausend Tonnen allein im letzten Jahr. Tendenz steigend.«

»Das allein erklärt aber noch nicht, warum ausgerechnet Bellmer in das Schussfeld dieser Umweltschützer geraten ist.« Mit zusammengekniffenen Augen beobachtete Jan eine Möwe, die kreischend über ihren Köpfen hinwegflog.

»Das ist auch noch längst nicht alles. Ich habe weiterrecherchiert. Wahrscheinlich ist das geleakte Gespräch der Grund.«

»Hm?«

»Vor zwei Jahren hat Bellmer in der Bar eines Berliner Luxushotels zusammen mit Geschäftspartnern einen über den Durst getrunken. Ein Kellner hat ihre Unterhaltung heimlich mit dem Mikrofon seines Handys aufgenommen und später auf verschiedenen Onlineportalen veröffentlicht. Bellmer hat sich aufs Zynischste über die Arbeitsbedingungen auf den Palmölplantagen auf Borneo geäußert, die Rodung des Regenwalds verharmlost und Menschen, die aus Gewissensgründen keine Eribon-Produkte mehr kaufen, als – ich zitiere – idiotische Weltverbesserer bezeichnet.«

»Okay, damit hat er sich sicher keine Freunde gemacht.«

»Du kannst es dir vorstellen«, sagte Rabea. »Die Medien, vor allem in der Schweiz, hatten für eine Woche kein anderes Thema mehr. Morgens auf dem Weg zur Arbeit ist Bellmer von Aktivisten mit Farbbeuteln beworfen worden, danach ist er erst einmal von der Bildfläche verschwunden.«

»Das muss ihn doch den Job gekostet haben ...«

»Eigentlich schon, wenn man bedenkt, was für ein riesiges PR-Desaster das für Eribon gewesen sein muss. Aber Bellmers Machtposition im Konzern muss so groß gewesen sein, dass ihm auch das nichts anhaben konnte.«

»Und so eine mediale Empörungswelle ebbt genauso schnell ab, wie sie gekommen ist«, fügte Jan nachdenklich hinzu.

»Ich frage mich, ob diese Aussage – die ja jetzt auch schon zwei Jahre in der Vergangenheit liegt – wirklich Grund genug für einen Mord sein kann. Ganz davon abgesehen ist es von dieser Form von Aktivismus noch immer ein weiter Weg zur Gewaltbereitschaft.«

Jan bemerkte direkt vor sich eine Bewegung im Watt. Er ging in die Hocke. Eine kleine Strandkrabbe wühlte sich aus dem Schlick und trippelte Richtung Meer. Vorsichtig streckte Jan den Zeigefinger nach ihr aus, worauf sie mit einer ihrer Scheren nach ihm schnappte.

»Die Natur weiß, wie sie sich verteidigen kann«, sagte er und zog noch rechtzeitig die Hand weg. «Aber manchmal reicht das nicht aus. Gerade nicht gegen uns Menschen. Da kann ich es verstehen, wenn sich Leute in ihren Dienst stellen und sie schützen wollen. Bellmer stand ganz oben auf der Liste von GAIA. Wer weiß, wie weit die bereit sind zu gehen. Natürlich kann der Titel dieser Liste nur rein theoretisch gemeint sein. Oder vielleicht sind gar nicht die Leute von GAIA selbst für den Mord verantwortlich, sondern jemand hat sich einfach nur die Liste als Inspiration genommen.«

»Über GAIA ist jedenfalls nicht viel herauszubekommen, die Gründer bleiben anonym und treten in ihren Videos immer nur mit geschnitzten Tiermasken aus Holz auf. Auf ihrer Website ist eine Adresse in Hamburg angegeben. Sollen wir dort vorbeischauen?«

»Tun wir das. Einen besseren Vorschlag habe ich auch nicht.« Jan griff in den sandigen Schlick und zerrieb ihn zwischen seinen Fingern. Er war froh über die Aussicht, wieder von Sylt wegzukommen. Ihn störten noch nicht einmal die Neureichen und Touristen, viel mehr war es das Gefühl, auf dieser Insel eingesperrt zu sein. Mit den Gedanken an Anita. Mit der Vorstellung, dass bei einer der unzähligen Suchaktionen ihr Leichnam gefunden werden könnte. Hätte er sie an dem Abend ihres Aufbruchs aufhalten sollen? Hätte er gleich anbieten sollen, sie bei den Ermittlungen zu unterstützen? Er seufzte. Seit der Nachricht von ihrem Verschwinden hatte er kaum ein Auge zugetan. Letzte Nacht war er erst um vier Uhr früh vom Schreibtisch losgekommen, nur um sich dann rastlos im Bett herumzuwälzen.

»Frau Wyler! Herr Grall!«

Der Ruf war so gellend, dass er sogar das Meeresrauschen problemlos übertönte.

Sie schauten auf.

Kolja Wiebusch rannte zwischen den Dünen hindurch

auf sie zu, sein Mantel flatterte im Wind. Beinahe rutschte er im Sand aus, konnte aber gerade noch sein Gleichgewicht halten.

»Ich habe Sie beide überall gesucht«, sagte er schnaufend, als er bei ihnen angekommen war. Er stützte die Hände auf die Knie. «Schauen Sie nicht auf Ihre Handys?«

»Das dürfen Sie Herrn Grall fragen.« Rabea zog ihr Handy aus der Jeanstasche und zeigte Wiebusch den eingeschalteten Flugmodus. »Wenn ich zitieren darf: ›Nur im Flugmodus ist man im Denkmodus.‹«

Jan verdrehte die Augen. »Ich zwinge uns einfach immer nur beim Nachdenken und Spazieren dazu. Es hilft. Aber das ist ja völlig egal, Sie haben uns gefunden. Was gibt es denn?«

»Auf einer Raststätte an der A1 ist ein Toter gefunden worden, ertränkt in einem Ölfass«, sagte Wiebusch. »Er ist als Sean McAllister identifiziert worden.«

»Das kann doch nicht wahr sein«, sagte Rabea.

Jan schaute sie ratlos an.

»McAllister ist an der Spitze eines der größten Mineralölkonzerne der Welt«, erklärte Rabea. »Aber das ist noch nicht alles ...«

Wiebusch fuhr fort: »Er steht auch an zweiter Stelle auf der Liste von GAIA.«

DREIZEHN

ANITA

Der beißende Gestank von Benzin riss Anita aus ihrem Dämmerschlaf. Durch die Augenbinde hindurch konnte sie Bewegungen wahrnehmen, Wechselspiele aus Schatten und Licht.

Etwas plätscherte, unterlegt vom hohlen Klackern eines fast leeren Kanisters.

Oh Gott, durchfuhr es sie. Er legt ein Feuer! Er will mich verbrennen!

Atemlos zerrte sie an ihren Fesseln und wand sich so heftig, dass beinahe der Stuhl zur Seite kippte.

»Ruhig!«, erklang hinter ihr seine Stimme, zittriger als sonst. »Ich muss die Hütte in Brand stecken. Nicht Sie.«

Da waren noch die Schritte einer weiteren Person, deutlich leiser und vorsichtiger. Das Mädchen, dachte Anita. Sie war auch hier.

Hatte sie Anita am Strand in eine Falle gelockt? Aber hätte sie dann so erschrocken geschaut, als der Täter aufgetaucht war?

»Hast du alles?«, fragte ihr Entführer.

»Ja«, erwiderte das Mädchen.

Anita erschrak beim Klang ihrer Stimme. Sie hörte sich weggetreten an, benommen.

»Bist du sicher?«, hakte der mutmaßliche Mörder nach.

»Es ist alles im Wagen«, wiederholte das Mädchen.

»Gut ... dann gib deinem Papa noch einen Kuss, und steig ein. Ich komme gleich.«

»Du ... du bist nicht mein Vater«, stotterte sie.

Sie lallte leicht, so als stünde sie unter dem Einfluss von Alkohol oder Medikamenten.

Etwas Schweres, Blechernes – wahrscheinlich der Benzinkanister – wurde abgestellt.

»Du weißt, dass ich das bin«, erwiderte er scharf. »Und jetzt komm her. Einen Kuss auf die Wange, mehr will ich doch gar nicht.«

Eine zum Zerreißen gespannte Stille trat ein. Selbst Anita traute sich kaum zu atmen. Sie konnte nur erahnen, was gleich vor ihr geschehen würde.

Drei vorsichtige Trippelschritte, dann ein kaum wahrnehmbares Schmatzen.

Der Täter klang zufrieden: »Na, geht doch.«

Das Mädchen rannte aus der Hütte, worauf der Mann wieder den Benzinkanister aufhob und ausleerte.

Dann wandte er sich Anita zu.

»Ich will Sie nicht töten«, sagte er. »Aber wenn Sie mein Werk gefährden, wird mir keine andere Wahl bleiben.«

»Was ... was wollen Sie tun?« Ihr Mund war so trocken, dass sie die Worte nur mühsam über die Lippen brachte.

»Schon wenn ich Ihnen eine Antwort darauf geben würde, wären Sie eine Bedrohung, verstehen Sie?« Sein Tonfall klang jetzt tatsächlich besorgt. »Jetzt will ich Sie erst mal hier wegbringen. Es wird eine lange Fahrt.«

Wohin wollte er? Anita spürte einen Stich im Herz. Wenn er sie in ein neues, weit entferntes Versteck brachte, würden es die Ermittler schwerer haben, sie zu finden.

Er band sie vom Stuhl los. Ehe sie auch nur daran denken konnte, Widerstand zu leisten, hatte er ihr die Hände wieder erneut mit Kabelbinder zusammengeschnürt.

Er umschloss ihre Schulter und bugsierte sie vor sich her ins Freie. Sobald sie die frische, salzige Luft in ihrer Nase spürte, begann sie zu schreien:

»Hilfe!« Sie versuchte, sich von ihm loszureißen. »Hilfe!«

Er versetzte ihr einen heftigen Hieb auf den Hinterkopf, der sie einmal um die eigene Achse riss und zu Boden schleuderte. Sie landete auf vertrocknetem Erdreich. Staub wirbelte auf und brannte in ihrem Rachen. Heftig hustend versuchte sie, sich wieder aufzurappeln.

»Das war sehr, sehr dumm«, knurrte der Täter. »Glauben Sie wirklich, jemand könnte Sie hier hören?«

Er riss sie an den Haaren wieder hoch und schleuderte sie auf etwas, das Anitas verbliebene Sinne als die Ladefläche eines Vans identifizierten.

Ihr schwindelte. Ihr ganzer Kopf pochte schmerzhaft.

Draußen erklang mehrmals ein leises Klicken.

Sie dachte an das Benzin. Seinen Plan, die Hütte in Brand zu stecken. Es konnte nur ein Feuerzeug sein.

»Ich kann's nicht«, hörte sie auf einmal sein Murmeln. In seiner Stimme lag mit einem Mal Panik.

»Was ist los?«, ertönte wieder die Stimme des Mädchens.

»Ich krieg's nicht hin«, wimmerte er. »Die Angst ist noch zu groß. Ich kann sie nicht in Brand stecken.«

»Soll ... soll ich?«

»Nein. Das macht keinen Unterschied.« Er schloss die Türen des Laderaums. Seine letzten Worte an das Mädchen hörte Anita nur noch gedämpft: »Sie darf nie davon erfahren, hörst du? Niemals!«

Zu den unzähligen Fragen in Anitas Kopf gesellte sich eine neue: Warum hatte er Angst vor Feuer?

VIERZEHN

HAMBURG

»Sie wirken so stoisch. Hat Ihnen das schon mal jemand gesagt?« Rabea warf Wiebusch einen Blick zu. Sie gingen zusammen durch die Flure des Rechtsmedizinischen Instituts des Universitätsklinikums Hamburg-Eppendorf.

Nachdem sie von dem erneuten Leichenfund erfahren hatten, hatten sie kurzerhand entschieden, sich aufzuteilen. Wiebusch und Rabea hatten sich auf den Weg gemacht, um den Mord an Sean McAllister zu untersuchen, während Jan der Hamburger Adresse von GAIA einen Besuch abstatten sollte.

Sie blieben vor der Tür zum Sektionssaal stehen.

»Lustig, dass Sie das sagen«, meinte Wiebusch.

Er krempelte den rechten Ärmel seines Hemds etwas hoch und entblößte ein Tattoo genau auf dem Handgelenk – die Worte AMOR FATI in einer geschwungenen Schrift.

Der Anblick riss Rabea zurück in einen eisigen Winter im Westerwald. Sie dachte an den Alphabetmörder, der seinen Opfern Buchstaben in die Haut eintätowiert hatte.

Sie atmete einmal tief durch und hakte nach:

»Das ist Latein, oder? Irgendetwas mit Liebe.«

»Es bedeutet so viel wie ›Liebe zum Schicksal‹. Manche glauben, es sei ein Ausspruch, der noch auf die Stoa zurückgeht, auf die Antike. Aber eigentlich stammt er von Friedrich Nietzsche. An seiner Bedeutung ändert das nichts. Es geht darum, das Unausweichliche nicht nur auszuhalten, sondern zu lieben. Eine Maxime größtmöglicher Lebensbejahung. Egal, was die Zukunft bringt, ich nehme sie so an, wie sie ist. Es ist nicht viel, eine kleine Lebensphilosophie – haarscharf an der Grenze zur Binsenweisheit. Aber es reicht für mich aus, um einen Zustand von so etwas wie Gelassenheit zu erreichen.« Er krempelte seinen Ärmel wieder herunter. Er sah Rabea tief in die Augen, und das erste Mal entdeckte sie in ihnen einen Anflug von Melancholie. »Wie soll man diesen Beruf sonst ertragen?«

Seufzend nickte sie mit dem Kopf in Richtung der Tür zum Sektionssaal. »Sind Sie bereit?«

»Natürlich nicht.«

Sie lächelte halb und drückte die Tür auf. »Ich habe nichts anderes erwartet.«

Die Leichenschauen waren für Rabea längst zu einer einzigen fortlaufenden Begegnung mit dem Tod geworden – und bei jedem ihrer Treffen zeigte er eine neue Facette, eine neue Seite seines zerrütteten Wesens.

Dieses Mal hatte er sich für sie ganz in Schwarz gehüllt.

Der Anblick von Sean McAllisters Leiche ließ Rabea an die Nachrichtenbilder denken, die man so häufig bei Ölkatastrophen sah. Qualvoll erstickende Seevögel, deren Federn völlig von Öl verklebt waren. Die schmierige Substanz zog sich über seinen gesamten Leib, wie eine zweite klebrige

Haut. Nur sein Gesicht und die Haut rund um den zugenähten Y-Schnitt waren grob vom Altöl gereinigt worden.

Aus Wiebuschs Gespräch mit der Rechtsmedizinerin filterte Rabeas Verstand nur Bruchstücke heraus. Den Blick hielt sie weiter gebannt auf die Leiche gerichtet.

»... ich kann es nur so beschreiben: Er ist an dem Öl ertrunken. Es ist bis tief in seine Lunge gedrungen, hat die Luftröhre verklebt ... Fraktur am Hinterkopf, wahrscheinlich ein Schädel-Hirn-Trauma ... er war an Händen und Füßen gefesselt ... heftige Abwehrverletzungen an den Fingern und an den Schultern ...«

»Er wurde bewusstlos geschlagen und dann gefesselt in das Ölfass gesteckt, das danach verschlossen wurde«, fasste Wiebusch zusammen. »Nicht gerade das, was ich als angenehmen Tod bezeichnen würde.«

»Wissen wir irgendetwas darüber, wie er entführt worden ist?«, fragte Rabea.

»Er ist vor zwei Tagen von seinem Assistenten als vermisst gemeldet worden. McAllister hielt sich für ein Treffen mit dem Deutschland-Chef von REX OIL in Hamburg auf. Das letzte Mal wurde er in einem Golfklub an der Oberalster gesehen, wo er allein Abschläge trainieren wollte. Meine Leute haben bereits die Aufnahmen der Überwachungskameras durchgeschaut und etwaige Zeugen befragt. Niemand hat etwas gesehen, wie zu erwarten. Die Entführung muss irgendwo an Loch sechzehn geschehen sein, abseits der Kameras.«

Rabea setzte sich auf einen der Rollhocker und kratzte

sich im Nacken. »Irgendeine Verbindung zwischen ihm und Bellmer?«

»McAllister stammt ursprünglich aus Fort William, mitten in den schottischen Highlands. Einflussreiche Familie, Studium in Oxford, das übliche Brimborium. Sie verkehrten in denselben Kreisen. Aber soweit wir wissen, haben sich ihre Wege nie gekreuzt. Wenn man einmal davon absieht, dass sie beide auf der Liste von GAIA stehen.«

»Hatte er Feinde?«

»Massenhaft. Er war Chef eines Ölkonzerns. Was erwarten Sie?«

»Wir müssen mit allen reden. Seiner Familie, seinen engsten Mitarbeitern, seinen potenziellen Feinden. Wer auch immer der Täter ist, er hat seine Taten genau orchestriert. Er wusste, dass McAllister in Hamburg sein würde, vielleicht kannte er sogar seinen Terminplan und den Ort, wo er Golf spielen würde. Möglicherweise ist er ihm auch zu dem Platz gefolgt, aber wie hätte er ihn dort ohne Kenntnis der Örtlichkeiten unerkannt entführen können?« Sie hielt kurz inne. Ihr fiel etwas ein. »Was ist mit dem Van, mit dem die Leiche zur Tankstelle transportiert worden ist?«

Wiebusch rieb sich die Augen. »Seit zwei Jahren als gestohlen gemeldet. Das Nummernschild stammt ursprünglich aus Polen, wo sich die Spur auch direkt verliert. Mein Team ist an der Sache dran, aber ich erwarte davon keine großen Ergebnisse.«

Wiebusch tigerte im Saal auf und ab, das Echo seiner Schritte klang wie das Trommeln eines Totenlieds.

»Auf der GAIA-Liste stehen noch sechs weitere Namen.

Alle vom Rang her ähnlich hohe Tiere wie Bellmer und McAllister. Wir haben sie natürlich umgehend über die Gefahrensituation unterrichtet und ihnen Polizeischutz angeboten. Im Moment halten sich ohnehin nur drei von ihnen in Deutschland auf.«

»Ich hoffe, Jan ist sicher, wenn er diese GAIA-Gruppe befragt«, meinte Rabea.

»Ihr Partner ist ein großer Junge, ich glaube nicht, dass Sie sich um ihn Sorgen machen müssen. Er weiß, was er tut …«

»Das wusste Anita auch«, versetzte Rabea.

Wiebusch schluckte. Etwas in seinem Blick zerbrach.

Er hatte die Ärmel nur nachlässig hochgekrempelt. Das Tattoo AMOR FATI schaute noch immer darunter hervor. Liebe dein Schicksal. Aber warum musste es einem das Schicksal so verdammt schwer machen?

»So wenig erkenntnisreich die Leiche ist, so viele Aufschlüsse liefert möglicherweise das Behältnis, in dem sie gefunden wurde«, meinte Rabea. Sie schaute zwischen Wiebusch und der Rechtsmedizinerin hin und her. »Konnten Sie sich schon mit der Spurensicherung kurzschließen?«

»Worauf wollen Sie hinaus?«

»Eine simple Frage: Wurden auf dem Ölfass die Abdrücke von Kinderhänden gefunden?«

»Das nicht.« Die Rechtsmedizinerin, die ihrer Unterhaltung schweigend gefolgt war und nur ab und an etwas in ihr Notizbuch gekritzelt hatte, räusperte sich. »Aber ich habe vorhin erst mit den Kollegen gesprochen. Es gibt da etwas, das Sie unbedingt wissen sollten.«

FÜNFZEHN

Jeder Mensch spielte manchmal bevorstehende Konversationen zuerst in seinem Kopf ab; legte sich Worte zurecht, wog Unterhaltungsverläufe ab.

Jan Grall hatte diese Eigenart für sich zu einer Kunstform erhoben. In seinem Kopf konnte er ein ganzes Geflecht aus Dialogvarianten, emotionalen Härtegraden und Gesprächstaktiken entwerfen.

Auf der Bahnfahrt nach Hamburg hatte er Dutzende von möglichen Szenarien für sein Aufeinandertreffen mit den Leuten von GAIA durchgespielt. Wie sollte er vorgehen? Wie sollte er auftreten? Aggressiv? Trottelig-zerstreut? Bestimmt? Welches Wissen durfte er preisgeben?

Schlussendlich hatte er sich dafür entschieden, GAIA offen, fast schon freundschaftlich entgegenzutreten. Schließlich hegte er keinerlei Groll oder Ablehnung gegenüber den radikalen Umweltschützern, nur einen leisen Verdacht.

Natürlich lag die Adresse von GAIA mitten im Hamburger Schanzenviertel, das trotz der um sich greifenden Gentrifizierung noch immer das Herz der alternativen Szene war.

Am Hauptbahnhof angelangt, hatte sich Jan durch die Scharen der abendlichen Pendler zur S-Bahn gekämpft. In der S 21 Richtung Sternschanze wanderte sein Blick auf die Binnenalster und das Stadtpanorama mit den fünf Hamburger Hauptkirchen. Im glutroten Abendlicht zeigte sich die Hansestadt von ihrer besten Seite. »In Städten mit Häfen haben die Menschen noch Hoffnung«, hatte einmal der Songwriter Bernd Begemann gesagt. In Momenten wie diesem wollte Jan es ihm glauben.

Auf dem Weg durch das Schanzenviertel zur Adresse von GAIA schaffte er es nur unter größter Anstrengung, seine Gedanken fokussiert zu halten. Dafür gab es einfach zu viele Eindrücke um ihn herum. Ein Punk, der unter der Gleisunterführung laut grölend auf seiner Gitarre klimperte. Die aufgereihten Hipster vor einem Kumpirladen. Mütter, die ihre riesigen Hybriden aus Kinder- und Streitwagen vor sich herschoben. Alles roch. Alles stank. Alles lärmte. Alles prasselte auf ihn ein.

Als er das Gefühl hatte, wieder halbwegs Herr seiner Sinne zu sein, navigierte er sich mit neu gewonnener Sicherheit durch schmale Seitenstraßen zu der Adresse.

Das Haus, zu dem sie gehörte, war ein gepflegter, unauffälliger Neubau. Hellgraue Fassade, beleuchtetes Edelstahl-Klingelschild, die Firmenlogos von Agenturen und Start-ups an der Tür. Nicht gerade das, was er sich unter dem Hauptquartier mörderischer Ökoterroristen vorstellte. Er betätigte die Klingel, vergrub die Hände in den Hosentaschen und wartete.

Nichts geschah.

Er runzelte die Stirn. Es war mitten am Tag. Jemand musste doch da sein. Jan klingelte erneut. Diesmal hielt er den Finger sekundenlang auf die Taste gedrückt.

Wieder keinerlei Reaktion.

Mit voller Wucht hämmerte Jan die Faust gegen die Haustür. War er umsonst hierhergekommen? Er hatte auf die Überrumpelungstaktik eines unangekündigten Besuches gesetzt, aber vielleicht war das hier am Ende nur reine Zeitverschwendung gewesen. Tief seufzend wandte er sich um und ging über den Gehsteig zurück.

Mit einem Mal schwang eine Autotür gleich vor ihm auf. Jan musste so abrupt stehen bleiben, dass er fast über seine eigenen Füße stolperte.

»Was zur Hölle!?«, rief er. »Passen Sie doch auf!«

»Entschuldigen Sie, Herr Grall«, drang eine Frauenstimme aus dem Inneren des Wagens.

Er stutzte. Seine gerade aufgeflammte Wut wich einem Wechselspiel aus Verwunderung und einem mulmigen Gefühl tief in der Magengegend.

»Woher kennen Sie meinen Namen?«

»Oh, wir sind immer sehr genau über diejenigen informiert, die uns einen Besuch abstatten wollen.« Die Frau auf dem Beifahrersitz streckte den Kopf heraus. Sie trug eine grob geschnitzte Holzmaske mit den grotesk verzerrten Zügen eines Schimpansen. Sie gehörte also zu GAIA.

»Was soll das werden? Was wollen Sie?« Jan wich ein paar Schritte zurück. Einige Passanten wandten ihm kurz den Blick zu.

»Sie haben uns aufgesucht, die Fragen könnten wir also

genauso gut an Sie richten«, ertönte nun eine Männerstimme vom Fahrersitz. »Was halten Sie davon, wenn Sie sich auf die Rückbank setzen und wir uns gegenseitig einige Antworten liefern?«

»Was passiert, wenn ich es nicht tue?«

»Wollen Sie das wirklich herausfinden?«

Jans Gedanken rasten. Alles, was er bisher über die Leute von GAIA wusste, sollte ihm eine Warnung sein. Sie waren radikal. Gewaltbereit. Sich in diesen Wagen zu setzen stellte ein unkalkulierbares Risiko dar. Andererseits war es vielleicht die einzige Chance, um neue Erkenntnisse über die Mordserie zu erlangen. Ihnen blieb nicht mehr viel Zeit – Anita blieb nicht mehr viel Zeit.

Er holte tief Luft und stieg in den Wagen.

»Hybridauto?«, fragte er.

»Natürlich«, erwiderte der Mann am Steuer und startete den Motor. Im Rückspiegel konnte Jan erkennen, dass er eine Bärenmaske trug. »Schnallen Sie sich bitte noch an?«

»Ihr Ernst?«

»Ich habe keine Lust, wegen so einer Lappalie von der Polizei angehalten zu werden.«

»Ihnen ist schon klar, dass Sie gerade Holzmasken beim Fahren tragen, oder?«, erwiderte Jan. »Übrigens, sind die selbst geschnitzt?«

»Äh, ja.«

»Sieht man«, meinte Jan trocken.

Der Bärenmann blitzte ihn an.

»Schon gut, schon gut.« Er spannte sich den Sitzgurt

um. »Wollen Sie mir jetzt wenigstens verraten, warum Sie hier im Wagen und nicht in Ihrem Büro sitzen?«

Der Fahrer fuhr aus der Parklücke und fädelte sich in den Abendverkehr ein. »Uns war bewusst, dass uns früher oder später jemand von Ihnen aufsuchen würde. Die Liste, die beiden Toten – die Verbindung ist nicht von der Hand zu weisen. Wir wollten aber sehr gerne im Vorfeld sehen, wer und wie viele von Ihnen hier aufkreuzen. Und selbst entscheiden, ob wir zu einem Gespräch bereit sind.«

»Anscheinend sind Sie es ja.« Jan verschränkte die Arme vor der Brust. An den Fenstern zogen die Fassaden von Altona vorbei, vom Sonnenuntergang in ein apokalyptisches Rot getaucht.

»Ehrlich gesagt, hatten wir gehofft, dass Sie kommen würden, Herr Grall«, sagte die Frau mit der Affenmaske.

»Warum das?«

»Sie wirken am ehesten ... empfänglich. Für unsere Mission. Für unsere Denke.«

»Das kommt ganz drauf an«, erwiderte er. »Wahrscheinlich werden Sie mir sagen, dass nur rein zufällig gerade die Leute, die ganz oben auf Ihrer Liste stehen, getötet worden sind. Oder dass der Täter sie ganz bewusst ausgewählt hat, um den Verdacht auf Ihre Organisation zu lenken.«

»Das ist noch nicht alles«, sagte der Fahrer. »Aber das erzählen wir Ihnen, wenn wir angekommen sind.«

Jan zog die Brauen zusammen. »Wo fahren wir denn überhaupt hin?«

»Raus aufs Land.« Der Bärenmann drückte das Gaspedal

durch. »Hinaus in die Natur. Dort lassen sich leichter Antworten finden.«

• • •

»Ich muss die ganze Zeit an etwas denken, was die Zeugin von der Tankstelle bei der Vernehmung gesagt hat«, sagte Wiebusch gedankenversunken.

Rabea ging zusammen mit ihm über den Hof des Hamburger Polizeipräsidiums im Stadtteil Winterhude. Nur noch wenige Meter bis zur kriminaltechnischen Untersuchungsstelle. Und vielleicht auch zu einem neuen Hinweis.

»Die Service-Mitarbeiterin?«

»Genau«, sagte er. »Sie hat ständig davon gesprochen, dass der Fahrer des Vans kein Gesicht hatte. Was auch immer das bedeuten soll.«

»Kein Gesicht« murmelte Rabea. »Hat er vielleicht eine Maske getragen? War es unter der Kapuze im Schatten?«

»Alles Optionen. Mehr war aus ihr nicht herauszukriegen. Vielleicht wird ihre Erinnerung klarer, wenn ihr Schockzustand nachgelassen hat.«

»Erst das Kind am Tatort, jetzt ein Mann ohne Gesicht.«

»Nicht zu vergessen die Götternamen, die abstrusen Tötungsmethoden, die Entführung von Anita …« Sein tiefes Seufzen echote durch die Korridore. »Der Generalbundesanwalt ist involviert. Der gesamte Polizeiapparat ist in Bewegung. Hundertschaften durchkämmen zu dieser Stunde ein weiteres Mal Sylt, um einen Hinweis zu Anitas Verschwinden zu finden. Wir bieten alles auf, was wir haben. Die ganze

Macht der Exekutive. Trotzdem habe ich das Gefühl, als wären wir dem Täter nicht einmal ansatzweise ebenbürtig, als wären wir kein bisschen auf Augenhöhe.«

»Dasselbe denkt der Täter sicher gerade auch. Er fühlt sich in einer Machtposition. Er spürt absolute Überlegenheit. Und das ist unser größter Vorteil«, erwiderte Rabea. »Irgendwann wird er sich zu sicher fühlen, überheblich werden. Er wird Fehler begehen. Wenn es so weit ist, müssen wir sie nur rechtzeitig erkennen und ausnutzen.«

»Ein schwacher Trost«, murmelte Wiebusch. »Ich will nicht abwarten und auf seine Fehler hoffen. Ich will handeln.«

»Und genau das tun wir jetzt.«

Eine Mitarbeiterin führte sie zu einem weiß getünchten Untersuchungsraum der KTU, der Rabea an eine Werkstatt erinnerte. Dort empfing sie der leitende Kriminaltechniker – ein vierschrötiger Mann Ende fünfzig mit blondem Pferdeschwanz und runder Brille, von dem ein scharfer Geruch nach Rasierwasser ausging. Er trug einen Blaumann, der über und über von Öl befleckt war.

»Sie glauben nicht, was es für eine Schweinerei war, dieses Fass zu reinigen«, seufzte er. »Ich komme mir gerade vor wie ein Automechaniker. Und genauso stinke ich auch. Aber das Schrubben hat sich gelohnt, wir haben unter den Ölschichten etwas zutage gefördert. Zwei Dinge, um exakt zu sein.«

Er klopfte mit der behandschuhten Faust auf die Außenseite des rot lackierten Fasses. »Jemand hat einen Namen in die Innenseite eingeritzt – Ulfrun.«

»Ulfrun?«, stutzte Wiebusch.

»In der altnordischen Mythologie ist sie eine der neun Töchter des Ran, die gemeinsam als Wellen des Meeres Heimdall geboren haben, wie wir nachgeschlagen haben. Nicht, dass das etwas zur Sache tut. Was viel wichtiger ist: Es ist auch der Name einer einstigen Offshore-Bohrplattform des Rex-Oil-Konzerns im ältesten Teil des Ekofisk-Ölfelds vor der Küste Norwegens. Sie wurde bereits 1996 stillgelegt, aber nie demontiert.«

Rabea blies die Backen auf. Ihr Herz pochte heftig, angetrieben von einem flüchtigen Gefühl der Hoffnung. Zum ersten Mal hatten sie eine verwertbare Spur.

»Darüber hinaus haben wir die Daten der Rohölanalyse vorliegen«, sagte der Techniker. »Tatsächlich unterscheiden sich Erdöle je nach Herkunft stark in ihrer Zusammensetzung. Das Öl aus dem Fass ist äußerst schwefelarm und leicht – typische Charakteristika von Nordseeöl.«

Wiebusch und sie wechselten einen Blick. Er schien genau dasselbe zu denken wie sie.

»Bevor wir jetzt allzu sehr in Aktionismus ausbrechen, sollten wir zunächst einmal Ruhe bewahren. Vielleicht ist die Bohrplattform sein Versteck, vielleicht ist er kurz dort gewesen, vielleicht ist er mit dem Konzern verbandelt. Vielleicht gibt es aber auch tausend andere Erklärungen dafür, warum er das Fass mit diesem Namen versehen hat«, gab Wiebusch zu bedenken.

»Trotzdem«, entgegnete Rabea. »Der Täter wollte, dass wir diese Inschrift finden. Sie liest sich wie eine Einladung.«

»Aber nicht gerade wie eine, die ich gerne annehmen

würde«, bemerkte Wiebusch und wandte sich wieder an den Leiter der KTU: »Sie haben gesagt, Sie hätten zwei Dinge entdeckt. Ist die andere Sache ähnlich hochkarätig?«

Der Kriminaltechniker wischte sich über die schweißnasse Stirn und verteilte dabei noch mehr Ölflecken über seine Haut. Im fahlen Licht der Neonröhren wirkten sie wie ein Ausschlag, wie lepröse Geschwüre. »In der Tat, aber hier wollte der Täter auf jeden Fall, dass wir sie finden. Einen Moment!«

Er kippte das Fass so weit zur Seite, dass Wiebusch und Rabea in sein leeres Inneres schauen konnten.

»Er hat noch eine Botschaft hinterlassen«, führte der KTU-Mann weiter aus, »eingeritzt in den Boden des Fasses. Wenn Sie es nicht gut erkennen können, rezitiere ich es kurz für Sie: *Libera nos a malo.*«

»Es zahlt sich doch immer wieder aus, dass ich damals in der Schule Latein gewählt habe«, bemerkte Wiebusch. »*Libera nos a malo* – Erlöse uns von dem Bösen.«

»Hm«, machte Rabea, die Arme vor der Brust verschränkt. »Jetzt ist er vom Polytheismus ganz schnell zum Monotheismus gewechselt. Wo er sich bei Bellmer noch auf unzählige Götternamen berufen hat, zieht er hier das Vaterunser heran. Den Gott des Christentums. Woher dieser Sinneswandel?«

»Was auch immer es ist, zumindest können wir ihm jetzt einen schmissigen Namen geben«, meinte Wiebusch. »Der Erlöser – klingt gar nicht schlecht, oder?«

Rabea straffte sich. Sie musste dringend mit Jan sprechen. Es wurde Zeit, über ein Täterprofil nachzudenken.

SECHZEHN

ALTES LAND

Erst als sie durchs hüfthohe Gras liefen, den aufkommenden Nachtwind im Gesicht, merkte Jan, wie sehr er die Natur vermisst hatte.

Er war im Westerwald groß geworden. Eine Jugend mit Waldspaziergängen, dem Aufstauen von Bächen, dem Knacken der Bäume unter ihrer winterlichen Schneelast, den vielstimmigen Rufen der unzähligen Vogelarten. Sein Beruf hatte ihn in die Stadt getrieben. Erst nach Mainz, dann nach Düsseldorf. Aber tief im Inneren hatte er stets gewusst, dass er nie dorthin gehört hatte. Dass seine Wurzeln immer dort sein würden, wo man nachts noch den Sternenhimmel sehen konnte.

Im stockenden Rushhour-Verkehr hatten sie eineinhalb Stunden gebraucht, um hierherzufahren, ins Alte Land. Die beiden Leute von GAIA hielten in der Nähe von Jork und marschierten mit ihm von dort aus in Richtung Elbe. Mit jedem Schritt schwoll das Brausen des Flusses an.

»Sind wir bald da?«, fragte Jan drängelnd. »Ich muss leider zugeben, dass ich etwas unter Zeitdruck stehe.«

»Es ist gleich da vorne.« Der Mann mit der Bärenmaske

streckte den Arm aus. Er deutete auf die Silhouette einer verwachsenen Eiche, eines wahren Monstrums. Sie war im weiten Umkreis der einzige Baum. Tiefschwarz zeichnete sie sich gegen den samtblauen, mit Sternen übersäten Nachthimmel ab.

Jan presste die Kieferknochen aufeinander. Er war seinen beiden Begleitern schutzlos ausgeliefert, inmitten dieser Abgeschiedenheit. Wer sagte, dass nicht einer von ihnen eine Waffe dabeihatte?

Die Affen-Frau schaltete die Sturmlaterne ein, die sie vorhin aus dem Kofferraum des Wagens geholt hatte, und hielt sie in die Höhe. Die nahe Lichtquelle warf groteske Schatten über ihre Maske.

Sie schwenkte die Laterne rhythmisch hin und her.

»Was soll das we …«

Ehe Jan seine Frage zu Ende bringen konnte, erglomm rund um die Eiche ein Dutzend weiterer Lichter. In ihrem Schein machte er die Umrisse mehrerer Personen aus.

Schnellen Schrittes legten sie die letzten Meter bis zu der Gruppe zurück. Auch die anderen trugen Tiermasken. Jan erkannte das Gesicht eines Tigers, einen Vogelschnabel, die Lefzen eines Wolfes.

»Ihr habt es geschafft«, sagte die Frau, der die Wolfsmaske gehörte. Sie strahlte trotz der Maske Autorität aus, vermutlich war sie die Anführerin. »Der berühmte Jan Grall. Er ist tatsächlich gekommen. Fürchten Sie sich nicht? Hier, inmitten von potenziellen Mördern und Gesetzesbrechern?«

Routiniert hängten die GAIA-Mitglieder ihre Laternen an die tiefer liegenden Äste der Eiche. Einer von ihnen entzündete ein kleines Feuer an einer von Steinen umsäumten Stelle und hielt eine Kanne darüber. Jan vermutete, dass sie diesen Ort öfter für ihre geheimen Treffen nutzten.

»Ob Sie sich an irgendwelche Braunkohlewerke ketten, Tiertransporter entführen oder irgendwelche komischen Listen erstellen, ist mir eigentlich ziemlich egal. Ich gehe jedoch definitiv nicht davon aus, dass Ihre Gruppierung die Morde begangen hat.«

»Was lässt Sie da so sicher sein?«, fragte die Wolfsfrau.

»Zwei Gründe«, sagte Jan. »Der eine ist: Die Taten tragen die Handschrift eines Einzeltäters, nicht von Gruppengewalt. In einer Gruppe agieren stets äußerst aggressive, aber auch deutlich gemäßigtere Täter. Das führt dazu, dass die Gewalt zwar durchaus brutal, aber zumeist zweckdienlich ist. Die ängstlichen, zweifelnden Mitglieder halten die anderen von allzu extremen Taten ab. Und das, was mit Bellmer geschehen ist, lässt sich eher auf die Fantasie eines stark gestörten einzelnen Individuums zurückführen. Eine Rachefantasie, so krass und extrem, dass sich niemals eine größere Gruppe dahinterstellen würde. Erst recht nicht, wenn diese Gruppe wahrscheinlich zum Großteil aus Leuten besteht, die eigentlich aus zutiefst moralischen Gründen handeln.«

Die GAIA-Leute warfen sich untereinander Blicke zu. Stille lag über ihnen, nur unterbrochen vom Tuten eines fernen Nebelhorns.

»Reden Sie weiter«, forderte ihn die Frau mit der Wolfsmaske auf. »Was ist der zweite Grund?«

»Ganz simpel. Ich glaube einfach nicht, dass Sie so dämlich sind und brav nacheinander die Leute auf ihrer eigenen Liste ermorden. Wenn doch, dann wäre ich bitterlich enttäuscht.«

Die Wolfsfrau machte ein Geräusch, das sich wie ein kurzes Auflachen anhörte. Ohne ihr Gesicht sehen zu können, war das schwer zu sagen – sogar für Jan, der normalerweise selbst die minimalsten emotionalen Veränderungen aus einer Stimme heraushören konnte.

»Trotzdem haben Sie sich die Mühe gemacht, uns aufzusuchen«, sagte sie schließlich. »Warum?«

»Eine Verbindung zwischen dem Täter und Ihrer Organisation ist nicht von der Hand zu weisen, wie auch immer diese geartet ist.«

Die Nachtluft frischte auf und ließ Jan frösteln. So, wie die GAIA-Anhänger mit ihren Tiermasken um ihn im Kreis standen, wirkten sie wie die Teilnehmer eines heidnischen Opferrituals. Die ganze Situation wirkte beinahe archaisch.

Er fuhr fort: »Hat er sich schlichtweg von der Liste inspirieren lassen? Ist er ein Mitglied – vielleicht auch ein ehemaliges –, das die Dinge selbst in die Hand genommen hat?«

»Herr Grall, wir betreiben zwar radikalen Umweltschutz mit allen Mitteln, wir würden aber niemals aktiv Menschenleben gefährden. Wir sind nicht die Ökoterroristen, als die uns die Medien verkaufen wollen.«

»Als Sie von den Toden von Bellmer und McAllister erfahren haben, werden Sie wohl trotzdem nicht gerade eine Träne verdrückt haben.«

»Das mag sein. Aber die Frage ist: Wer würde das nicht? Diese beiden Männer waren die Galionsfiguren einer skrupellosen, einzig und allein auf Gewinnmaximierung ausgerichteten Riege von Managern, Lobbyisten und Politikern. Wir alle sind die Gefangenen einer Diktatur des Wohlstands. Des ständigen Wachstums.« Die Wolfsfrau trat auf Jan zu. Sie blieb so nah vor ihm stehen, dass er nur die Hand hätte ausstrecken müssen, um über das grob geschnitzte Holz der Maske zu streichen. »Die Frage ist: Wie weit muss man gehen, um diese Diktatur zu stürzen? Ist es überhaupt noch mit den Mitteln der Demokratie möglich, rechtzeitig einen Wandel im Denken und in der Politik zu erwirken? Oder müssen wir weitergehen? Ist eine Revolution das Einzige, was uns retten kann?«

»Revolutionen haben die unangenehme Angewohnheit, selten ohne Blutvergießen auszukommen«, meinte Jan.

Im Schein der Sturmlaternen erkannte Jan durch die Gucklöcher der Maske blassgrüne Augen. In ihnen schimmerte etwas, das man ohne den Rest der Mimik schnell für glühende Leidenschaft halten konnte – oder für Fanatismus.

SIEBZEHN

HAMBURG

»Ich bin der Kolja – lass uns was trinken gehen.«

Mit diesen Worten hatte Rabeas Abendplanung eine unvorhergesehene, aber keineswegs unangenehme Wendung genommen. Eigentlich hatte sie sich darauf eingestellt, in ihrem Hotelzimmer zu bleiben, das ViCLAS und die Fallakten zu wälzen und auf Jans Rückkehr zu warten. Stattdessen saß sie jetzt mit Wiebusch im *Lucky Star*, einer Eckkneipe im Dunstkreis der Reeperbahn.

Jan hatte bislang nur eine kryptische SMS geschickt, dass er noch nicht wisse, wann er zurück sein würde – sie sich aber keine Sorgen zu machen bräuchte.

Es war nach elf Uhr, mitten unter der Woche, aber die Bar war brechend voll. Spanische Erasmus-Studenten mischten sich unter Feierabendtrinker, Touristengruppen und den harten Kern der alteingesessenen Säufer. Die Luft war schwer und feucht, als bildeten die vielen Menschen in dem engen Raum ihr eigenes Klima. Aus den Lautsprecherboxen dröhnte ein Tomte-Song und vereinte sich so sehr mit Gläserklirren, Lachen und Reden, als wäre die Geräuschkulisse von Anfang an Teil der Komposition gewesen.

Rabea und Wiebusch drängten sich an den Tresen und mussten sich weit über ihre Astra-Flaschen lehnen.

»Ich hätte wirklich nicht gedacht, dass du mitkommen würdest«, meinte Wiebusch.

Sie lachte. »Ich kann dich ja hier nicht allein lassen. Außerdem habe ich nicht das Gefühl, heute noch groß weiterzukommen. Der Täter will kommunizieren, er hat eine Mission – einen Auftrag. All diese Götternamen, jetzt das Bibelzitat.«

Wiebusch nippte an seinem Astra. »Diese Gottheiten stammen allesamt aus Naturreligionen. Sie sind Beschützer des Waldes, der Tiere und so weiter. Ich bin nie besonders bibelfest gewesen, aber wenn man an solche Zitate wie: ›Und Gott der Herr nahm den Menschen und setzte ihn in den Garten Eden, dass er ihn bebaute und bewahrte‹, denkt, dann können auch Teile des Christentums durchaus als Naturreligion interpretiert werden.«

»Er will eine Erlöserfigur sein. Die Frage ist: Glaubt er, dass er in einem göttlichen Auftrag handelt? Oder hält er sich selbst für eine Art Gottheit – für eine Verkörperung all dieser Entitäten, eine Art Metafigur?«

»Macht das einen Unterschied?«, fragte Kolja.

»Absolut!« Rabea richtete sich auf ihrem Barhocker auf. »Es beeinflusst sein gesamtes Handeln, seine geistige Konstitution und nicht zuletzt seine Gefährlichkeit. Je größer sein Grad an Hybris, desto höher die Wahrscheinlichkeit, dass er Fehler begeht.«

»Zumindest einen Fehler hat er schon begangen«, meinte Wiebusch. Das halbe Dutzend Ringe, das er an seinen haarigen Pranken trug, klackerte jedes Mal, wenn er nach seiner Flasche griff. »Nämlich den, Anita zu entführen. Damit hat er die Bemühungen des Polizeiapparats noch einmal verdoppelt, vielleicht sogar verdreifacht. Du weißt ja, wie es ist, wenn Beamten etwas zustößt. Greift man einen von uns an, greift man alle an.«

»Die einzige Verbindung zwischen Anitas Entführung und den Morden ist die Uhr am Strand. Warum ausgerechnet sie? Warum sind die Fingerabdrücke des Mädchens darauf?«

»Hey mein Bester, mach uns mal zwei Mexikaner klar!«, rief Wiebusch dem Barmann zu, dann wandte er sich wieder an Rabea: »Gehen wir davon aus, dass in sein Schema nur Menschen fallen, die sich an der Umwelt vergangen haben, ... wie passt Anita da rein? Hat er rausgekriegt, dass sie ihren Plastikmüll nicht richtig trennt, oder was?«

Rabea schob den scharfen Schnaps auf dem klebrigen Tresen kommentarlos zu Kolja hinüber. »Wir sind Anitas komplette Unterlagen durchgegangen, haben ihren Laptop und ihr Handy ausgewertet. Es gab keinerlei Anzeichen dafür, dass sie auf eigene Faust etwas entdeckt und dann verschwiegen hätte. Sie wollte an diesem Abend wohl wirklich nur einen Strandspaziergang machen.«

»Ich kann mir auch nicht vorstellen, dass sie die Uhr irgendwo anders gefunden hat.« Routiniert kippte Kolja die beiden Mexikaner herunter. »Es muss genau zu dieser Zeit an diesem Ort geschehen sein. Möglicherweise ist sie in den Täter reingelaufen, als er gerade Bellmers Kleidungsstücke loswerden wollte. Aber das wäre ein viel zu großer Zufall.«

»Oder das Mädchen – wer auch immer sie ist – hat sie bewusst dort aufgesucht. Wir wissen schließlich nicht, ob sie überhaupt mit dem Täter in Verbindung steht. Vielleicht wurde sie zufällig Zeugin von Bellmers Martyrium und hat die Uhr vom Tatort mitgehen lassen, war aber zu verängstigt, um einzugreifen. Möglicherweise hat er sie beide entführt, Anita und das Mädchen.«

»Es liegen jedenfalls keine Vermisstenmeldungen vor, die zu ihrer Beschreibung passen würden. Das haben meine Leute bereits überprüft, als sie am Tatort gesichtet wurde.«

»Oder er benutzt sie schlichtweg als Lockmittel. Als Köder.«

»Hast du noch mal was von Grall gehört? Er ist jetzt schon ziemlich lange weg.« Seine Aussprache klang bereits etwas verwaschen. Vielleicht sollte er allmählich mit dem Trinken aufhören.

»Mach dir keine Sorgen. Jan und ich haben uns schon häufig genug leichtsinnig in Gefahrensituationen begeben. Wir haben beide kein Interesse daran, diesen Erfahrungsschatz noch groß zu erweitern.« Rabea kramte nach ihrer Geldbörse. Sie war nicht gerade trinkfest. Außerdem musste sie dafür sorgen, dass sich Wiebusch nicht komplett abschoss. »Aber wenn Jan bei GAIA nichts in Erfahrung bringt, ist unser einzig logischer nächster Schritt ein Trip zu dieser Bohrinsel – Ulfrun«, fuhr sie fort und knallte Kleingeld auf den Tresen.

»Du willst schon los?«, fragte er.

»Morgen geht es weiter. Wir brauchen einen klaren Kopf. Das hier war schon Ablenkung genug.«

Er stierte auf die leeren Schnapsgläser. Dann verzog er einen Mundwinkel. »Wahrscheinlich hast du recht. Jeder von uns hat seine Art, mit unserem Job umzugehen, einen eigenen Bewältigungsmechanismus – die wenigsten davon sind gut für einen.« Kolja stieß mit dem einen Glas gegen das andere. »Meiner ist leider viel zu oft dieser hier gewesen. Früher war es schlimmer. Da hätte ich an solchen Abenden nicht mehr so einfach aufhören können. Bei Jan Grall weiß ich, dass er dem Gras nicht ganz abgeneigt gewesen ist. Das hat mir Anita irgendwann mal erzählt. Und wenn man böse wäre, könnte man Anita ihre Aufstiegsambitionen als Sucht unterstellen. Bleibt nur noch die Frage: Was treibt dich um? Was hat die Dunkelheit in dir zutage gefördert?«

Er schaute sie auf diese aufrichtig interessierte, unschuldige Art an, wie es manchmal nur Betrunkene können. Sie hielt seinen Blick nicht aus. Schweißperlen traten auf ihre Stirn. Die Bar kam ihr furchtbar eng vor, die Musik schrillte in ihren Ohren.

Für einen Moment schloss sie die Lider. In der Schwärze flackerte das Bild von Sergejs angstvollem Blick auf. Sie erinnerte sich daran, wie die Wut flammend heiß in ihr explodiert war. Wie sie auf ihn eingeschlagen hatte, bis ihr die Fingerknöchel wehgetan hatten.

»Rabea? Habe ich etwas Falsches gesagt?«, fragte Kolja. »Ist dir das Bier nicht bekommen?«

»Schon gut. Ich muss nur mal an die frische Luft.«

Sie stand so schwungvoll vom Barhocker auf, dass er kurz bedenklich hin- und herschwankte. Mit vollem Körpereinsatz bahnte sie sich einen Weg hinaus und stieß dabei sogar einem Typen aus Versehen den Ellenbogen in die Rippen.

»Pass doch auf, du dumme …«

Bevor er seine Tirade zu Ende bringen konnte, fiel schon die Tür hinter Rabea zu. In tiefen Zügen sog sie die schwüle Nachtluft in ihre Lungen ein. Es war wie eine Erlösung. Gedämpft drang das Lärmen der Reeperbahn bis hierher in die Seitenstraße. Auf dem gegenüberliegenden Gehsteig torkelte ein Pärchen entlang, während ein Mann mit langem Bart Bierflaschen aus einem Mülleimer angelte und die Flüssigkeitsreste auf die Straße kippte.

Erst jetzt merkte sie, dass sie immer noch die Fäuste geballt hatte. Sie hatte die Fingernägel dabei so fest in die Handinnenflächen gedrückt, dass Blut aus ihnen herausgetreten war.

Was war nur mit ihr los? Sie kannte diese Rabea Wyler nicht, die vor ein paar Tagen völlig die Selbstkontrolle verloren hatte. Diese plötzliche Aggressivität, diesen puren Hass, der aus ihr herausgebrochen war.

Sie hatte keine Ahnung, wie sie diese Attacken unterdrücken sollte.

Und das machte ihr beinahe noch mehr Angst als der Erlöser.

ACHTZEHN

ALTES LAND

Jan streckte die Finger nach der rissigen Rinde der Eiche aus. Er ertastete ihre Struktur, die Furchen, spürte die Trockenheit des Holzes. Es kam ihm vor, als würde er die faltige Haut eines alten Menschen studieren.

Er versuchte, sich in die Denkwelt des Täters zu begeben. Ich bin ein Teil dieser Welt, dachte er. Wenn ich ihr etwas antue, tue ich mir selbst etwas an.

Geistesabwesend wandte er sich zu den GAIA-Leuten um, schaute in die Gesichter von Wölfen, Leoparden, Affen und Bären.

»Wir vermuten, dass uns die Person, die diese Taten verübt, einen Brief geschrieben hat«, sagte die Wolfsfrau. »Es gibt keinen Absender, noch nicht einmal einen Namen, mit dem er unterschrieben hat. Natürlich passiert es häufiger, dass uns Leute schreiben – die kontroversesten, seltsamsten Dinge. Hassnachrichten. Morddrohungen. Aber das hier war das erste Schreiben, das mir wirklich Angst gemacht hat.«

»Was macht Sie so sicher, dass das Schreiben vom Täter stammt?«

»Er oder sie hat das hier beigefügt.« Sie reichte ihm einen zerknickten Magazin-Ausschnitt. Es war ein Foto von Hugo Bellmer im Anzug, wie er lächelnd im Foyer eines großen Bürogebäudes stand. Das Bild gehörte offenbar zu einem Interview, die Zeilen des dazugehörigen Artikels waren nicht komplett abgeschnitten worden.

Mit einem dicken Filzstift hatte die Person auf manische Weise etwas auf Bellmers Oberkörper gemalt, das man mit viel Wohlwollen als Bambusstangen erkennen konnte.

»Gibt es davon noch mehr?«

»Nein. Nur zu Bellmer. Ansonsten hat er nur geschrieben«, sagte die Wölfin.

Der Bär hielt einen Stoß von schon mehrmals zusammengeknülltem vergilbten Papier hoch. »Er hat auf herausgerissene Seiten aus religiösen Büchern geschrieben. Die Bibel ist darunter, der Koran, der buddhistische Kanon der Schriften und noch einige weitere. Soll ich vorlesen?«

Jan nickte gebannt.

»Ich rezitiere mal nur den wirklich interessanten Teil, ziemlich gegen Ende.« Der Bär räusperte sich kurz und erhob die Stimme: »... und ihr, die ihr euch Umweltschützer nennt, schützt am Ende niemanden. Nur euer eigenes fragiles Gewissen. So viele Paradiese habt ihr nicht schützen können. So viele sind in Flammen aufgegangen. Wo seid ihr gewesen? Eure Taten sind genauso bedeutungslos wie eure Worte. Genauso wirkungslos. Die Paradiese haben etwas Besseres verdient. Ich werde diejenigen vernichten, die sie vernichten wollen. Und ich werde euch vernichten.«

»Woher will ich wissen, dass Sie diese Schriftstücke

nicht im Nachhinein selbst verfasst haben, um von sich abzulenken? Ich werde die Originale brauchen, damit wir sie auswerten können.«

»Selbstverständlich. Wir wollen nur von Ihnen wissen, ob er für uns gefährlich werden könnte. Meinen Sie, er wird seine Drohung wahr machen? Oder wird er sich weiter an der Liste orientieren?«

»Wie soll ich Ihnen das bitte beantworten?« Jan ließ die Hände sinken. »Ich persönlich gehe nicht davon aus, dass er der Liste weiter treu bleiben wird. Vielleicht hat er die ersten beiden Opfer bewusst so ausgewählt, dass der Verdacht zunächst auf Ihre Gruppierung gelenkt wird. Aber er ist zu eigensinnig, zu sehr von einem eigenen Stil und einem eigenen Denken geprägt, um sein Handeln von irgendetwas diktieren zu lassen. Das erkenne ich schon allein an den kruden Tötungsmethoden.« Er ließ sich ins Gras sinken, strich mit der Fingerkuppe über einen der Halme, erforschte seine Oberfläche.

»Ich weiß nicht, ob Sie von dem Vorfall von 2017 gehört haben«, meldete sich die Wölfin zu Wort. »Ein GAIA-Mitglied brach damals in den Kölner Zoo ein, um dort mehrere Tierarten zu befreien. Die Aktion war nicht mit uns abgestimmt, wir hielten sie für fahrlässig und gefährlich. Wir entscheiden demokratisch über unsere Vorgehensweise, die Mehrheit entschied sich dagegen. Er tat es trotzdem. Einer der herbeigeeilten Polizisten erschoss ihn, als er die Festnahme verweigerte. Eine Tragödie. Seitdem haben viele aus unseren Reihen einen Hass auf die Exekutive – und wer will es ihnen verdenken? Aber ich … ich sehe das anders.«

»Ich denke mal, ansonsten müsste ich mir echt Sorgen machen«, bemerkte Jan.

»Sie glauben vielleicht, dass der Konflikt gerade zwischen Ihnen als Ermittlern und dem Täter besteht. Aber es gibt noch einen parallelen Konflikt, vielleicht ist es sogar der wahre, der echte. Er zieht sich durch die Polizei, durch unsere Familien, durch unsere ganze Gesellschaft. Es ist der Konflikt zwischen denjenigen, die die Umwelt schützen wollen. Und denen, die sie – mutwillig oder nicht – zerstören. Diejenigen, die überleben, und diejenigen, die sterben wollen. Jetzt stellt sich nur noch die Frage: Auf welcher Seite stehen Sie?«

• • •

»Wir können nicht einfach nach Ulfrun fliegen, das musst du verstehen.« Wiebusch lief zusammen mit Rabea Richtung Hotel, die Hände in den Hosentaschen vergraben. »Ganz davon abgesehen, dass die Plattform in norwegischen Hoheitsgewässern liegt, brauchen wir dafür zig Genehmigungen und eine ausführlich geplante Einsatzvorbereitung. Da wird sicher noch einmal eine Woche ins Land ziehen, wenn nicht sogar mehr.«

»Aber so viel Zeit haben wir nicht!«, begehrte Rabea auf. »So viel Zeit hat Anita nicht.«

Eine Dragqueen, die mit ihrer pinkfarbenen Perücke in der Hand an ihnen vorbeigelaufen war, drehte sich erschrocken nach ihr um.

Die Nacht war aufgefrischt, und Rabea fröstelte leicht.

Seit sie die Bar verlassen und den Rückweg angetreten hatten, hatte sie nicht mehr auf die Uhr geschaut. Es konnte ebenso gut ein Uhr oder vier Uhr morgens sein, sie hatte völlig ihr Zeitgefühl verloren.

»Ich weiß, dass jede verdammte Sekunde zählt!«, erwiderte Wiebusch energisch. Zum ersten Mal lag so etwas wie Härte in seiner Stimme. »Aber was ist die Alternative? Willst du etwa einen Hubschrauber chartern und einfach dorthin fliegen?«

Rabea dachte einen Augenblick darüber nach. Natürlich standen ihnen dafür nicht die Mittel zur Verfügung. Aber ihr fiel jemand ein, der so etwas ohne Probleme veranlassen konnte – und der noch dazu ein reales Interesse an der Aufklärung des Falles hatte.

»Mir gefällt nicht, wie lange du gerade nachdenkst«, bemerkte Wiebusch.

»Ach, alles gut. Keine Sorge.«

Sie musste mit Jan sprechen. Wo zur Hölle steckte er überhaupt? Das Treffen mit GAIA konnte unmöglich so lange gedauert haben. Sie schaute auf ihr Handy und entdeckte eine ungelesene Nachricht ihres Partners: »GAIA zwiespältig. Neue Erkenntnisse, aber nichts Handfestes. Bin ziemlich durch. Lange Geschichte. Wie ist es bei dir? Irgendeine neue Idee?«

Zumindest konnte sie seine Frage nach einer neuen Idee mit Ja beantworten.

Sie wusste nur noch nicht, ob es eine gute war.

NEUNZEHN

HAMBURG // 31. August

Trotz des wolkenverhangenen Himmels glitt mindestens ein Dutzend Segeljachten anmutig über die Außenalster.

Jan schaute einem Stand-up-Paddler hinterher, der sein Board langsam und stetig durch das Wasser gleiten ließ. Auf den ersten Blick hatte er gewusst, dass er sich auf dem Brett nicht einmal drei Sekunden halten würde. Bei derartigen Sportarten ging es um Balance, und darin war er noch nie gut gewesen. Sein Leben war im Grunde eine einzige Gleichgewichtsstörung, immer hatte er seinen Fokus zu sehr auf die Dinge gelegt, die einen zerfraßen, je länger man sich ihnen aussetzte.

Rabea und er saßen auf einer Bank im Uferpark, gleich in der Nähe ihres Hotels. Es herrschte leichter Nieselregen an diesem späten Vormittag, den sie aber beide ignorierten.

Einer der GAIA-Aktivisten hatte ihn irgendwann um halb fünf Uhr morgens zurück in ihr Hotel gefahren, wo er in einen tiefen, traumlosen Schlaf gesunken war.

»Kannst du mir noch einmal den Brief zeigen?«, fragte ihn Rabea.

Er zog die eingeschweißte Kopie aus seiner Manteltasche und reichte sie ihr. Das Original hatte er längst an Wiebusch übergeben, der es wiederum gewissenhaft an die Gewerke des BKA übermittelt hatte. Jetzt machte sich ein ganzes Team aus Grafologen, Kriminaltechnikern und Semantikern daran, jedes Quäntchen an Information aus diesen vier eng beschriebenen Seiten herauszuholen.

Und dann gab es noch sie. Jan und Rabea. Die Fallanalytiker. Für sie zählte nicht, auf welche Art der Täter die Bögen seiner Ms und Ns schwang, wie er seine Sätze konstruierte, auf welchem Papier er schrieb oder welche Tinte er dafür verwendete. All das waren für sie nichts als Randnotizen. Unterstützende Hinweise, die möglicherweise etwas über sein Verhalten aussagten, aber bei der Analyse eines Schriftstücks nur eine untergeordnete Rolle spielen durften. Für sie zählte allein der Inhalt. Allein das, was er sagte. Ebenso wie das, was er nicht sagte – oder unbewusst sagte.

»Er bindet ab mit ›*Libera nos a malo*‹«, Rabea blätterte unruhig die Seiten durch. »Erlöse uns von dem Bösen – derselbe Satz wie schon beim Fass. Seine Signatur, im wahrsten Sinne des Wortes. Er endet mit einem Motto, nicht mit einem Namen. Warum?«

»Weil er noch nicht fertig ist«, sagte Jan.

»Was meinst du?«

»Hypothese: Jetzt gerade ist dieser Satz für ihn ein Arbeitsauftrag. Die Formulierung seiner Mission. Und daran erinnert er sich jedes Mal selbst, wenn er diese Worte aufschreibt. Es ist seine Motivation, fast schon ein Mantra.« Er griff wieder in seine Manteltasche und förderte diesmal einen Haferriegel hervor. Außer einem großen schwarzen

Kaffee hatte er noch nichts zu sich genommen. Kauend fuhr er fort: »Außerdem könnte es noch etwas anderes über ihn offenbaren. Etwas, das für einen Serientäter höchst untypisch ist: Er hat kein Ego. Er gibt sich keinen Namen, keine Persönlichkeit. Ihm geht es nicht um Selbstverwirklichung. Sondern nur um seinen Auftrag.«

»Den Schutz der Umwelt.«

»Eher die Rettung der Umwelt. Für Schutz ist es seiner Ansicht nach schon zu spät. Nur wird der Tod dieser Konzernchefs auch nicht wirklich dazu beitragen. Sie sind nur Symptome, nicht die Ursache.«

»Reiner Symbolismus«, entgegnete Rabea. »Ich habe mir mal in den sozialen Netzwerken angeschaut, wie die Reaktionen auf die Mordserie sind. Der Name ›Erlöser‹ ist natürlich noch nicht nach außen gedrungen, die Presse hat ihm bislang so feinfühlig gewählte Titel wie ›Der Öko-Ripper‹ oder ›Rächer der Umwelt‹ gegeben. Natürlich ernten die Taten zum Großteil Verachtung, aber ein nicht unerheblicher Teil der Menschen verurteilt zwar die Gewalt, nicht aber die Auswahl der Opfer. ›Endlich trifft es einmal die Richtigen‹, ›Er rächt unseren Planeten‹, solche Statements – du kannst es dir vorstellen. Ich schätze, genau darauf ist er aus. Er wünscht sich Gefolgschaft. Eine Bewegung.«

»Als ich mit den GAIA-Leuten dort draußen war, da konnte ich die Absichten des Erlösers auch nachvollziehen.« Jan verspeiste den Rest seines Riegels.

»Aber lässt das Rückschlüsse auf sein Profil zu? Hilft uns das, ihn auf eine bestimmte Gruppe einzugrenzen?« Rabea war etwas blass um die Nase. Jan fragte sich, ob sie letzte

Nacht zu tief ins Glas geschaut hatte oder ob es etwas gab, das ihr auf der Seele lag.

»Untypisch ist, dass er anscheinend keine Komfortzone hat. Sylt und Hamburg, das ist eine ziemliche Entfernung. Die meisten seriell mordenden Täter agieren nicht weiter als einige Kilometer von ihrem Zuhause entfernt.«

»Liegt das nicht in der Natur der Sache? Er sucht sich seine Opfer nicht spontan aus, er ist in keiner Weise lustgetrieben. Und seine Ziele sind viel reisende, internationale Global Player. In Anbetracht dessen könnte man eigentlich schon sagen, dass er eine Komfortzone hat, nämlich Deutschland – oder Norddeutschland, wenn man es ganz genau nehmen will. Bislang ist er noch nicht ins Ausland gereist, um eine seiner Taten zu verüben. Trotzdem sagt uns das noch immer nichts über sein Milieu.«

»Ich habe eine Theorie. Na ja, einen Ansatz«, begann Jan. Inzwischen hatte er die Zeilen des Erlöser-Briefs schon so häufig gelesen, dass er sie auswendig kannte. »Ich glaube nicht, dass er aus dem Umfeld von GAIA stammt. Er schreibt immer von Rache, von Erlösung, von Errettung. Seine Taten begeht er nicht aus einem Gefühl moralischer Überlegenheit heraus, auch nicht für das Allgemeinwohl. Für ihn ist es etwas Persönliches. Als wäre es allein seine Umwelt, die zerstört worden ist. Er spricht von ihr, als wäre sie ein geliebter Mensch in Gefahr. Ein real existierendes Wesen.«

Sie beide hingen dem Gedankengang einige Augenblicke nach. Dann sagte Rabea: »Wenn er tatsächlich auf Ulfrun gewesen ist, um an dieses Fass zu kommen – oder die

Bohrinsel sogar ein Tatort gewesen ist –, muss er über erhebliche Ressourcen verfügen.«

»Nicht unbedingt. Es steht nur fest, dass er findig ist. Die Reise ließe sich auch ohne große Geldmittel bewältigen.«

»Ach, wirklich?«, meinte Rabea.

»Hm, wieso?« Er zog eine Braue in die Höhe. »Hast du etwa ernsthaft darüber nachgedacht, wie du dorthin kommst?«

Darauf sagte sie nichts, sondern schürzte nur ertappt die Lippen. Das war ihm bereits Antwort genug. »Rabea, was hast du gemacht?«

»Wir beide könnten nach Ulfrun kommen.«

»Und wie soll das bitte funktionieren?«

»Ich habe mich zu Bellmer junior durchtelefoniert, was gar nicht so einfach war. Als ich ihn dann einmal am Hörer hatte, habe ich ihn über die jüngsten Erkenntnisse unterrichtet und ganz beiläufig eingestreut, dass es noch einige Zeit dauern könnte, bis wir auf offiziellem Wege auf die Bohrinsel kommen. Daraufhin hat er angeboten, uns einen Helikopter zu stellen.«

Jan vergrub das Gesicht in den Händen. »Weiß Wiebusch davon?«

»Natürlich nicht.«

»Ich habe nichts anderes erwartet.« Jan seufzte und richtete sich auf, die Arme vor der Brust verschränkt. »Eigentlich hatte ich gehofft, dass wir das Kapitel der überstürzten Alleingänge inzwischen für uns abgeschlossen hätten. Mir gefällt die Sache nicht. Der Täter würde unser Augenmerk nicht auf Ulfrun lenken, ohne einen Plan zu haben.«

»Und du denkst, das wäre mir nicht klar?«, fuhr sie ihn an. Die Ungehaltenheit war ganz plötzlich über sie gekommen. »Aber wir sind beide noch am Leben, oder? Egal, wie gefährlich und leichtsinnig es war, was wir getan haben – wenn wir es nicht getan hätten, hätten wir die damaligen Fälle vielleicht niemals gelöst. Wenn wir jetzt warten, bis wir auf offiziellem, sicherem Weg auf diese verdammte Bohrinsel kommen, ist es möglicherweise zu spät. Es geht um Anita! Das muss dir doch klar sein! Da ist doch etwas zwischen euch beiden. Du solltest doch eigentlich derjenige sein, der hier alle Hebel in Bewegung setzt.«

»Schreib mir bitte nicht vor, was ich zu fühlen habe, darauf reagiere ich ziemlich allergisch«, erwiderte er. Tief in seinem Inneren flackerte ein Bild von Anita auf. Wie sie ihm im Restaurant gegenübersaß, eine Nudel zwischen ihre Lippen sog und dabei einen ihrer so seltenen, aber wunderschönen Lachanfälle bekam. Es versetzte ihm einen Stich in der Brustgegend, der ihn kurz nicht zu Atem kommen ließ. »Also gut, ich bin dabei. Aber wir weihen Wiebusch ein. Irgendjemand beim BKA muss darüber Bescheid wissen, wo wir sind. Er ist Anitas Partner. Er vertraut uns. Wir sollten ihm auch vertrauen.«

Sie nickte zögerlich. »Einverstanden.«

»Und du darfst übrigens auch diejenige sein, die ihm die frohe Botschaft überbringt.«

Sie verdrehte die Augen, aber nickte weiter.

»Also dann«, seufzte er, »auf nach Ulfrun.«

ZWANZIG

ULFRUN

Wiebusch reagierte auf ihren Plan wie erwartet, zunächst mit einem ganzen Stakkato an Bedenken, um dann schließlich einzuwilligen. Seine Bedingung: Sie sollten mit dem Hubschrauber nur über der Bohrinsel kreisen und nach Hinweisen auf den Erlöser Ausschau halten, aber unter keinen Umständen auf ihr landen.

Auch Jans Magen reagierte auf den Flug wie erwartet, bis zur Küstenlinie mit heftigem Grummeln, über dem Meer dann mit dem heftigsten Brechreiz, den er jemals erlebt hatte.

»Die Entdeckung des Ekofisk-Felds löste Ende der Sechziger den Ölboom in der Nordsee aus. Es wäre äußerst sinnbildlich, wenn der Erlöser die Bohrinsel auf diesem Ölfeld tatsächlich als Ausgangspunkt nutzt«, sagte Rabea in das Headset ihrer Kopfhörer.

Jan hob den Kopf von seiner bereits gut gefüllten Papiertüte und wischte sich über den Mund. »Ob sinnbildlich oder nicht, ich finde die Wahl ziemlich zum Kotzen.«

»Unser Auftritt dort wird auf jeden Fall nicht leise vonstattengehen. So ein Helikopter ist nicht gerade das, was man ein unauffälliges Verkehrsmittel nennen würde«, bemerkte Rabea.

»Dann hoffen wir darauf, dass unser Mann nicht dort ist.« Jan spürte, wie die Walther P99 in der Tasche seiner Softshell-Jacke gegen seine Brust drückte. »Aber auch dann sind wir vorbereitet.«

Rabea warf ihm einen ängstlichen Blick zu. »Hoffen wir, dass es nicht so weit kommt.«

Tatsächlich hatte er geglaubt, die Waffe wirklich nur der Form halber mitgenommen zu haben. Nur für sein persönliches Sicherheitsgefühl. Wie naiv! Ihm hätte von Anfang an klar sein müssen, dass sie irgendwann schwer und kalt in seiner Brusttasche liegen würde.

»Das Ziel ist nur noch fünf Kilometer entfernt, wir begeben uns jetzt in den Sinkflug«, gab der Pilot des Eurocopters durch.

»Here we go again«, stöhnte Jan und beugte sich wieder über seine Kotztüte.

Es war inzwischen früher Abend, der Himmel eine einzige schiefergraue Drohung. Unter ihnen wüteten die Wellenberge der Nordsee. Der Lärm der Rotorblätter vereinte sich mit ihrem Brüllen zu einer infernalischen Geräuschkulisse – als schrie ihnen das Meer zu, sich von ihm fernzuhalten.

»Da ist es, ich kann es sehen!«, rief Rabea, den Kopf gegen das kleine, runde Fenster gelehnt.

Nachdem sich Jan auch des letzten Rests seines Mageninhalts entledigt hatte, wagte er selbst einen Blick hinaus.

Aus den Regenschwaden schälte sich die unüberschaubare zerfranste Silhouette der Ölbohrplattform Ulfrun. Sie ließ Jan an die Alten Gottheiten aus den Lovecraft-Romanen denken, die sich nach Äonen des Schlafes aus den Tiefen der Ozeane erhoben, um die Menschheit zu vernichten. Ein unentwirrbares Geflecht aus Rohren, Leitungen und Gängen überzog die Türme und Aufbauten. Es ist ein Labyrinth, durchfuhr es Jan. Hat er dich dorthin verschleppt, Anita? Wie sollen wir dich dort finden? Wie sollen wir dich jemals dort finden?

»Ich kreise jetzt mehrmals um die Anlage«, sagte der Pilot. »Genau wie abgesprochen.«

»Können Sie nicht näher ran?«, fragte Jan. »Von hier aus kann man kaum etwas erkennen.«

»Das geht nicht, zu gefährlich in diesem Sturm.«

»Und was ist mit einer Landung?«, warf Rabea ein.

Jan schaute sie entgeistert an. War sie so schnell bereit, die Vereinbarung mit Wiebusch zu brechen? Aber er sagte nichts. Wenn sie nur aus dieser Entfernung auf die Bohrinsel schauen konnten, hätten sie sich den Flug genauso gut sparen können. Und jetzt waren sie schon einmal hier. Hatte Rabea vielleicht von Anfang an genau auf diese Situation spekuliert?

»Eine Landung ist sicherer, dann muss ich nicht die ganze Zeit um die Bohrtürme herummanövrieren«, sagte der Pilot angespannt. »Aber das war nicht abgesprochen.«

»Wir übernehmen die Verantwortung«, sagte Rabea.

Der Pilot seufzte. »Na gut, ich bringe uns runter.«

Er setzte zum Anflug auf das verwitterte weiße H der Landeplattform an. Der Helikopter schwankte noch für einige Momente hin und her, ein Spielzeug in den Fängen des Windes. Dann setzten die Kufen auf. Sie waren da. Sie waren wirklich auf Ulfrun gelandet.

»Wir haben keine Funkgeräte dabei. Für Ihren Ausflug sind wir nicht vorbereitet gewesen.«

»Dann bleiben wir maximal eine halbe Stunde. Falls wir bis dahin nicht zurück sind ...«, Rabea stockte kurz, »...setzen Sie am besten direkt einen Notruf ab.«

Jan holte tief Luft, setzte die Ohrenschützer ab und zog die Seitentür auf. »Ich überlasse dir gerne den Vortritt!«

»Jetzt bist du auf einmal wieder zu Witzen aufgelegt.« Rabea verdrehte die Augen, schwang sich aber aus dem Innenraum.

»Wie immer halt«, sagte er und folgte ihr hinaus.

Sogleich peitschte ihnen der Regen mit voller Härte in die Gesichter. Sie huschten mit eingezogenen Köpfen unter den noch immer laufenden Rotorblättern hinweg.

Ihre Schritte schepperten auf dem Gitterrost des Verbindungsgangs, der von der Landeplattform auf den Hauptteil der Bohrinsel führte. Vom Regen war er so rutschig, dass Rabea beinahe stürzte. Jan konnte sie gerade noch am Oberarm festhalten.

»Niemand zu sehen«, sagte Jan. »Entweder, er hat sich irgendwo in den Tiefen der Anlage versteckt, oder wir sind allein.«

Riesige Rostflecken überzogen das Stahlgrau der Verbrennungsanlagen. Ölbeschmierte Schläuche und alte Werkzeuge waren auf dem Boden verstreut. Jan kam sich vor wie in einer dystopischen Geisterstadt.

»Wir wissen noch nicht einmal, wonach wir suchen sollen«, sagte er.

»Ich glaube, wir werden es schnell genug wissen, wenn wir auf eine Spur stoßen.«

»Dein Optimismus in allen Ehren, aber du weißt, mit wem wir es hier zu tun haben. Wir sollten vorsi …«

Plötzlich erklang ein Schrei, lang gezogen und spitz. So tief aus dem Inneren der Bohrinsel, dass er fast im Getöse des Meeres unterging.

Jegliche Angst, jegliche Bedenken, jegliches Zögern waren wie fortgewischt. Jans Hand glitt unter seinen Mantel, umfasste den rauen Griff der P99.

Er warf Rabea einen kurzen Blick zu und sah, dass sie nickte. Damit war alles klar. Sein Herz schlug so schnell, dass es sich wie ein einziges konstantes Wummern anfühlte.

Jan lief voraus, die entsicherte Pistole im Anschlag.

Ein erneuter Schrei, diesmal lauter. Er drang aus dem Herzen dieses stählernen Ungetüms. War das Anita? Aber sie klang verzerrt, schrill. Als wäre sie unbeschreiblichen Qualen ausgesetzt.

Was tut er dir an?, dachte Jan. Unruhig glitt sein Blick umher. Hinter den Regenschleiern schien es, als lauerten Schatten hinter jedem Rohr und jeder der fremd wirkenden Konstruktionen. Er wurde das Gefühl nicht los, beobachtet zu werden.

»Die Schreie kommen aus Richtung dieser Tanks dort hinten!«, rief Rabea atemlos.

Die Schleusentür zu einem der riesigen Tanks stand offen. Schummriges orangefarbenes Licht glühte in seinem

Inneren, die einzige Quelle von Helligkeit auf der gesamten Plattform. War Anita dort drin? Konnten sie ihr schon so nah sein?

Er hielt den Griff der P99 fester. Sie waren nicht schutzlos. Diesmal nicht. Sie stürmten ins Innere des Tanks.

Und geradewegs in die Falle.

Den Ursprung der Schreie identifizierten sie sofort. Sie kamen aus zwei Lautsprecherboxen in den oberen Ecken, von außen nicht sichtbar. Noch immer schallten die wimmernden, verzweifelten Rufe aus ihnen – unartikulierte Laute, vielleicht unterdrückt von einem Knebel. Ihr Echo hallte tausendfach von den stählernen Wänden wider. Ansonsten war die Kammer leer.

Zwischen den Boxen hing eine Kamera, ihr leblos glänzendes Objektiv geradewegs auf sie beide gerichtet.

Jan schluckte trocken. Die Erkenntnis sickerte eiskalt wie flüssiger Stickstoff in seine Magengrube. »Raus hier!« Seine Stimme brach fast weg. »Sofort raus hier!«

Jan hielt die Waffe hoch erhoben und rannte zum Ausgang. Unvermittelt flog ihm die schwere Schleusentür entgegen, ein ferngesteuerter Mechanismus musste sie aktiviert haben.

»Verdammt, pass auf!«, schrie Rabea hinter ihm.

Es war zu spät. Er konnte nicht mehr abbremsen. Heftig knallte sie gegen seine Stirn. Seine Finger zuckten. Ein Schuss löste sich aus der P99, prallte mit ohrenbetäubender Lautstärke zwischen den Wänden hin und her. Dann glitt die Pistole aus seiner Hand und landete scheppernd auf dem Boden. Er taumelte zurück, fasste sich an den Kopf, spürte

Blut zwischen seinen Fingern hervorquellen. Rabea packte ihn unter den Schultern, konnte aber nicht verhindern, dass er zusammensackte.

Und dann umfing ihn Schwärze.

EINUNDZWANZIG

HAMBURG

Kolja Wiebusch hockte an dem viel zu kleinen Schreibtisch, den man ihm im Polizeipräsidium Hamburg zur Verfügung gestellt hatte, und schrieb Berichte. In den letzten Tagen hatten die spektakulären Aspekte der Polizeiarbeit überhandgenommen, jetzt regierte wieder der Papierkram, der ebenso dazugehörte. Protokolle verfassen, Zeugenaussagen verwerten, Geschäftsberichte der Firmen der Ermordeten durchgehen.

Er hätte für diese Aufgaben nicht dankbarer sein können. Sie gaben ihm Struktur und waren in diesen chaotischen Zeiten eine angenehme Abwechslung.

Heute Morgen, bevor die Schule bei ihnen losging, hatte er noch mit Nadine und den beiden Kleinen geskypt.

»Wann kommst du nach Hause, Papa?«, hatte Paulina gefragt und ihren Schnüffelhasen fest an sich gedrückt. Malte, der gerade seine ersten Tage auf dem Gymnasium hinter sich hatte, hatte nur geräuschvoll die Nase hochgezogen.

Ihr Anblick hatte ihm die Kehle zugeschnürt.

»Ganz bald, versprochen.«

»Konntet ihr den bösen Mann schon fangen?« Die unschuldige Frage kam von Paulina.

»Noch nicht, aber wir sind ihm dicht auf den Fersen. Und dann kommt er erst mal ganz, ganz lange ins Gefängnis.«

»Im Fernsehen haben sie gesagt, dass der Mörder gefährlich ist.« Zittern in Maltes sonst so betont cooler Stimme. »Wird er dich auch entführen, Papa?«

»Keine Angst.« Nadine zauste seinen Lockenschopf. »Papa ist groß und schwer. Da muss der Typ schon ziemlich viel heben können, um ihn überhaupt vom Fleck zu kriegen.«

»Mamaaa, nicht! Ich habe mir gerade erst Gel reingetan!« Er hielt die Hände wie einen Schutzhelm über den Kopf und sprang auf. Erst seit ein paar Wochen machte er sich Gedanken darüber, wie er aussah. Ein erster Ausläufer der drohenden Pubertät.

»Hopp, hopp! Habt ihr mal auf die Uhr geschaut?«, rief Nadine. »Der Bus kommt gleich! Fertig machen und Schulsachen packen! Aber pronto!«

Die beiden winkten noch kurz in die Webcam des Familien-Laptops und wuselten davon.

Seine Frau stützte sich mit den Ellenbogen auf den Küchentisch, den Kolja letzten Winter selbst aus Holzplanken gezimmert hatte. Das Heimwerken war sein großes Hobby geworden, eine Tätigkeit, die so völlig abseits von seinem Beruf war, dass sie ihm den perfekten Ausgleich bot. Seinen diesjährigen Sommerurlaub hatte er teilweise dazu aufgewendet, eine neue Gartenhütte zu bauen. Er liebte die Arbeit mit dem Material Holz, das Sägen, das Schleifen, das Lackieren. Es war wie eine Art Meditation.

»Jetzt noch kurz ernsthaft: Muss ich mir Sorgen machen?«, fragte Nadine mit gedämpfter Stimme. »Anita ist ja eigentlich schon jemand, der auf sich aufpassen kann. Die ganze Sache gefällt mir überhaupt nicht. Das ist nur dein Job, Kolja, das weißt du.«

»Natürlich weiß ich das«, seufzte er.

Vor einigen Jahren hatte sie das Schicksal ereilt, das so viele langjährige Beziehungen erlitten, wenn irgendwann die Routine einkehrte. Sie hatte eine Affäre mit einem Kollegen aus ihrer Kanzlei, er wurde unbeherrscht und versteckte sich nach Feierabend immer öfter hinter den Wiesbadener Tresen. Sie waren zusammengeblieben, der Kinder wegen. Weswegen auch sonst? Paartherapie, lange Gespräche am Küchentisch, das Etablieren einer wöchentlichen Date Night für sie beide. Kolja hatte nie an solche Maßnahmen geglaubt, aber zu seiner größten Überraschung hatten sie tatsächlich Wirkung gezeigt. Ihre Liebe war wieder aufgeflammt. Nicht mehr so hell strahlend wie in ihrer Anfangszeit, dafür aber konstanter. Stetiger. Eine verlässliche Quelle von Licht und Wärme.

Auch während ihres Gesprächs, als er ihre leicht verpixelte besorgte Miene vor sich gesehen hatte, eingerahmt von ihrer dunkelblonden Kurzhaarfrisur, hatte er sich nichts mehr gewünscht, als bei ihr zu sein.

So richtig kann ich mich gerade auch nicht konzentrieren, gestand er sich ein. Ständig glitten seine Gedanken ab.

Er klappte seinen Laptop zu und strich über seine stoppeligen Barthaare.

Wenigstens sorgte die spartanische Büroausstattung dafür, dass ihn nicht auch noch seine Umgebung ablenkte. Sie bestand vornehmlich aus einem verstaubten Gummibaum, einem seit drei Jahren abgelaufenen Wandkalender und einer prähistorischen Kaffeemaschine, die anscheinend nur noch von Kalk zusammengehalten wurde.

Als Rabea ihm von ihrem Plan erzählt hatte, mithilfe von Bellmers Privathubschrauber auf diese Bohrplattform zu fliegen, waren ihm sogar die Flachwitze vergangen, so überrumpelt war er gewesen.

»Unser sogenannter Erlöser hält sich nicht an irgendwelche Spielregeln«, hatte Rabea gesagt. »Wir werden immer im Nachteil sein, wenn wir es tun.«

Es war das Argument gewesen, das ihn schließlich überzeugt hatte. Die beiden ehemaligen LKA-Fallanalytiker waren vor mehreren Stunden aufgebrochen. Jetzt wartete er mit stetig wachsender Nervosität auf irgendein Lebenszeichen von ihnen.

Er wurde immer nervöser. Ich hätte das niemals zulassen dürfen, dachte er. Er machte sich noch einen Kaffee. Der wievielte es heute war, konnte er schon gar nicht mehr sagen.

Als sein Handy endlich klingelte, zuckte er erschrocken zusammen. Er hatte fast gar nicht mehr damit gerechnet. War es der erlösende Anruf?

»Wiebusch!«, meldete er sich.

»Hier ist Richard Bellmer. Mein Pilot hat mich vor wenigen Augenblicken kontaktiert. Es geht um Herrn Grall und Frau Wyler ...«

»Geht es ihnen gut? Sind sie in Sicherheit?«

Seufzen am anderen Ende der Leitung. »Es tut mir leid, Herr Wiebusch, ich fürchte, das sind sie nicht.«

ZWEIUNDZWANZIG

ULFRUN

Der Tod sprudelte schwarz und stinkend in die Kammer.

Rabea streckte ihre Finger danach aus. Die Masse war klebrig.

»Rohöl!«, rief sie. Ihre Stimme hallte von den Stahlwänden wider. »Er will uns hier drin ertränken.«

Sie hämmerte gegen die Schleusentür, zerrte an dem Drehventil, legte ihr ganzes Gewicht hinein. Zwecklos. Sie musste von außen fest verriegelt sein.

Der Pegel des dickflüssigen Sees, der sich am Boden des Tanks bildete, stieg rasch an. Innerhalb weniger Sekunden stand er knöchelhoch. Der Ölgestank kroch von ihrer Nase bis tief in ihren Rachen und ließ sie würgen.

Sie half dem immer noch benommenen Jan auf die Beine. Gemeinsam wateten sie zum Rand, weg von dieser giftigen pechschwarzen Sturzflut. Sie legte den Kopf in den Nacken. Die Luke an der Decke des Tanks stand offen und erlaubte den Blick auf einen Ausschnitt schieferfarbenen Wolkenhimmels.

Es waren deutlich mehr als vier Meter bis dorthin. Selbst

wenn sie sich auf Jans Schulter stellte, sie würde sie nicht erreichen. Erst wenn es zu spät war.

»Es hätte niemals so weit kommen dürfen«, murmelte Jan. Die frische Platzwunde zog sich quer über seine Stirn, blutete nach wie vor heftig. Er war ganz blass.

Sie wollte nicht aufgeben. Sie wollte das hier nicht zulassen. Aber was konnten sie jetzt noch tun?

In ihrer Erinnerung flackerten die Bilder auf, die man so häufig bei Ölkatastrophen sah. Qualvoll erstickende Seevögel, deren Federn völlig vom Öl verklebt waren.

Am Ende werden wir kaum noch an Menschen erinnernde Klumpen aus Ölschlamm sein, dachte Rabea. Ihr Atem ging vor Angst ganz flach. Ihre Beine waren so schwach, dass sie sich kaum noch aufrecht halten konnte.

Selten hatte sie sich so hilflos gefühlt. Verloren wie im Schlund eines Meeresungeheuers, das sie immer weiter mit sich in die Tiefe riss. Das Öl waren seine widerwärtigen Verdauungssäfte. Ein Monster aus Stahl und Gas, meterhohen Spundwänden und rostigen Pipelines.

Sie waren Hunderte Seemeilen entfernt von jeglicher Hilfe. Auf einer sturmumtosten künstlichen Insel. Allein mit einem psychopathischen Killer.

Der Helikopterpilot, der sie hergebracht hatte, würde niemals so lebensmüde sein und sich ohne Verstärkung auf die Suche nach ihnen begeben. Er würde ihre Schreie in dem Sturm nicht hören. Wenn er seinen Notruf absetzte, würde es vielleicht schon zu spät sein.

Erlöse uns von dem Bösen.

Wie ein Mantra geisterte dieser Satz durch ihren Verstand. Erlöse uns irgendjemand erst einmal von diesem Albtraum, dachte sie.

Erlöse uns von dem Bösen.

Das Öl reichte ihnen inzwischen bis zu den Hüften. Jan, der schon in den verfahrensten Situationen einen Ausweg gefunden hatte, presste sich an die Wand des Tanks. Sein Blick wanderte immer wieder hoch zur Luke. Sie hoffte, dass er gerade einen Plan entwickelte. Dass er irgendeine Idee hatte.

Erlöse uns von dem Bösen.

Das Böse hatte sie gar nicht erst finden müssen.

Sie waren ihm geradewegs in die Arme gelaufen.

DREIUNDZWANZIG

HAMBURG

Jetzt kam die Stunde der unangenehmen Telefongespräche.

Wiebusch rief erst seinen Vorgesetzten beim BKA an, dann den Generalbundesanwalt und schließlich die norwegischen Behörden. Überall holte er sich, wie nicht anders zu erwarten gewesen war, eine blutige Nase.

Kurz hintereinander erlebte er Wut in ihren völlig verschiedenen Ausprägungen. Unverhohlen und rasend beim BKA: »Wiebusch, dafür werden Sie mit Ihrem Arsch bezahlen!« Unterdrückt und um Fassung ringend bei der Anwaltschaft: »Das ... das sind äußerst erschreckende Vorgänge.«

Distanziert professionell, aber nicht minder intensiv bei den Norwegern: »Wir werden das im Nachgang prüfen müssen, das ist eine Verletzung unserer Hoheitsgewässer.«

In was habt ihr mich da nur reingezogen, Jan und Rabea?, dachte er erschöpft, als er den Hörer zum vorerst letzten Mal weglegte. Gleichzeitig musste er sich selbst die größten Vorwürfe machen. Er hatte all das überhaupt erst zugelassen.

Jetzt konnte er nur darauf hoffen, dass seine beiden externen Berater mit heiler Haut aus der Sache herauskamen.

Die norwegische Küstenwache hatte ein nahes Patrouillenboot der Nordkapp-Klasse in Richtung der Bohrinsel entsandt. Die Frage war nur: Würde es rechtzeitig eintreffen?

VIERUNDZWANZIG

ULFRUN

»Jan ... ich, ich ... Hilfe!« Rabea schluckte Rohöl, würgte und spuckte. Sie hyperventilierte.

Mit letzter Kraft kämpfte sich Jan zu ihr, umfasste sie an den Hüften und versuchte, ihren Körper in die Höhe zu drücken. Schnell begannen seine Arme zu zittern. Lange würde er es in dieser Position nicht aushalten.

Der Pegel der teerschwarzen Brühe reichte Jan bis zum Brustkorb, Rabea sogar schon bis ans Kinn. Die Zeit lief ihnen davon.

Seine Kehle war rau, seine Stimme heiser. Das dickflüssige Öl ließ kaum noch zu, dass er seine Gliedmaßen strecken konnte. Jede Bewegung war ein gigantischer Kraftakt.

Sie strampelten gemeinsam gegen das Öl an, das längst ihre komplette Kleidung durchnässt hatte und fest an ihrer Haut klebte. Es war das Widerwärtigste, was Jan je in seinem Leben gefühlt hatte. Rabea japste nach Luft, keuchte heftig.

»Du hattest recht«, brachte sie hervor. »Wir hätten warten sollen. Wir hätten einfach warten sollen.«

»Schon gut, wir stehen das durch. In Bewegung bleiben, nicht untergehen.«

Er strich ihr übers Haar, über die letzten goldenen Strähnen, die noch nicht vom schwarzen Ölschlamm verklebt waren. Jetzt hatte er auch sie beschmutzt. Aber ihr Atem wurde hörbar ruhiger.

»Alles gut«, flüsterte er. »Alles gut.«

Er meinte, das Geräusch von Stiefelschritten aus dem Lärm des Sturms herauszuhören. Je länger er horchte, desto klarer und näher klangen sie. Jemand kam in ihre Richtung.

Sie waren nicht mehr allein.

Aber war es jemand, der sie aus dem Bauch dieser Bestie befreien würde? War es der Pilot?

Oder war er es? War der Erlöser gekommen, um zu sehen, wer in seine Falle gegangen war? Hatte er die ganze Zeit hier gelauert und wollte ihnen jetzt in ihren letzten Momenten beiwohnen?

FÜNFUNDZWANZIG

»Hold deg rolig! Vi er her!«

Rufe auf Norwegisch schallten über das Deck der Ölbohrplattform. Aus der Ferne drang das durchdringende Jaulen eines Schiffshorns. Immer wieder steckten Beamte der Küstenwache den Kopf durch die Luke, um nach Jan und Rabea zu sehen. Erst warfen die Norweger ihnen einen Rettungsring in die Ölfluten, an den sie sich verzweifelt klammerten, dann montierten sie eine Rettungsleiter an der Oberseite des Tanks und schleuderten sie zu ihnen hinein.

Sie schlangen ihre Arme um die Sprossen. Keiner von ihnen besaß noch die Kraft, eigenständig hinaufzuklettern. Die Norweger mussten sie mitsamt der Leiter aus dem Tank ziehen.

Heftig atmend streckten sie sich auf dem Stahldach aus. Jan spuckte die toxisch schmeckende brennende Flüssigkeit aus, wischte sich über den Mund. Er schaute herüber zu Rabea – und erschrak. Sie war über und über von Öl bedeckt, wahrscheinlich ein Spiegelbild von ihm selbst. Ein tiefschwarzes Sumpfmonster.

Der Regen war noch einmal stärker geworden. Jan

konnte spüren, wie die stinkende Schicht mit jedem einzelnen Tropfen von ihm abgespült wurde. Es war wie eine rituelle Reinigung, eine Katharsis. Er war schon immer Atheist gewesen, hatte schon im Religionsunterricht der Grundschule alles infrage gestellt, aber jetzt, in diesem Moment, hätte er am liebsten einer höheren Macht für ihre Rettung gedankt. Für ihr Glück. Für den Regen, der sie reinwusch.

Einer der Norweger, graubärtig, mit kantigem Gesicht und leuchtend grünen Augen, hockte sich neben ihn. Die Rangabzeichen an seinen breiten Schultern wiesen ihn als Offizier aus. Er sprach ihn auf Englisch an, mit ruhiger, langsamer Stimme, unterlegt vom rauen Singsang seines Akzents.

»Sind Sie Jan Grall?«

Er nickte, wobei Ölschlick von seinem Kinn troff.

»Wir sind von Ihren Behörden darüber informiert worden, dass Gefahr im Verzug war. Unser Schiffsarzt wird Sie vorläufig versorgen, danach werden wir Sie zurück nach Deutschland überführen.« Er räusperte sich. »Das unbefugte Betreten dieser Anlage wird für Sie und die Verantwortlichen des Helikopterflugs Konsequenzen haben. Aber gut ... das hat noch genug Zeit, bis Sie beide wieder auf den Beinen sind.«

Jan verzog das Gesicht.

»Was geschieht hier jetzt?«

»Das kann ich Ihnen nicht beantworten«, sagte der Offizier, »aber ich bin sicher, Ihre und unsere Behörden werden eine Übereinkunft finden.«

Das klingt aber überhaupt nicht gut, dachte Jan. Solche

Angelegenheiten liefen im schlimmsten Fall auf monatelange diplomatische Stellungsspiele heraus, voller juristischer Winkelzüge. Es würde die Ermittlungen unweigerlich weiter verschleppen.

Doch ebenso schnell, wie ihm diese Gedanken kamen, verließen sie ihn auch wieder. Dafür war sein Geist noch zu erschöpft, noch viel zu vollgepumpt mit Adrenalin. Außerdem konnten sie es jetzt wohl ohnehin abhaken, überhaupt noch weiter in die Arbeit des LKA involviert zu werden.

Sie waren ihm ganz nah gewesen, waren geradewegs in sein Versteck vorgedrungen. Aber auch das hatte der Erlöser einkalkuliert.

Auch das war nur Teil seines Spiels.

SECHSUNDZWANZIG

HAMBURG // 1. September

»Bin ich hier richtig bei Herrn Grall?«, meldete sich eine resolute Frauenstimme.

Jan bereute es schon in diesem Augenblick, überhaupt ans Handy gegangen zu sein. Ächzend richtete er seinen Oberkörper in dem Krankenhausbett auf.

»Leider ja«, murrte er.

»Frau Steffens hier, ich war heute Morgen bei Ihnen, soll ich Ihnen direkt mal meine Sendungsnummer durchgeben?«

»Bitte was?«

»Ja, Sie sind doch vom Paketshop, oder nicht?«

Er brauchte einige Momente, um zu verstehen, was sie meinte. Natürlich – Rabeas Paketshop-Eröffnung in ihrem Büro. Er hatte befürchtet, dass ihn diese Aktion noch einholen würde.

»Sind Sie noch dran?«, schnarrte Frau Steffens.

»Jaja, bin ich. Wenden Sie sich bitte an unsere Mitarbeiterin vor Ort.«

Miriam musste ihnen jetzt den Rücken freihalten. Das

Letzte, was er jetzt gebrauchen konnte, waren solche Lappalien.

Ein deutsches Schiff hatte sie schließlich zurück in heimische Gefilde gebracht. Während Rabea noch am selben Abend wieder aus der Asklepios-Klinik in St. Georg entlassen worden war, hatten die Ärzte Jan wegen seiner Kopfverletzung noch über Nacht dabehalten.

Grauer Morgendunst schien durch die Fenster, eine erste Verheißung nahender Herbsttage. Als klammerte der Sommer sich fest an den September und wollte gemeinsam mit ihm in den Tod gehen.

»Das ist ja das Problem! Diese junge Frau mit den bunten Haaren konnte mir auch nicht weiterhelfen und hat mich an Sie weitervermittelt. Sie sind ja der Verantwortliche!«

Von Miriam hatte die Frau also Jans Nummer. Er stöhnte. »Ja, anscheinend bin ich der Verantwortliche. Worum geht es denn überhaupt?«

»Ich hatte diese rosa Plüschschuhe bestellt, mit den Bommeln dran. Die fand ich so niedlich. Die waren runtergesetzt, und die Liefergebühren waren nur drei Euro fünfundneunzig, also habe ich mir die mal in Größe zweiundvierzig bestellt, obwohl ...«

»Mich interessiert nicht, was in dem verfluchten Paket ist«, unterbrach er sie unwirsch. »Es geht doch nur um das Paket.«

»Also, Höflichkeit scheint für Sie ja echt ein Fremdwort zu sein. Und das im Kundenservice! So was muss ich mir wirklich nicht bieten lassen.«

Jan neigte für gewöhnlich nicht zu Gefühlsausbrüchen,

aber gerade hätte er das Handy am liebsten gegen die Wand geschleudert. Tief holte er Luft. »Was ist denn jetzt überhaupt das Problem?«

»Ich war nicht zu Hause, als der Paketbote gekommen ist, und habe dann nur diesen Zettel im Briefkasten gehabt, dass die Lieferung am nächsten Tag bei Ihnen ist. Ja, und dann bin ich da gewesen, und es war nirgendwo bei Ihnen zu finden. Spurlos verschwunden! Wie kann das denn bitte sein? Sie haben doch eine Sorgfaltspflicht!«

Jan verdrehte die Augen. »Sicher trifft die Sendung noch ein, gedulden Sie sich doch einfach noch ein bisschen.«

»Wie bitte!? Ich habe hier ja schwarz auf weiß auf meinem Zettel stehen, wann es eintreffen soll. Ich habe ein Anrecht darauf. Und Sie kommen mir so.«

»Oh Mann, aber es sind doch nur irgendwelche Plüschschuhe. Darauf werden Sie ja noch ein wenig warten können, oder nicht?«

»Ha!« Sie machte ein Geräusch, als hätte sie ihn ertappt. »Sie haben doch selbst gesagt, dass der Inhalt des Pakets für Sie keine Rolle spielt!«

Unterdessen klopfte es an der Tür des Krankenzimmers. Jan hielt das Handy vom Ohr und rief: »Herein!«

Wiebusch trat ein. Sein Auftauchen war für Jan in der gegenwärtigen Situation wie eine Erlösung, auch wenn es nicht gerade gute Neuigkeiten versprach. Zumal er ein zerknirschtes Gesicht machte und den Blick gesenkt hielt.

»Entschuldigen Sie, aber ich muss leider auflegen. Bitte wenden Sie sich erneut an meine Kollegin vor Ort«, wimmelte Jan die Paketkundin ab. Sie setzte noch zu einer Gegenrede an, aber da hatte Jan sie schon weggedrückt.

»Darf ich mich setzen?« Der BKA-Kommissar deutete auf den Besucherstuhl.

»Aber sicher doch!«

Seufzend ließ sich Wiebusch auf den Polsterstuhl sinken. Tiefe Ränder lagen unter seinen Augen, sein Bart war ungekämmt und wirr. Er rieb sich die Nasenwurzel.

»Sie können sich gar nicht ausmalen, was Ihr kleiner Ausflug für Wellen geschlagen hat – und damit meine ich nicht nur die Wellen, die diese Fregatte der norwegischen Küstenwache gemacht hat.«

»Ich darf Sie daran erinnern, dass Sie uns haben gewähren lassen«, knurrte Jan, der sich nach dem Telefongespräch immer noch im Angriffsmodus befand.

»Schon gut.« Wiebuschs Blick fiel auf einen Joghurtbecher vom Frühstück, den Jan selbstverständlich nicht angerührt hatte. »Essen Sie den noch?«

Jan streckte einladend die Hand aus. »Nur zu!«

»Danke! Ich habe heute noch überhaupt nichts in den Magen bekommen.« Der BKA-Ermittler riss den Deckel ab und versenkte den Löffel in dem Erdbeerjoghurt.

»Haben Sie auf der Insel irgendwelche Anzeichen für Anitas Anwesenheit gefunden? Irgendetwas Verwertbares?«

»Das darf ich Ihnen leider nicht sagen.« Wiebusch leckte die letzten Reste Joghurt vom Deckel.

Jans Herzschlag beschleunigte sich. Ihn überkam eine unschöne Vermutung. Er schwang die Beine aus dem Bett.

Jetzt saßen sie sich genau gegenüber. »Wollen Sie damit etwa darauf hinaus, dass … dass Rabea und ich …«

»Es tut mir leid, aber mir sind die Hände gebunden. Ehrlich gesagt, sie sind mir sogar eher abgehackt als gebunden. Sie beide sind mit sofortiger Wirkung von diesem Fall ausgeschlossen. Für die Dauer Ihrer Involvierung erhalten Sie natürlich ein Beraterhonorar, der Tagessatz ist gar nicht mal so schlecht. Das ist das Einzige, was ich für Sie tun konnte.« Er griff in die Innentasche seines braunen Cordjacketts und holte zwei Zugtickets daraus hervor. Jan neigte den Kopf zur Seite, um die Verbindung lesen zu können. Hamburg – Düsseldorf. »Sogar Flex-Preis mit Sitzplatzreservierung. Fahren Sie zurück, kümmern Sie sich um Ihre Detektei.«

»Es ist keine Detektei, es ist eine Agentur für private Fallanalyse.«

»Wie auch immer, machen Sie sich auf den Heimweg, und lassen Sie uns die Sache weiterstemmen. Sie sollten inzwischen gemerkt haben, dass ich genauso sehr für Anita kämpfe wie Sie.«

»Ohne uns wären Sie niemals so schnell nach Ulfrun gekommen.«

Wiebusch schob die Fahrkarten über den Beistelltisch. »Sie sehen ja, wozu das geführt hat.«

»Es hat dazu geführt, dass Ihre Ermittlungen einen gewaltigen Sprung nach vorne gemacht haben«, knurrte Jan.

Er wollte sich nicht mit dem Ermittler streiten, dafür verband sie zu viel. Er wusste, dass er recht hatte. Sie hatten ihre Chance verspielt. Sie konnten froh sein, dass sie überhaupt noch am Leben waren. Also lenkte er ein: »Danke für alles. Und wenn Sie mich jetzt bitte entschuldigen würden, die Ärzte haben mir noch Bettruhe verordnet.«

»Natürlich.« Wiebusch stand auf und strich seinen Anzug glatt. »Grüßen Sie mir Rabea, wenn Sie sie sehen.«

Jan dachte kurz nach und sagte dann: »Nach all dem könnten wir uns eigentlich auch duzen, oder?«

Wiebusch drehte sich noch einmal um, die Türklinke schon in der Hand. »Ich heiße Kolja.«

»Ich heiße Jan.«

SIEBENUNDZWANZIG

ANITA

Der Tod hatte sein Wartezimmer verschönert.

Anita lernte eine neue Seite ihres Entführers kennen. Wo er für sein Opfer Bellmer nur Grausamkeit übrig gehabt hatte, gewährte er ihr in ihrer Gefangenschaft zumindest einige Annehmlichkeiten.

Die Fahrt im Van, voll von Angst, Atemnot und Dunkelheit, hatte unerträglich lang gedauert. Aus den Motorgeräuschen hatte sie schließen können, dass sie ziemlich lange auf Autobahnen fuhren, in mehreren Staus standen und zuletzt in bergigem Terrain unterwegs waren.

Die ganze Zeit über hatte sie gehofft, der Wagen könnte angehalten werden. Vielleicht eine Polizeikontrolle oder ein besonders engagierter Zollbeamter – sie hatte schon oft genug von Fällen gehört, in denen auf so banale Weise Täter gestellt wurden. Aber nichts dergleichen.

Als sie ausgestiegen war und ihr der Entführer die Augenbinde vom Gesicht gerissen hatte, war es tiefe Nacht gewesen. Der Mond hatte sich in einem Bergsee gespiegelt, der eingeschlossen war von hohen Gipfeln.

Bevor sie die Umgebung länger anschauen konnte, hatte

er sie in die niedrige Hütte gedrängt. Sie war spartanisch, aber zweckmäßig eingerichtet. Den Hauptraum bestimmte der grob gemauerte Kamin, vor dem ein zerschlissener Ohrensessel stand.

Der Täter hatte sie in eines der von dort abgehenden Zimmer geführt, wo er ihre Handfesseln gelöst und stattdessen ihren Fuß mit einer rostigen Eisenkette an einen Haken am Boden befestigt hatte.

Seit vier Tagen hatte sie das Zimmer nicht verlassen. Es maß etwa zehn Quadratmeter. In einer Ecke stand ein quietschendes Gitterbett mit einer durchgelegenen, fleckigen Matratze, in der anderen ein Nachttopf, den ihr Entführer einmal am Tag holte und leerte. Es gab ein winziges, mit Drahtgeflecht verstärktes Fenster, durch das selbst sie sich nicht zwängen konnte. Darunter standen ein Schreibtisch aus dem vorletzten Jahrhundert und ein wackliger Hocker.

Am Morgen nach ihrer Ankunft hatte er ihr ein Tablett mit Müsli, Tee und Äpfeln gebracht, außerdem noch frische Kleidung – ein weißes, viel zu großes T-Shirt, eine ausgeblichene Jeans und billige Boxershorts.

Dabei hatte sie unter der Kapuze zum ersten Mal einen Blick auf sein Gesicht erhascht – oder eher auf die Stelle, wo sein Gesicht hätte sein sollen. Denn dort klaffte nur ein Geflecht aus wulstigen Narben und Schwärze, aus dem die Augen funkelnd hervorloderten.

Wer war er? Was war mit ihm passiert?

Auf keine ihrer Fragen erhielt sie eine Antwort. Er schwieg, ganz egal, wie sehr sie ihn auch anschrie oder anflehte.

Die Umstände ihrer Entführung hatten sich erheblich gebessert, trotzdem durfte sie sich nicht davon täuschen lassen. Er würde seine Drohung wahr machen und sie ohne Zögern töten, daran hatte sie keinen Zweifel.

Sie musste an Jan denken. Hatte Kolja ihn noch einmal gebeten, in die Ermittlungen einzusteigen? Arbeiteten sie vielleicht sogar bereits Hand in Hand? Es gab ihr ein vages Gefühl der Hoffnung. Sie würden alles daransetzen, sie zu finden.

Wo hatte er sie hingebracht? In die Alpen? War sie vielleicht schon längst außer Landes, in Frankreich, Österreich oder der Schweiz?

Sie konnte sich nicht darauf verlassen, dass die Ermittlungen erfolgreich verlaufen würden.

Die Kette um ihr Fußgelenk war mit einem Vorhängeschloss verschlossen. Sie hatte gesehen, dass ihr Entführer den Schlüssel dazu an einem Bund um seinen Hals trug.

Wenn es ihr gelänge, ihn zu überwältigen ...

Wenn sie den Hocker nahm, sich in den toten Winkel der Tür stellte, ihn mit voller Wucht über seinen Kopf zog, dann hatte sie vielleicht eine Chance.

Aber an diesem Morgen, als sie sich schon in der Ecke hinter der Tür postiert hatte, kam er nicht. Auch nicht dann, als bereits die Abenddämmerung aufzog. Wo war er? Hatte man ihn gefasst?

Nein, dachte sie, eine andere Erklärung ist viel wahrscheinlicher. Er hatte davon gesprochen, dass seine Aufgabe noch vor ihm liege.

Er war dort draußen und schlug wieder zu.

ACHTUNDZWANZIG

VIERWALDSTÄTTERSEE // 4. September

Yulia Golubenko zog sich die seidene Schlafmaske vom Gesicht. Ihr Atem ging stoßweise, ihre Beine hatten sich in der Bettdecke verheddert, und sie befreite sich mit strampelnden Bewegungen. Sie blinzelte heftig, um sich wieder an das Zwielicht in ihrem Schlafzimmer zu gewöhnen.

Sie schaute auf den Radiowecker.

Drei Uhr zweiundvierzig. Es war mitten in der Nacht.

Etwas hatte sie hochschrecken lassen. Ein entferntes Geräusch, ein Poltern, gefolgt von Klirren. So ganz konnte sie es nicht zuordnen. War es am Ende nur der Fetzen eines Traums gewesen, der sich irgendwie in die Realität verloren hatte?

Es gehörte einiges dazu, um sie aus dem Schlaf zu reißen. Normalerweise schlief sie tief und fest, konnte wie auf Kommando weggleiten – selbst im Auto, mitten in einem lärmigen Bahnabteil oder im Flugzeug. Sogar in den anstrengendsten und nervenaufreibendsten Zeiten ihres Lebens, kurz vor dem Börsengang ihrer Firma oder vor den Abschlussprüfungen an der Taras-Schewtschenko-Universität in Kiew hatte sie in den Nächten davor nie Probleme mit ihrem Schlaf gehabt. Selbst Rolands Schnarchen, das für einen Mann von seiner grazilen Statur erstaunlich laut war, machte ihr überhaupt nichts aus, sie brauchte nicht einmal Ohrenstöpsel. Heute Nacht konnte es aber nicht das Problem sein, ihr Ehemann war für einen Laufsteg-Auftritt in London.

Seine Anwesenheit hätte ihr in dieser Situation ohnehin nicht viel weitergeholfen. Er war äußerst ängstlich, erschrak sogar vor der kleinsten Spinne.

Der Regen prasselte heftig gegen die voll verglaste Fensterfront. Auf der Terrasse war einer der akkurat gestutzten Buchsbäume mitsamt Kübel umgeweht worden.

Kurz spielte sie mit dem Gedanken, sich einfach wieder umzudrehen und weiterzuschlafen. Wahrscheinlich war es ohnehin nur der Wind gewesen. Außerdem wäre das Alarmsystem der Villa angesprungen, wenn es wirklich ein Einbrecher wäre. Aber selbst wenn es einer wäre, löste das in ihr eher Aufregung als Angst aus. Es weckte in ihr ein altvertrautes Gefühl: ihren Jagdtrieb.

Er hatte sie immer von allen anderen unterschieden. Hatte sie zu der gemacht, die sie war. Zu einer Selfmade-Millionärin. Einer Powerfrau, die sich nie vor irgendetwas oder irgendjemandem gefürchtet hatte. Erst recht nicht vor irgendeiner armen Seele, die es wagte, in ihr Haus einzudringen. In ihr Revier.

Wer auch immer es war, er war jetzt zum Abschuss freigegeben.

Sie schwang sich aus dem Bett, griff nach einem Schlüsselbund auf der Kommode und warf den Bademantel über ihr dünnes Satin-Nachthemd.

Ihr Weg führte sie zuerst zu ihrem Waffenschrank, der sich gleich nebenan in ihrem Ankleidezimmer befand. Andere Frauen machten sich vielleicht etwas aus eleganten Abendkleidern, Schuhen und teurem Schmuck – eine Faszination, die Yulia nie hatte teilen können. Für sie stellten all diese Dinge lediglich ein notwendiges Übel dar, das sie nutzte, um in der Welt der Galas, Opernbälle und Restaurantbesuche zu überleben. Einer Welt, die ihr mit Anfang vierzig noch genauso fremd war wie mit Anfang zwanzig.

Sie machte sich mehr aus Remington Repetierbüchsen und Glocks als aus Chanel-Taschen und Ohrringen.

Aus der Tasche ihres Bademantels fingerte sie den Schlüsselbund und schloss den Waffenschrank auf. Ihr Blick wanderte über ihr Arsenal. Was wäre die richtige Wahl für einen Moment wie diesen? Mit dieser Frage hätte sie normalerweise eine ganze Weile zubringen können, aber dafür hatte sie gerade keine Zeit. Sie entschied sich für einen .38er HW Revolver. Klein und handlich. Genau das Richtige.

Sie klappte die Trommel auf, lud und entsicherte die Waffe. Sorgsam schloss sie den Schrank wieder ab und verließ das Schlafzimmer. Die Jagd war eröffnet.

Die Villa am Vierwaldstättersee mit ihren drei Schlafzimmern, zwei Badezimmern, der gigantischen offenen Wohnküche und der gemütlichen Bibliothek, alles im Bauhausstil gehalten, besaß sie seit beinahe sechs Jahren.

Obwohl sie zusammengerechnet wohl das halbe Jahr auswärts schlief – zum Teil für ihre Firma, zum Teil aber auch, weil sie die Wintermonate zum Sonnetanken in ihrer Finca auf Ibiza verbrachte –, bewegte sie sich mit schlafwandlerischer Sicherheit durch die Räume.

Auf nackten Sohlen schlich sie über die kalten Fliesen, dicht an die Wände gedrückt. Atmung und Herzschlag hielt sie unter Kontrolle, genau so, wie sie es auf der Pirsch gelernt hatte.

Mit verengten Augen schaute sie sich im Flur um. Niemand zu sehen. Seit sie aufgestanden war, hatte sie kein Geräusch mehr vernommen. Nur der Wind belagerte mit unverminderter Wut das Haus, hämmerte gegen Fenster und Türen.

Vielleicht war es wirklich nur falscher Alarm gewesen. Inzwischen löste der Gedanke richtiggehende Enttäuschung in ihr aus. Keine Beute, die sich hier hinein verirrt hatte.

Sie durchstreifte den Wohnbereich mit dem offenen Kamin, der ausladenden weißen Sofalandschaft und den Erinnerungen an die letzte Nacht – eine halb geleerte Flasche Rotwein, ein Glas und ihr Laptop auf dem Küchentresen. Ein kurzes Skype-Gespräch mit Roland vor dem Schlafengehen.

Nichts. Keine Einbruchspuren, keine Hinweise auf irgendein unbefugtes Eindringen.

Alles nur Einbildung, dachte sie sich. Eigentlich träumte sie nie, ihr Schlaf war nur schwarze Leere, aber diesmal musste sich doch einmal so ein Trugbild in ihren Verstand verirrt haben.

Sie sicherte den Jagdrevolver und ließ ihn in die Tasche

des Bademantels gleiten, wo er bei jedem ihrer Schritte schwer gegen ihren Oberschenkel schlug.

Unter heftigem Gähnen streckte sie die Arme aus und machte sich auf den Rückweg ins Bett.

Ein Poltern aus der Bibliothek, gerade als sie die Klinke der Schlafzimmertür umfasst hielt.

Unwillkürlich musste sie grinsen. Also doch.

Sie überkam ein Hochgefühl, wie sie es sonst nur kannte, wenn die Hunde anschlugen oder sich ein Rehkitz durch den Tritt auf trockenes Geäst verraten hatte.

Die Beute hatte sich zu erkennen gegeben. Ihre Hand zitterte vor Erregung, nicht etwa vor Angst, als sie den Revolver wieder aus der Tasche holte.

Die Tür zur Bibliothek war nur leicht angelehnt. Sie schob den Lauf des Revolvers in den Spalt und drückte sie vorsichtig auf.

Auf den ersten Blick konnte sie niemanden ausmachen.

»Ich weiß, dass du da bist!«, rief sie. Gleichzeitig schaltete sie das Licht ein. »Ich bin bewaffnet! Was auch immer du willst, du hast keine Chance.«

Keine Antwort. Keine Regung.

Die Bezeichnung »Bibliothek« traf auf das Zimmer im Grunde nicht wirklich zu. Viel eher war sie ein Jagdzimmer. Die Bücherregale schienen belanglos, wenn man sie mit den Jagdtrophäen verglich, die gleich über ihnen die hohen Wände bedeckten.

Seit ihr Vater Yulia im Alter von neun Jahren zum ersten Mal in die Wälder hinter ihrem Gutshof nahe Kiew mitgenommen hatte, war die Jagd zu ihrem Lebensinhalt geworden. Zu dem, was sie definierte und sie in ihrer Vergangenheit verwurzelte. Er hatte ihr gezeigt, wie man Fährten las und Köder legte, wie man das Gewehr richtig anlegte und zielte.

»Du musst immer die Situation kontrollieren. Du darfst dich niemals von der Beute kontrollieren lassen.« Eine seiner vielen Weisheiten.

Egal, wie oft sie an der Trophäenwand hochschaute, nie konnte sie sich an ihr sattsehen. Jeder erlegten Beute konnte sie ein Kapitel ihres Lebens zuordnen, konnte anhand ihrer ihre gesamte Vita nachverfolgen.

Sie erinnerte sich noch genau an die Großwildjagd 2014 in Simbabwe, bei der sie ihre Big Five erlegt hatte – Löwe, Elefant, Büffel, Leopard und Rhinozeros. Ihre Köpfe hingen in der obersten Reihe. Aus leeren Glasaugen stierten sie hinab auf die Ohrensessel und den großen Schreibtisch. Die Möbel standen auf dem Fell eines Grizzlybären, den Yulia in langwieriger, schweißtreibender Arbeit eigenhändig gehäutet hatte.

Unter den Big Five versammelten sich die Häupter von weiteren Vertretern des Tierreiches: ein Springbock, den sie in Südafrika erlegt hatte, selbstverständlich Gazellen, Zebras und Wölfe, alles umrahmt von den Schädelknochen des Rotwilds, das sie in ihrem gepachteten Jagdrevier in der Uckermark geschossen hatte.

Manchmal war man so sehr an die Betrachtung eines bestimmten Bildes gewöhnt, dass man Veränderungen an ihm zunächst überhaupt nicht bemerkte. Als wollte die eigene

Wahrnehmung es nicht akzeptieren, dass an einem vertrauten Anblick jemals etwas anders sein könnte.

Deshalb fiel Yulia erst nach einigen Momenten auf, dass ein paar der Trophäen fehlten – genau in der Mitte des Arrangements. Wenn sie ganz genau hinsah, konnte sie sogar noch ihre fahlen Umrisse auf der Tapete erkennen, die sich dort über die Jahre hinweg eingeprägt hatten.

Es waren der Kopf eines Wildschweins und der eines Zwölfenders. War das die Quelle der Geräusche gewesen? Hatte sie gehört, wie jemand sie von der Wand genommen hatte? Aber warum sollte man ihre Trophäen klauen? Was war der Sinn dahinter?

Sie machte ein paar Schritte vorwärts, jetzt schon nicht mehr ganz so selbstsicher. Die offensichtliche Sinnlosigkeit der Tat verwirrte sie. Und mit Sinnlosigkeit hatte sie noch nie gut umgehen können. Sie brauchte klare Verhältnisse, in jedem Bereich ihres Lebens.

Jetzt stand sie mitten im Raum. Von hier aus konnte sie sehen, dass die beiden Trophäen einfach nur versteckt hinter dem Schreibtisch lagen. Sie waren abgehängt, aber nicht gestohlen worden.

Beinahe wirkte es so, als wollte der Einbrecher nur Platz an der Wand schaffen. Die Frage war: Wofür?

Ihre Nackenhaare richteten sich auf.

Hinter ihr ein Schritt.

Sie riss den Revolver hoch. Fuhr herum.

Zu spät.

Etwas Hartes traf sie mit voller Wucht an der Schläfe.

Der Revolver glitt aus ihren Fingern. Sie wurde um die

eigene Achse gerissen. Fiel rücklings auf das Fell des Grizzlybären. Ihre Wangen an seinem kratzigen Pelz. Sah gerade noch eine dunkle, riesige Gestalt über sich aufragen.

Ich bin nicht die Jägerin gewesen, dachte sie noch, bevor sie Dunkelheit umhüllte.

Ich war die ganze Zeit die Gejagte.

NEUNUNDZWANZIG

DÜSSELDORF

»Ich glaube, ich werde aussteigen.«

Rabea streckte sich im Gras aus und verschränkte die Hände hinter dem Kopf.

»Wie bitte? Du willst mich mit Jan alleine lassen? Du bist die Einzige von uns, die geradeaus denken kann!«

Miri – Jans sogenannte Ziehtochter und nebenbei noch ihre Büroaushilfe – hockte im Schneidersitz neben ihr, das karierte Flanellhemd als Unterlage unter sich ausgebreitet.

Sie lagen auf der Wiese gleich an der Düsseldorfer Rheinuferpromenade, wo jetzt, im orange glühenden Abendrot, das übliche Treiben herrschte. Jogger liefen über die Wege, ein paar junge Männer spielten Fußball und grillten, eine Yogagruppe begab sich gerade synchron in die Position des Kriegers. Eine ausgelassene Stimmung, die so weit weg schien von den Ereignissen der letzten Tage. Rabea antwortete nicht gleich, sondern schloss kurz die Augen und nippte an ihrem Radler.

Diese Momente mochte sie an Düsseldorf. Mal eben schnell hierherzukommen und zu entspannen. Düsseldorf war eine Großstadt im Miniformat. Dutzende Museen, Bars und Parks, alle fußläufig von ihrem Büro aus erreichbar. Der Weg von dort zu diesem Abschnitt des Rheinufers war nur ein Spaziergang von zwanzig Minuten, auf dem sie sich noch schnell ein paar Kioskbiere organisiert hatten.

Auf ihr Schweigen reagierte Miriam mit einem weiteren Redeschwall: »Gerade läuft es ja eigentlich etwas besser. Das mit den Paketen ist zwar nervig, dafür spült es wirklich mal wieder Geld in die Kasse. Und wie ich gehört habe, kann sich die Kohle, die ihr von der Polizei bekommt, auch sehen lassen.«

»Es ist nicht das«, seufzte Rabea. »Natürlich spielt das Finanzielle auch eine Rolle, aber es ist nicht das.«

Miri war die erste Person, mit der sie offen darüber sprach. Obwohl sie erst Anfang zwanzig war, verstand sie schon Probleme und Gedankengänge, die Menschen ihres Alters eigentlich noch nicht belasten sollten. Doch das Leben hielt sich nie an Schonfristen, wenn es um das Austeilen von Schicksalsschlägen ging.

»Ich bin vielleicht in die Agentur eingestiegen, doch ich habe nie wirklich zu hundert Prozent daran geglaubt. Ich wollte es so sehr. Für Jan. Für seinen Traum. Meine Zweifel konnte ich aber nie loswerden. Das musste ich mir auch erst einmal selbst eingestehen. Dieser ganze Einsatz, dieser Wahnsinn rund um diesen Erlöser, hat mir wieder vor Augen geführt, dass in mir noch viel zu viele Traumata stecken. Dass ich die letzten Jahre nie wirklich verarbeitet habe. Und Jan, sosehr ich ihn mag, sosehr ich ihn als Partner schätze, war immer Teil dieser Ereignisse. Immer, wenn ich ihn sehe, erinnere ich mich unweigerlich daran, was alles geschehen ist. Ich wünschte, es wäre anders.«

Das Zittern ihrer Hand übertrug sich auf die Bierflasche, als sie den nächsten Schluck nahm.

Miri strich ihr mitfühlend über das Knie.

»Hast du schon mal über eine Therapie nachgedacht?«, fragte sie.

»Mehr als einmal, das kannst du mir glauben. Ich dachte, das Pencak Silat würde helfen, aber eigentlich fördert es meine Probleme nur noch mehr zutage.«

»Was meinst du?«

»Aggressionen. Wie aus dem Nichts. Als bräche die ganze Wut, der ganze Hass aus der Vergangenheit aus mir heraus.«

»Ui.« Miri nippte ihrerseits an ihrem Füchschen Alt. »Das klingt gar nicht gut.«

Eine Weile saßen sie nur still da und beobachteten eine Frau, die mit ihrem Labrador Frisbee spielte. Seit ihrer Rückkehr aus Hamburg hatten Rabea und Jan nur wenige Worte miteinander gewechselt, beide gefangen in ihrer eigenen Aufarbeitung des Ulfrun-Albtraums. Sie hatte eine Distanz zwischen ihm und ihr gespürt, es kam ihr vor, als würde er ihr am liebsten aus dem Weg gehen – was schwerfiel, schließlich wohnte er in ihrem gemeinsamen Büro.

»Was würdest du stattdessen machen?«, fragte Miri.

Sie zuckte mit den Schultern. »Vielleicht erst einmal zurück zu meiner Mutter oder meinem Vater in die Schweiz ziehen. Ich habe schon immer mal mit dem Gedanken gespielt, zur Unternehmenspsychologie zu wechseln, wer weiß.« Sie legte den Finger auf die Lippen. »Ich wäre froh darüber, wenn Jan erst mal nichts davon weiß. Ich muss da noch einiges mit mir selbst ausmachen.«

Miri hob die Hand wie zum Schwur. »Ehrensache!«

»Wie ist es bei dir? Wie läuft es an der Uni?«

»Ich muss gestehen, ich mag das Studentenleben mehr als das Studieren an sich. Die WG-Partys, die stundenlangen philosophischen Gespräche, die politischen Debatten, die Kneipentouren. In der Bibliothek rumzuhängen ist bisher noch nicht so mein Ding gewesen.«

Ein Anflug von Wehmut überkam Rabea. Ihre Studienzeit war ganz anders gewesen. Sie war schon immer eine disziplinierte Schülerin gewesen, getrieben von der fixen Idee, in die Fallanalyse einzusteigen und das Rätsel um das Verschwinden ihrer Schwester zu lösen. Freundschaften, Liebesbeziehungen, Hobbys und Sport waren stets in den Hintergrund gerückt. Dafür werde ich später immer noch Zeit haben, hatte sie sich gesagt. Nur war dieses Später immer weiter in die Ferne gerückt. Und nun hatte sie sich dafür entschieden, aus ihm endlich einmal ein Jetzt zu machen.

»Irgendwie lustig«, meinte Miri. »Obwohl, ›lustig‹ ist eher das falsche Wort. ›Interessant‹ klingt in dem Zusammenhang besser.«

»Worauf willst du hinaus?«

»Vor dem Rapunzel-Fall hatte Jan genau dasselbe vorgehabt. Du weißt ja noch, wie er sein ganzes Erspartes für dieses Ferienhaus am Lago Maggiore aufgebraucht hat, damit er dort in Ruhe das Buch schreiben kann, um mit dem Profiling abzuschließen. Du hörst dich so an wie er damals.«

»So richtig hat es bei ihm damit wohl nicht geklappt«, sagte Rabea.

»Eher so gar nicht.«

Sie lachten beide.

Mit routinierten Handgriffen hebelte Miri den Kronkorken ihres nächsten Altbiers mit dem Flaschenhals des vorigen auf.

»Denkst du oft an Anita?«, fragte sie, nur um kurz darauf mit gerunzelter Stirn den Kopf zu schütteln. »Sorry, das ist eigentlich eine blöde Frage, so kurz nach alldem.«

»Schon in Ordnung. Ich glaube, ich denke seltener an sie als Jan. Nur logisch. Die beiden hatten ja schließlich eine Art Beziehung, wenn man so will. Natürlich habe ich Angst um sie, ich mache mir große Sorgen. Was hat dieser Wahnsinnige ihr angetan? Was wird er ihr noch antun? Wiebusch, der ermittelnde Kommissar beim LKA, ist ein fähiger Mann und ihr mindestens genauso sehr persönlich verbunden wie Jan und ich. Trotzdem versuche ich, aus der Ferne weiterzumachen. Ich analysiere seine Schriftstücke, durchforste die Vergangenheit der Opfer. Aber manchmal kommt es mir so vor, als machte ich es mehr für mich als für die Ermittlungen.«

Rabea mied seit ihrer Rückkehr nach Düsseldorf den Blick in die Zeitungen und Nachrichten, zu präsent war die Mordserie noch in den Medien. Damit unterschied sie sich grundlegend von Jan. Wie zu seiner persönlichen Selbstgeißelung sog er jeden Artikel über den Fall begierig in sich auf, die Spekulationen über das nächste potenzielle Opfer und den Verbleib von Anita. Sie hatte keine Ahnung, was er hinter verschlossener Tür in seinem Büro trieb, aber sie konnte sich sehr gut vorstellen, dass er insgeheim für sich selbst weiterrecherchierte, weiter seine eigene Täteranalyse des »Erlösers« erstellte.

»Vertrauen kann manchmal verdammt schwer sein«, bemerkte Miri nach einer Weile.

»Wem sagst du das, Miri, wem sagst du das. Wie soll man noch in irgendetwas vertrauen, wenn die Welt einem erst einmal ihr wahres Gesicht gezeigt hat?«

Rabea öffnete die nächste Flasche, und sie wechselten zu weniger schwergängigen Themen, redeten über das Design-Studium von Rabeas Schwester Marie, über die nächsten Reiseziele von Miri – Schottland und Lissabon –, ein neu eröffnetes Restaurant auf der Lorettostraße und diese eine Kundin, die Jan jetzt schon seit Tagen wegen eines Pakets mit Plüschschuhen terrorisierte.

Allmählich brach die Dämmerung herein. Die Yogagruppe rollte ihre Matten zusammen, das Heer der Jogger lichtete sich, dafür spazierten jetzt mehr Händchen haltende Paare an der Promenade entlang.

Rabea schaute auf ihrem Handy nach der Uhrzeit und entdeckte dabei einen verpassten Anruf. Es war eine Schweizer Nummer. Sie runzelte die Stirn. Wer sollte das sein? Ihre Eltern waren die Einzigen, die sie aus ihrem Heimatland anriefen. Ihre Nummern konnte sie auswendig, sie waren es nicht.

»Moment mal kurz«, sagte sie zu Miri und rief zurück.

Es klingelte dreimal, ehe sich eine trällernde, melodische Frauenstimme auf Luzerndeutsch meldete: »Valeria Giliberti hier. Ich nehme an, ich spreche mit Frau Wyler.«

»Äh, ja, richtig«, sagte sie leicht überrumpelt.

Automatisch verfiel sie ins Berndeutsche, das dem Luzerner Dialekt äußerst ähnlich war. »Was gibt es denn?«

»Ich arbeite bei der Kantonspolizei Luzern. Sie sind vertraut mit dem sogenannten Erlöser-Fall, richtig?«

Miri bemerkte Rabea verwirrten Blick und formte mit den Lippen ein stummes »Was ist los?«.

Sie hob ratlos den freien Arm.

»Das stimmt«, sagte sie, »aber wieso rufen Sie mich an? Die deutschen Behörden führen doch die Ermittlungen, außerdem sind mein Partner Jan Grall und ich erst vor Kurzem aus ihnen ausgeschlossen worden.«

»In den letzten vierundzwanzig Stunden hat es einige gravierende Veränderungen der Sachlage gegeben. Wir haben Grund zu der Annahme, dass der Erlöser auf Schweizer Gebiet seine nächste Tat begangen hat. Damit sind wir nun auch Teil einer gemischt-nationalen Ermittlungsgruppe.« Die Schweizer Beamtin hielt kurz inne. »Und soweit ich weiß, haben wir in der Schweiz bislang niemanden von irgendwelchen Ermittlungen ausgeschlossen.«

»Moment mal, wollen Sie damit etwa sagen …?«

»Frau Wyler, ich soll Ihnen Grüße von LKA-Hauptkommissar Wiebusch ausrichten. Und fragen, ob Sie mal wieder Lust auf einen Heimatbesuch hätten.«

• • •

Jan legte den Kugelschreiber hin und rieb sich die brennenden Augen. Seit Stunden hing er jetzt schon über seinen

Aufzeichnungen zu einem möglichen Täterprofil. Seine krakeligen, wild in alle Richtungen sprießenden Notizen mussten auf jeden anderen wie Hieroglyphen wirken.

Schummriges Gaslaternenlicht fiel durch die Bogenfenster. Er hatte eines von ihnen geöffnet. Schwüle Nachtluft drang herein und kühlte seine schweißnasse Stirn.

Er genehmigte sich einen Schluck Cola Zero und machte weiter.

Ausgehend von den Tatorthinweisen und der Kommunikation des Erlösers schloss Jan auf seine Persönlichkeitsmerkmale. Serienmörder ließen sich in zwei große Gruppen unterscheiden: die planvoll und die planlos vorgehenden Täter.

Der Erlöser ließ sich zweifelsohne der systematisch planenden Gruppe zuordnen. Er wählte seine Opfer mit Bedacht, verfiel nicht in unkontrollierte Gewaltausbrüche, beherrschte die Konversation und benutzte Zwangsmittel wie Fesseln.

Folgte man dieser Typologie, dann verfügte er über hohe Intelligenz und Sozialkompetenz. Täter aus dieser Gruppe gingen meist einer geregelten Arbeit nach, hatten ein funktionierendes Umfeld, waren sexuell kompetent und verfolgten aufmerksam die Berichterstattung über ihre Verbrechen.

Seit sie zurück in Düsseldorf waren, hatte er kaum Schlaf finden können, hatte sich nur stundenlang auf seinem Bettsofa herumgewälzt. Sosehr er auch versuchte, sich zu disziplinieren: Seine Gedanken glitten immer wieder zurück zu Anita, voller Schuldgefühle und Ungewissheit.

Die Wochenenden mit ihr waren wie Fieberträume vergangen, surreal und viel zu schnell. Er hätte nicht gedacht, dass er noch einmal so etwas fühlen würde. So eine Intensität.

Sie hatten ihre Probleme gehabt, hatten sich zeitweise überhaupt nicht ausstehen können, aber sie waren sich nie egal gewesen. Er hatte nie irgendjemanden in seinem Leben haben wollte, sich immer völlige Unabhängigkeit gewünscht. Jetzt hatte er erkannt: Das war nur halb richtig.

Er wollte zwar wirklich nicht irgendjemanden in seinem Leben. Aber er wollte Anita darin.

Und er würde es sich nie verzeihen, wenn er sie nie mehr wiedersah. Er wünschte, er könnte darauf vertrauen, dass Wiebusch sie finden würde – doch das ging einfach nicht. Er konnte nicht loslassen. Tief seufzend richtete er sich auf.

Wenn Jan das Verhalten eines Täters analysierte, konzentrierte er sich auf die Brüche, die neuralgischen Punkte seines Handelns. Der Erlöser wartete mit so vielen Rätseln auf, dass er überhaupt nicht wusste, wo er ansetzen sollte. Ulfrun als Falle. Die obskuren Mordmethoden. Die religiösen Verweise. Schließlich hatte er sich wieder auf den einen Umstand gestürzt, der in seinen Augen noch einmal aus all den anderen wirren Details dieser Taten herausragte: das Mädchen.

»Rache für die Zukunft. Rache für unsere Kinder.«

Die ganze Zeit sprach er von Paradiesen. Waren es am Ende nicht die Paradiese der Vergangenheit, sondern die Paradiese der Zukunft?

Ist sie sein Kind?, spann er herum. War sie der Antrieb für seine Taten?

Das Klimpern von Schlüsseln, gefolgt vom Zufallen der Bürotür, riss ihn aus seinen Gedanken. Er schaute auf die Uhr, auf der er sonst immer ablas, wie lange er schon mit seinen Klienten sprach. Es ging schon auf zehn Uhr abends zu. Was wollte Rabea jetzt noch hier?

Ohne anzuklopfen, stürmte sie zu ihm herein. Ihr Haar stand von ihrem Kopf ab, die Wangen glühend rot, sie keuchte.

»Herrgott, wo kommst du denn her?«, empfing er sie.

»Ich habe einen Anruf aus der Schweiz erhalten.« Sie stützte sich auf der Rückenlehne von einem der Besucherstühle ab und versuchte, ihren Atem zu beruhigen. »Eine Majorin der Kantonspolizei Luzern.«

»Was wollen die denn von dir? Ist jemandem aus deiner Familie etwas zugestoßen?«

»Nein. Ganz und gar nicht ...«

Sie brauchte gar nicht weiterzureden. Eine Vermutung sickerte in seinen Kopf, die sich schnell verfestigte.

»Der Erlöser.«

Rabea nickte stumm.

Die Schweiz als Einzugsgebiet für potenzielle Opfer hatte Jan schon früh in Betracht gezogen, viele der Personen auf der GAIA-Liste lebten hier. Schon Hugo Bellmer hatte seinen Hauptwohnsitz in Genf gehabt. Allerdings hatte er nicht erwartet, dass der Serientäter sein Aktionsgebiet so schnell dorthin verlagern würde.

»Kolja ist schon vor Ort. Er hat das Ganze eingefädelt. Die deutschen Behörden wollen uns natürlich weiterhin raushalten, aber da die Ermittlungen auf Schweizer Staatsgebiet stattfinden und sie somit nur eingeschränkten Einfluss auf sie haben, können sie nichts dagegen tun, wenn meine Landsleute uns hinzuziehen wollen.«

»Wiebusch, du gerissener Hund«, sagte Jan grinsend.

»Wenn man so will, tut uns der Täter mit seinem Landeswechsel einen Gefallen.«

»Ich möchte, dass du dir das gut überlegst«, sagte er. »Ich stehe Anita näher als du. Mir wäre wohler beim Gedanken, wenn nur ich mich wieder an den Ermittlungen beteiligen würde. Dann wäre nur die Gesundheit von einem von uns gefährdet – und damit meine ich explizit die körperliche und die geistige.«

»Das ist jetzt nicht dein Ernst, oder?« Sie verschränkte die Arme vor der Brust. »Kommt überhaupt nicht infrage. Das ist dir hoffentlich klar. Wir ziehen das zusammen durch. Oder gar nicht.«

»Du wolltest doch sowieso mit dem Profiling aufhören, oder nicht? Derselbe Pfad, den ich auch schon beschritten habe.«

Ertappt weitete sie ihre Augen. Sie neigte den Kopf zur Seite. »Woher willst du das wissen?«

»Hypersensibel, schon vergessen?« Er tippte sich gegen die Stirn. »Ich kriege mehr mit, als man denkt.«

In Wirklichkeit hatte er einmal durch Zufall gesehen, wie sie sich an ihrem Notebook nach Wohnungen in Bern umgeschaut hatte, aber das musste er ihr ja nicht verraten. Den Nimbus eines Genies musste man pflegen.

»Selbst wenn es so wäre, spielt das im Moment keine Rolle. Vielleicht wird das hier mein letzter Fall. Vielleicht auch nicht.« Sie griff nach seiner Colaflasche und nahm daraus einen großen Schluck. »Ich gehe mal davon aus, dass du es verstehen könntest. Wer, wenn nicht du?«

Durch seine zufällige Beobachtung vor einigen Tagen hatte er es kommen sehen, doch es war noch einmal etwas ganz anderes, so direkt mit ihrem Vorhaben konfrontiert zu werden.

»Ich denke mal, du hast recht mit dem, was du gesagt hast. Im Moment spielt es keine Rolle.« Er war schon immer ein Meister der Verdrängung gewesen. Jetzt nahm er ihre bevorstehende erneute Involvierung in den Fall als Gelegenheit, um diesem drohenden Zusammenbruch noch etwas zu entkommen.

»Wer ist das Opfer?«, fragte er.

»Yulia Golubenko, eine Software-Entwicklerin mit ukrainischen Wurzeln.«

»Das hört sich erst einmal nicht so sehr nach einer Umweltsünderin an.«

»Es geht wohl eher um ihr Hobby. Sie war Großwildjägerin.«

»Verstehe«, sagte er und nickte. »Das Gute ist, dass ich meine Reisetasche noch nicht einmal ausgepackt habe.«

»Zweite Chancen bekommt man im Leben nicht häufig.« Rabea lächelte schief.

»Ich habe mir schon immer gewünscht, dass du mir mal die Schweiz zeigst. Nur die Begleitumstände könnten etwas angenehmer sein.«

Mit wenigen großen Schritten manövrierte sie um den Schreibtisch herum und fiel ihm in die Arme. Ihre goldblonden Strähnen kitzelten seine Stirn. Er spürte den Druck ihrer feingliedrigen Finger auf seinen Schulterblättern und ihren warmen, nach Bier und etwas anderem, Frischem, riechenden Atem an seinem Ohr. Trotz dieser überrumpelnden physischen Nähe fühlte er, dass zwischen ihnen eine neue Art von Distanz entstand.

»Über alles andere reden wir später«, sagte sie.

»Einverstanden.«

DREISSIG

ADAM

Er parkte den Geländewagen vor der Hütte. Abenddämmerung lag über den Baumwipfeln. Als er ausstieg, sog er in tiefen Zügen die Waldluft in seine Lungen ein.

Der Himmel freue sich, und die Erde sei fröhlich; das Meer brause und was darinnen ist; das Feld sei fröhlich und alles, was darauf ist; und lasset rühmen alle Bäume im Walde.

Die Worte, mit denen sie jedes Mal ihr Paradies betreten hatten.

Der nächste Teil seines Auftrags war erfüllt.

Er hatte getan wie ihm geheißen. Hatte minutiös jeden Schritt der Mission ausgeführt. Selbst das Ablenkungsmanöver auf Ulfrun hatte funktioniert.

All das für Eden.

Für die Paradiese, die ihnen nachfolgen sollten.

Was er tat, war mehr als nur Rache.

Es war ein Erbe, das er zu tragen hatte.

Eine Verpflichtung.

An die Zukunft. Genau wie an die Vergangenheit.

Eine Vergangenheit, in der ihm so viel gezeigt worden war. So viel Liebe, Wissen und Haltung.

In der Natur hatte er all das gefunden, was er in den Menschen immer vergebens gesucht hatte.

Vor allem in denen, die ihm am nächsten gewesen waren.

Er öffnete den Kofferraum und holte daraus eine Kiste, in die er mehrere aufgerollte Schläuche, Panzertape und Isolierband gepackt hatte. Ächzend trug er sie ins Innere der Hütte.

Bald würden sie zum Einsatz kommen.

Entfernt nahm er das Rasseln von Ichigawas Fußkette wahr. Sie musste etwas gehört haben.

In seiner Vorstellung durchlebte er noch einmal den Anblick seines Werks. Die angstgeweiteten Augen der Jägerin, das Glänzen des Blutes, das Knirschen, als die Säge die Knochen durchtrennt hatte.

Der, der er einmal gewesen war, hätte es nicht über sich gebracht, diese Tat zu vollbringen. Damals war er schwach gewesen, zögerlich, viel zu weich. Aber dieser Mensch war er schon lange nicht mehr.

Er stellte die Kiste ab und holte den Schlüssel für Ichigawas Kammer hervor. Im Auto hatte er Essen für sie, eine Dose Bohnen, Reis und Obst.

Als er die Tür aufstieß, konnte er sie in dem schmalen Zimmer nirgends ausmachen. Was stimmte hier nicht? Er hatte sie doch gerade eben noch gehört.

Dann verfolgte er den Verlauf der Kette, die gleich hinter der Tür verschwand – und bemerkte seinen Fehler.

Mit einem Schrei sprang Ichigawa aus dem toten Winkel und ließ den Hocker auf ihn niederfahren.

In einer Abwehrreaktion riss er gerade noch den Arm hoch. Schmerzhaft knallte die Sitzfläche gegen seinen Ellenbogen. Aber er hatte den Angriff noch im letzten Moment abgefedert.

Mit der anderen Hand packte er den Hocker und zerrte ihn aus ihrer Hand. Sie wollte sich auf ihn stürzen, ihre Hände zu Klauen geformt, die Zähne gefletscht.

Er brauchte nur ein paar Schritte zurückzuweichen.

Ihre Kette zog stramm und sorgte dafür, dass sie der Länge nach zu Boden stürzte.

Mit einem einzigen Schwung zertrümmerte er den Hocker an der Wand des Flurs.

Keuchend und mit bebenden Lippen schaute Anita Ichigawa zu ihm hoch.

Er schleuderte das Hockerbein in seiner Hand nach ihr.

»Das war ein Fehler!«, spie er hervor. »Das war ein gewaltiger Fehler!«

EINUNDDREISSIG

LUZERN // 5. September

Frühmorgens um halb sechs waren sie mit Rabeas Mini Cooper losgefahren. Es war ein schweigsamer Trip über Autobahnen, auf denen sich das Sonnenlicht in grauem Dunst verlor. Die viel zu aufgedrehten und übertrieben gut gelaunten Radiomoderatoren konnten Jan und sie beide nicht lang ertragen. Auf Höhe von Frankfurt schalteten sie es ab und wechselten zu einer Playlist auf Rabeas Handy.

»Komischer Musikgeschmack«, kommentierte Jan nur, als *»Das letzte Kommando«* von *Fortuna Ehrenfeld* aus den Boxen dröhnte.

Sie verdrehte nur die Augen. »Mit deinem wollen wir erst gar nicht anfangen.«

Die Namen der altvertrauten Autobahnabfahrten erweckten in Rabea das Gefühl, nach Hause zu ihrer Familie zu fahren. Unspektakuläre Besuche, die den immer gleichen Ablauf hatten: Raclette-Essen bei ihrer Mutter, Pizza bestellen und etwas zu viel Rotwein trinken bei ihrem Vater. Die Frage, ob sie nicht mal wieder in die Schweiz ziehen wolle. Erkundigungen nach Nachbarn, Freunden und dem entfernteren Verwandtenkreis.

Die Vorzeichen ihrer jetzigen Schweizreise hätten nicht unterschiedlicher sein können. Diesmal war sie nicht auf dem Weg zu Heimeligkeit und wohlvertrauter Wärme, sondern zu Ermittlungen im nächsten grausamen Mordfall. Sie reisten einem Killer hinterher, dem sie bereits einmal nur knapp entronnen waren. Hätte Rabea das als Außenstehende gehört, sie hätte sich selbst für wahnsinnig erklärt.

Zur frühen Mittagszeit erreichten sie Luzern, wo sie sich mit Giliberti und Wiebusch in der Dienststelle der Kriminalpolizei trafen.

Der BKA-Kommissar wartete bereits in der Tiefgarage auf sie und begrüßte sie überschwänglich – mit bärigen Umarmungen und der ihm eigenen nonchalanten Kumpelhaftigkeit. »Schön, euch wiederzusehen, ich hatte schon Sehnsucht nach euren sarkastischen Einwürfen!«

Er führte sie in das Großraumbüro der Sonderkommission »Erlöser«, wo ein unüberschaubares Gewusel aus deutschen und schweizerischen Beamten herrschte. Telefonklingeln, Einsatzbesprechungen, überall Kaffeespender. Nach langer Zeit war es das erste Mal, dass Rabea sich wieder in einem Polizeiposten in der Schweiz befand. Alles kam ihr vor wie eine Realitätsverschiebung, ein Fehler in der Matrix – ein Gefühl, das Rabea häufig überkam, wenn sie zwischen Deutschland und der Schweiz hin- und herwechselte.

»Die Eidgenossen sind jedenfalls auf Zack. Egal, was man braucht, sie besorgen es.« Wiebusch zeigte auf sie beide. »*Quod erat demonstrandum.*«

Sie betraten einen voll verglasten Konferenzraum, der den Mittelpunkt des Großraumbüros bildete. In ihm roch es intensiv nach Kaffee und dem unverwechselbaren Duft von Chanel No. 5. Eine detaillierte Karte des Vierwaldstättersees hing an einer der Glaswände. Vor ihr stand eine gedrungene Frau mit schwarzem Lockenschopf, die Arme vor der Brust verschränkt. Sie trug ein samtrotes hochgeschlossenes Kleid, das in seiner Eleganz nicht so recht zur Situation passen wollte.

Wiebusch klopfte kurz an die Scheibe. »Grüezi, Frau Giliberti«, imitierte er furchtbar schlecht einen Schweizer Akzent, »ich habe Besuch mitgebracht. Darf ich vorstellen: Frau Wyler und Herr Grall, ihres Zeichens die besten Fallanalytiker, die man für Geld und ein wenig emotionale Erpressung bekommen kann.«

Giliberti wandte sich um. Ihr Mienenspiel, dominiert von tiefschwarzen glänzenden Augen, besaß eine Lebendigkeit, die Rabea an Theaterdarsteller denken ließ und sie sofort für sich einnahm. Sie schätzte Giliberti auf Mitte vierzig, eine Frau, die eine natürliche Autorität besaß, sich aber nicht hinter Posten oder Kompetenzgerangel verstecken musste. Normalerweise bewahrte sich Rabea ein Mindestmaß an Reserviertheit gegenüber neuen Kollegen, aber der Schweizer Beamtin gelang es bereits mit einem simplen Lächeln, sie ihr auszutreiben.

»Freut mich sehr, Sie kennenzulernen!«, sagte sie in lupenreinem Hochdeutsch. Sie schüttelte ihnen mit wohlbemessenem Druck die Hand. »Mit der Entscheidung, Sie heranzuziehen, habe ich mir bei den deutschen Kollegen nicht gerade Freunde gemacht.«

»Aber mit meinem allseits bekannten Charme habe ich

sie am Ende dann doch von euch überzeugt«, witzelte Wiebusch.

»Das wünschen Sie sich vielleicht«, sagte sie. »Nein, ich bin vertraut mit Ihrer Arbeit. Ich kenne den Rapunzel-Fall. Natürlich kann ich Ihr Vorgehen in der Ulfrun-Sache offiziell nicht gutheißen, trotzdem bereitet es mir keine Bauchschmerzen. Aber ich warne Sie: Planen Sie nicht noch einmal so eine selbstmörderische Aktion. Oder kommen Sie dann vorher zumindest zu mir.«

»Hoch und heilig versprochen«, sagte Jan.

Rabea nickte zustimmend.

»Ich bin seit sechsundzwanzig Jahren im Polizeidienst«, erklärte Giliberti und wandte sich wieder der Karte des Sees zu. »Sie hören das wahrscheinlich häufiger, wenn Sie von der Polizei zu einem Ihrer Fälle hinzugezogen werden, aber so etwas habe ich in meiner gesamten Laufbahn noch nicht gesehen. Meine Tochter glaubt immer, mein Job wäre wie die Krimiserien im Fernsehen, voller brutaler Morde und halsbrecherischer Ermittlungen. Wenn sie mich beim Abendessen darauf anspricht, erkläre ich ihr immer, was das für ein Blödsinn ist. Jetzt gerade würde ich das nicht mehr sagen.«

»Wie ist die Tote gefunden worden?«, fragte Rabea.

Bislang hatte Wiebusch ein Geheimnis daraus gemacht. Ihr schwante nichts Gutes. Wenn es wirklich der Erlöser war – und dafür sprach sehr viel – und er an seinen bisherigen Praktiken festhielt, würde dieser neue Mord nicht nur ihren Verstand, sondern auch die Robustheit ihres Magens herausfordern.

»Schauen Sie es sich am besten selbst an. Wiebusch und ich wollten ohnehin noch einmal zum Tatort fahren«, sagte Giliberti. In ihrer Stimme lag eine Entschiedenheit, die Gedanken an Widerworte überhaupt gar nicht erst aufkommen ließ. »Die Villa von Golubenko ist eine halbe Autostunde von hier entfernt. Eine schöne Fahrt, direkt am Seeufer entlang. Genießen Sie die Aussicht. Sie wird das letzte Schöne sein, was Sie heute zu Gesicht bekommen werden.«

ZWEIUNDDREISSIG

VIERWALDSTÄTTERSEE

Die erste Abweichung im Mordfall Yulia Golubenko war räumlich. Zum ersten Mal waren bei einem Opfer des Erlösers der Ort der Entführung, der Fundort und der Tatort ein und derselbe. Er wird pragmatischer, ging es Rabea durch den Kopf, als sie auf das Anwesen der Villa abbogen.

Spurensicherung und Kriminaltechnik waren bereits abgerückt. In Golubenkos ausladender, von Glasfassaden und Stahl dominierten Villa herrschte nicht die stoische, verbissene Betriebsamkeit, die sie sonst von neuen Tatorten kannte, sondern eine gespenstische Stille. Die moderne Architektur und die vielen abstrakten Kunstwerke an den Wänden vermittelten Rabea das Gefühl, als befände sie sich auf einem Museumsbesuch – eine experimentelle Ausstellung zum Thema Grausamkeit, bestückt mit einem neuen blutigen Kunstwerk dieses angesagten neuen Genies des Todes, das sich selbst nur »Erlöser« nannte. Unschlüssig blieb sie in dem riesigen, anonymen Wohnzimmer stehen.

»Wo ist Golubenko gefunden worden?«, fragte sie Wiebusch, der gerade zusammen mit Giliberti und Jan eingetreten war.

»In der Bibliothek. Ich gehe einfach mal vor.«

Sie gingen durch einen schier endlosen Flur, an den sich die weiteren Zimmer der Villa anschlossen.

»Die Leiche ist bereits abtransportiert worden. Die Gerichtsmediziner haben jedoch Fotos an den Stellen hinterlassen, wo die unterschiedlichen Teile gefunden worden sind. Glaub mir, das vermittelt dir ein besseres Bild, als du es dir jetzt gerade wünschst.«

»Moment mal«, stockte Jan. »Hast du gerade ›unterschiedliche Teile‹ gesagt?«

An der Tür zur Bibliothek blieb Wiebusch stehen und streckte nur den Arm aus. »Seht selbst.«

Manchmal übertrug sich die Persönlichkeit eines Menschen so umfassend auf seine Wohnräume, dass sie ihn besser charakterisierten, als es Worte je vermocht hätten. Yulia Golubenkos Bibliothek erzählte von einer hochintelligenten, kultivierten Frau, deren Handeln dennoch von einem zutiefst grausamen Zug bestimmt wurde. Die Dostojewski-Sammelbände und wissenschaftlichen Abhandlungen in den Regalen erweckten ebenso sehr den Eindruck von Trophäen wie die ausgestopften Tierköpfe an den Wänden.

Obwohl sich Golubenkos sterbliche Überreste längst in einer Leichenkühlzelle im Luzerner Institut für Rechtsmedizin befanden, war die physische Realität ihres Todes noch immer gegenwärtig. In der Luft hing der Geruch von Blut – von Blut und noch einer anderen Note, die Rabea nicht beschreiben konnte. Bislang hatte sie sich nicht dazu überwinden können, die Fotografien, die auf dem Boden ausgelegt waren und an den Wänden hingen, genauer zu betrachten.

Schon ihre Farben, die sie von ihrem deutlichen Sicherheitsabstand aus erkennen konnte, ließen nichts Gutes erahnen.

Die Jagdtrophäen passten eher in ein altmodisch holzvertäfeltes, mit Orientteppichen ausgelegtes Kaminzimmer als in die anonym weiße Innenarchitektur dieser Villa. Ein Bruch, der perfekt zu ihrem Bild von Golubenko passte.

»Was war das für eine App, die Frau Golubenko programmiert hat? Der Name ist *augere*, richtig?«, fragte Rabea.

Giliberti lehnte sich gegen einen der Ohrensessel und nickte. »Mit ihr kann man auf sehr simple Weise weltweit und anonym online an Kunstauktionen teilnehmen. Das hört sich zunächst nicht sonderlich spektakulär an, aber die App bietet Features, die wohl vor allem bei einer Klientel beliebt sind, die in rechtlichen Grauzonen agiert. Wir sprechen von Geldwäsche und Ähnlichem. Selbstverständlich konnte ihr nie irgendetwas nachgewiesen werden.«

Hinter ihnen traten Jan und Kolja ein. Rabea warf ihrem Partner einen Blick zu. In seinen zusammengekniffenen Augen lag die für ihn so typische vollkommene Konzentriertheit, die man schnell mit Strenge oder Unfreundlichkeit verwechseln konnte, wenn man ihn nicht besser kannte. Er sog seine Umgebung komplett in sich auf. Er untersuchte den Tatort nicht, er erspürte ihn eher.

Seine Aufmerksamkeit richtete sich auf ein Farbfoto, das an einer freien Stelle genau inmitten der Jagdtrophäen hing. Er trat vor, kratzte sich am Kinn, betrachtete es eingehender.

»Verstehe. Ich verstehe«, hauchte er, als hielte er ein Zwiegespräch mit dem Täter. »Gewohnt symbolträchtig.«

Rabea stellte sich neben ihn, den Kopf in den Nacken gelegt.

Die Abbildung zeigte, was an dem leeren Platz zwischen Löwen, Jaguar und Gazelle gehangen hatte: ein Frauenkopf, aufgepflockt auf etwas, was einem Fleischerhaken glich. Ihre rostbraunen Haare waren zu einem Dutt gebunden. Ein Fresko aus dunklem getrockneten Blut zog sich über die Tapete. Mit zittrigen Strichen hatte jemand mit diesem Blut die Worte LIBERA NOS A MALO an die Wand geschmiert. Auf dem Marmorboden gleich unterhalb des Kopfes hatte sich eine noch immer sichtbare halbkreisförmige Lache gebildet. Die Wunde musste noch lange nachgeblutet haben.

Golubenkos Augenhöhlen waren komplett schwarz, ein leerer Totenschädelblick. Zunächst nahm Rabea an, dass ihr die Augen ausgestochen worden waren. Doch da lag ein seltsamer Glanz in ihnen. Als sie genauer hinsah, erkannte sie, dass die Augäpfel durch schwarz-braune Glasaugen ersetzt worden waren. Durch dieselben, wie sie auch für die ausgestopften Tierköpfe verwendet wurden. Das Fehlen von jeglichem Weiß in den Augen verlieh ihrem bleichen Gesicht etwas Besessenes, fast Dämonisches.

»Wo ist der Rest des Körpers?«, fragte Rabea und fürchtete sich bereits vor der Antwort.

»Schauen Sie sich die nächste Fotografie an«, sagte Giliberti. »Dort drüben, gleich hinter der Sitzgruppe.«

Rabea und Jan gingen um die Sessel herum. Wieder dokumentierte ein hochauflösendes Farbbild, was zuvor an dieser Stelle gelegen hatte. Auch wenn die Tatortreinigung bereits ihren Dienst verrichtet hatte, genügte allein die Vorstellung, um Rabeas Magen rumoren zu lassen.

Die gesamte Rückseite von Yulia Golubenkos Körper hatte dort ausgebreitet auf den Marmorfliesen gelegen. Rücken, Arme, Beine. Drapiert wie ein Bettvorleger: Der Erlöser musste sie mit einem extrem scharfen Messer gehäutet haben. Das Ergebnis ließ vermuten, dass er so etwas noch nicht häufig getan hatte. Die porzellanweiße Haut war an mehreren Stellen eingerissen, wölbte sich unter verbliebenen Gewebefetzen und war beschmiert mit Körperflüssigkeiten. Das Werk eines Fleischerlehrlings.

»Ich muss Rabeas Frage noch einmal wiederholen«, sagte Jan. Falls er von dem Anblick schockiert war, dann hörte man es seiner Stimme zumindest nicht an. »Wo ist der Rest des Körpers?«

»In den Mülltonnen hinterm Haus. Weggeworfen wie Schlachtereiabfälle. Frau Golubenko hat in ihrem Keller einen Raum, der eigens zum Ausweiden und Präparieren von Tieren gedacht ist. Der Täter hat ihn in Anspruch genommen.«

Jan musterte ein weiteres Foto, verborgen hinter einem der Sessel. Rabea hätte es beinahe übersehen.

»Eine Jagdpistole«, stellte er fest.

»Eine .38er. Stammt nicht vom Täter, mach dir keine Hoffnung«, sagte Wiebusch. »Sie fehlt in Golubenkos – übrigens äußerst gut sortiertem – Waffenschrank. Bislang gehen wir davon aus, dass sie nachts von einem Geräusch geweckt worden ist, sich mit der .38er bewaffnet und den Eindringling gesucht hat.«

»Wieso hat sie nicht die Polizei gerufen?«, fragte Rabea.

»Weil sie eine Jägerin ist. Ich meine, schau dich doch mal um!« Jan breitete die Arme aus. »Sie hat Löwen und Nashörner erlegt. Glaubst du ernsthaft, da würde ihr ein Mensch Angst machen? Vielleicht hat es sie sogar gereizt, hat ihren Jagdinstinkt geweckt.«

»Und das ist ihr zum Verhängnis geworden«, schloss Giliberti.

»Fingerabdrücke? DNA-Spuren?« Jan tigerte in der Bibliothek umher, die Hände in den Hosentaschen vergraben und den Blick gesenkt.

»En masse«, antwortete Wiebusch, »aber keinerlei Übereinstimmungen in den Datenbanken. Weder beim BKA noch bei Interpol oder in der Schweiz.«

»Seine Taten sind jedes Mal von einer gewissen Ironie geprägt«, dachte Rabea laut. »Bellmer, mitverantwortlich für die Abholzung des Regenwalds, von Pflanzen durchbohrt. McAllister, ertränkt in seinem eigenen Öl. Und jetzt eine Großwildjägerin, die er ausstellt wie eine Trophäe.«

»Das Außergewöhnliche an diesem Mord ist: Golubenko steht nicht auf der GAIA-Liste«, bemerkte Wiebusch.

»Natürlich nicht.« Jan ging vor der Fotografie der abgetrennten Rückenhaut in die Hocke. »Mit den ersten beiden Morden hat er zwei Dinge bezweckt: Er wollte GAIA zeigen, dass es Taten statt Worte braucht. Und er hat die Ermittlungen damit zunächst auf eine falsche Fährte gelockt. Doch er verfolgt viel zu sehr seine eigene Agenda, um sich weiter an diese Liste zu halten.«

»Außerdem hat er das Feld an möglichen Opfern weiter

geöffnet«, fügte Rabea hinzu. »Er hat sich hiermit noch deutlicher als ein Hüter der Natur positioniert. Als eine Art Schutzgott – denken wir nur an die Namen, die in den Bambus eingeritzt waren. Flora und Fauna. Beides ist ihm gleichbedeutend wichtig.«

»Bevor wir uns allzu sehr im Mystischen verlieren, würde ich gerne noch einige irdische Dinge in Erfahrung bringen«, sagte Jan.

Giliberti machte eine einladende Geste. *Schießen Sie los!*, sollte das heißen.

»Wie ist er ins Haus gekommen?«

»Eines der Kellerfenster ist offen gewesen. Womöglich ist vergessen worden, es zu schließen. Und das bei dem Dreckswetter, das in der Nacht geherrscht hat.«

»Interessant.« Jan stützte das Kinn auf die Faust. »Wie sieht es mit einer Alarmanlage aus? Ein Haus dieser Größe, bis zum Dach vollgestopft mit Kunstwerken und Waffen … das sollte doch selbstverständlich sein, oder?«

»Richtig, allerdings ist der Täter mit dem Sicherheitssystem bestens vertraut gewesen«, sagte Wiebusch. »Wir haben mit dem Hersteller gesprochen. Anscheinend hat er eine Lücke in der Programmierung ausgenutzt, die es ihm erlaubte, die Stromzufuhr zu unterbrechen, ohne dass eine Meldung abgegeben wurde. Er hatte alle Zeit und Ruhe der Welt, um Frau Golubenkos Körper zu … präparieren.«

»Und die hat er auch gebraucht«, ergänzte Giliberti. »Unsere Rechtsmediziner gehen davon aus, dass der Prozess des Kopfabtrennens und Häutens – ausgehend von seinen beschränkten Fähigkeiten, dem Zustand der Leichenteile nach zu schließen – mindestens vier bis fünf Stunden in Anspruch genommen haben muss. Er wird die ganze restliche Nacht durchgearbeitet haben. Außerdem muss er gewusst haben, wann jeden Morgen die Haushälterin ihren Dienst beginnt – die dann auch schließlich die Tote gefunden hat.«

»Wie steht es mit den Angehörigen?« Rabea verschränkte die Arme vor der Brust.

»Gut, dass Sie fragen«, meinte Giliberti und warf einen Blick auf ihre Armbanduhr, eine silberne Longines. »Für heute Nachmittag ist eine Vernehmung mit ihrem Ehemann angesetzt. Roland Falk.«

»Erst jetzt?«, stutzte Jan.

»Er hatte uns mitgeteilt, dass er gerade im Ausland sei«, erklärte Wiebusch. »Eine Laufsteg-Show in London. Er ist Model, offensichtlich ziemlich erfolgreich. Vielleicht haben Sie sogar mal sein Gesicht in den Schaufensterfronten auf der Düsseldorfer Kö gesehen …«

»… wenn ich ein Auge für so etwas hätte«, beendete Jan seinen Satz.

»Wir hätten es gern, wenn Sie dem Gespräch mit Herrn Falk beiwohnen würden«, sagte Giliberti in ihrem Keine-Widerworte-Tonfall. »Wir wissen etwas, von dem Herr Falk noch nicht weiß. Er hat diese besagte Show in London nämlich aus gesundheitlichen Gründen«, sie malte mit ihren Zeige- und Mittelfingern Anführungszeichen in die Luft, »kurzfristig abgesagt. Außerdem haben wir seine Flugdaten überprüfen lassen. Er hat im besagten Zeitraum keinen Fuß auf britischen Boden gesetzt.«

DREIUNDDREISSIG

LUZERN

Im Grunde gab es in der Welt der Innenarchitektur kaum etwas Unspektakuläreres als einen Verhörraum. Wahlweise weiß oder eidottergelb gestrichene Wände. Abgenutzte zweckdienliche Büromöbel – ein Tisch, zwei bis vier Stühle. Ein Vinylboden, auf dem die Schuhe bei jedem Schritt ein Quietschen von sich gaben. Zumeist ohne Fenster, und wenn es doch eines gab, dann mit deprimierendem Blick auf den gepflasterten Parkplatz des Polizeireviers.

Der Raum, der ihnen in der Luzerner Dienststelle zugewiesen worden war, besaß noch nicht einmal ein einseitig verspiegeltes Fenster, wie man es aus den Filmen kannte. Nur eine Kamera in einer der oberen Zimmerecken schickte ein Bild in einen Nebenraum.

Jan faszinierte es immer wieder, was für eine Wirkung ein Verhörraum trotz seiner Schlichtheit auf Menschen haben konnte. In seiner Laufbahn hatte er schon jegliche Form von Reaktion erlebt: Manche erstarrten, entweder aus Ehrfurcht oder aus Angst. Andere verfielen in einen hyperaktiven, nervösen Schwall aus Rechtfertigungen, wieder andere wurden gewalttätig, beleidigend oder versuchten krampfhaft, sich auf Dialogzeilen aus irgendwelchen Kriminalfilmen zu berufen – »Ohne meinen Anwalt sage ich nichts!«, »Ich berufe mich auf mein Recht zu schweigen!« –, als wäre das hier eine Aufführung, in der sie ihre klar umrissene Rolle zu spielen hatten.

Eine Reaktion wie die von Roland Falk hatte allerdings selbst er noch nicht erlebt. Das Model musste so dermaßen mit Sedativen vollgepumpt sein, dass sich Jan fragte, ob er überhaupt wusste, wo er sich gerade befand.

Sie hatten sich dazu entschieden, Jan und Giliberti die Vernehmung führen zu lassen. Die Luzerner Kommissarin mimte die mütterliche, fürsorgliche Vertrauensperson, Jan den missmutigen, undurchdringlichen Zweifler. *Good cop, bad cop*, wenn man so wollte. Manche Klischees waren doch mehr in der Wirklichkeit verankert, als man erwarten würde.

Roland Falk war auf eine beinahe lächerliche Weise attraktiv. Hochaufgeschossen, Grübchen im Kinn, ebenmäßige Wangen, eine elegant geschwungene Nase, perfekt gesträhntes blondes Haar. Alles an ihm erinnerte an eine hellenistische Skulptur. Daran änderte auch der Umstand nichts, dass er kaum die vom Weinen geröteten Augen aufhalten konnte und getrockneter Speichel in seinen Mundwinkeln klebte. Er war Ende zwanzig, mehr als zehn Jahre jünger als seine Frau Yulia, aber seine Züge hatten etwas Altersloses, Ätherisches.

In seiner Gegenwart kam sich Jan hässlich und unscheinbar vor, aber neunundneunzig Prozent der Männer auf diesem Planeten erging es wohl nicht anders.

»Guten Flug gehabt?«, fragte Giliberti betont locker.

»Jaja, angenehm.« Falk sprach leise und gedrückt, als könnte er den Klang seiner eigenen Stimme nicht ertragen. Unentwegt fuhr er sich mit den Fingern durch die Haare. »Turbulenzen über dem Ärmelkanal?« Giliberti neigte den Kopf zur Seite.

»War etwas ruckelig. Hätte mich fast übergeben, aber das lag nicht nur daran. Ist gerade alles etwas viel.«

»Das kann ich mir vorstellen«, sagte Giliberti bedauernd und streckte die Hand nach seiner aus, nur um sie dann doch noch im letzten Augenblick auf halber Strecke verharren zu lassen. »Was Sie alles durchmachen müssen, wünscht man niemandem. Es tut mir aufrichtig leid, dass wir Ihnen auch noch den Umstand gemacht haben, uns hier aufzusuchen.«

»Schon in Ordnung. Wie lange dauert das hier denn? Ich … ich habe noch Termine.«

»Oh, das hängt ganz von Ihnen ab«, schaltete sich Jan in die Unterhaltung ein. Er kippelte auf seinem Stuhl, wie es sonst die flegelhaften Schüler in der hintersten Reihe eines Klassenraums taten. Die Rolle, die er hier zu spielen hatte, war ihm wie auf den Leib geschneidert.

Zum ersten Mal verharrten Falks Finger. Eine Strähne löste sich aus ihrem Griff und fiel ihm in die Stirn.

»Was meinen Sie?«

»Sie könnten diese ganze Konversation erheblich abkürzen, wenn Sie uns einfach sagen, wo Sie wirklich zum Zeitpunkt von Yulia Golubenkos Tod gewesen sind. Denn eines ist sicher: Auf einem Londoner Laufsteg waren Sie definitiv nicht.«

Sekunden verstrichen. Jan hatte das Gefühl, die Worte müssten zuerst in Falks Bewusstsein sickern.

»Ich ... ich war in London«, beharrte er, die Stimme zitternd vor Verzweiflung. Er konnte froh sein, dass das mit der Model-Karriere geklappt hatte, denn ein Schauspieler wäre garantiert nicht aus ihm geworden.

»Sie wollen wirklich daran festhalten, was? Um ehrlich zu sein, ist Ihr Alibi eines der durchschaubarsten und schlechtesten, die mir je untergekommen sind. Ein Anruf bei den Organisatoren in London und einer bei der Fluggesellschaft haben genügt. Ein fast schon lachhaft geringer Aufwand.«

Hilfe suchend schaute Falk zwischen ihnen beiden hin und her. Seine Unterlippe bebte.

Wie sollte ein Nervenbündel wie er in die Morde verwickelt sein? Diese Frage stellte sich Jan, seit er das erste Mal von Roland Falk erfahren hatte. Er passte nicht in das Profil, erfüllte keinerlei Kriterien. Vielleicht sei seine Zerbrechlichkeit nur ein Ablenkungsmanöver, hatte Rabea zu bedenken gegeben. *»Niemals etwas voreilig ausschließen.«* Das seien Jans eigene Worte gewesen. Er hasste es, wenn sie ihn mit seinen eigenen Aussagen aus der Vergangenheit schlug. Dafür gab er ständig viel zu viele Pseudoweisheiten von sich. An die meisten von ihnen erinnerte er sich selbst nicht mehr.

»Ich bestehe darauf, einen Anwalt zu sprechen«, sagte das Männermodel wie auswendig gelernt auf. »Ich ... Ansonsten sage ich nichts mehr.«

VIERUNDDREISSIG

DAS MÄDCHEN

Titsch! Titsch!

Der Basketball prellte mehrmals auf dem Betonboden auf.

Gewandt dribbelte Aaron zwischen zwei Gegenspielern hindurch, setzte zum Sprung an und flog dem Korb entgegen.

Er entließ den Ball aus seinen Händen.

Tim – sein bester Freund und wahrscheinlich der beste Spieler des anderen Teams – warf sich dazwischen und lenkte ihn gerade eben mit den Fingerspitzen zur Seite.

Der Ball trudelte gegen die Rückseite des Korbs und von dort aus dem Spielfeld.

»Schönes Ding«, sagte Tim schnaufend. Er stützte sich auf die Knie.

»Gut abgewehrt.« Aaron wischte sich den Schweiß von der Stirn und sah sich nach dem Ball um. Er war direkt vor die Füße eines Mädchens aus ihrer Parallelklasse gerollt, das auf einer der Bänke saß und in einem dicken Schmöker blätterte.

Sie hieß Eden, trug immer dieselben langen Leinenkleider und sprach mit niemandem. Ihr Blick war stets starr in die Ferne gerichtet, wenn sie nicht gerade las. Außerdem verschwand sie ständig für geraume Zeit aus dem Internat, niemand wusste, wohin. Ebenso wenig hatte man je ihre Eltern zu Gesicht bekommen.

Es kursierten die wildesten Gerüchte und Theorien über sie. Manche vermuteten, sie sei ein Adoptivkind, andere glaubten, der Grund für ihre unregelmäßigen Abwesenheiten seien Therapiestunden. Einige spekulierten sogar aufgrund ihres seltsamen Namens, ihre Eltern könnten in irgendeiner Sekte sein.

Nur eines stand definitiv fest: Sie war eine Außenseiterin. Ohne eine Chance, auf absehbare Zeit rehabilitiert zu werden.

»Hey, Freak!«, rief Tim. »Wirf mal zurück!«

Aaron legte ihm die Hand auf die Schulter. »Ich mach schon.« Er schlenderte zu ihr herüber und bückte sich nach dem Ball.

»Was liest du da?«, fragte er.

Sie hielt den Buchrücken hoch. Es war die Bibel.

»Oha, schwere Kost«, witzelte er.

Sie zuckte mit den Schultern.

Auch wenn er es seinen Freunden gegenüber niemals eingestehen würde – er mochte sie. Eine seltsame Faszination ging von ihr aus. Er mochte ihre Sommersprossen, die ungezähmten Locken, die leuchtenden, unergründlichen Augen.

»Eden ist irgendwie ein cooler Vorname. So … ungewöhnlich.«

Jetzt schien sie ihn wirklich zu beachten. In ihrem Blick lag aufrichtige Verwunderung.

»Danke«, sagte sie.

Er konnte sich nicht daran erinnern, jemals bewusst ihre Stimme gehört zu haben. Sie war zart, nicht mehr als ein Wispern.

»Hey, Aaron! Was ist los?«, drang Tims Stimme vom Basketballfeld heran. »Flirtest du mit der Irren?«

Widerwillig wandte er sich ab, den Ball unter den Arm geklemmt.

»Starr ihm nicht so mit deinen Psycho-Augen hinterher!«, rief Tim, als er zurück war.

Heftiger als nötig warf Aaron ihm den Ball zu.

»Lass sie in Ruhe, verstanden?«

»Oh, bist du verliebt?«

Er errötete leicht und sagte: »Ich bin einfach nur kein Arschloch.«

FÜNFUNDDREISSIG

LUZERN

»Aus, Felix! Platz! Weg! Rabea, mach, dass er weggeht!«

Der riesige Berner Sennenhund dachte gar nicht daran, von Jans Seite zu weichen, sondern legte jetzt auch noch den Kopf auf seinen Schoß.

Jan verzog das Gesicht. »Er sabbert mir auf die Hose, verdammt!«

Seine völlige Ablehnung schien Felix nur noch mehr dazu anzuspornen, ihm seine grenzenlose Hundeliebe zuteilwerden zu lassen.

Vor Lachen musste sich Rabea eine Träne wegwischen. Noch nie hatte sie Jan mit einem Hund erlebt. Seine unbeholfene Art war das Lustigste, was sie seit Langem gesehen hatte. Es tat gut, dieser Anflug von Unbeschwertheit. Auch Jan konnte sich ein Schmunzeln nicht verkneifen, als er sie ansah.

»Hier, vielleicht hilft das.« Sie warf Jan ein Leckerli zu.

Dankbar nickte er ihr zu und wedelte mit dem Hundekuchen vor Felix' Nase herum. »Na, das hier willst du doch, oder? Dann hol es dir!«

Er schleuderte es in die gegenüberliegende Ecke des

Wohnzimmers. Schwanzwedelnd eilte Felix hinterher. Der Hund gehörte Marie, Rabeas Schwester. Sie studierte seit knapp einem Jahr Design an der Hochschule Luzern und lebte in einer hübschen Altbauwohnung im Bruchquartier, einem Szeneviertel, nicht unweit des Hauptbahnhofs. Eigentlich gehörte der Berner Sennenhund ihrem Ätti – ihrem fürsorglichen Pflegevater. Doch mittlerweile war der so alt, dass er sich nicht mehr genügend um das Tier kümmern konnte und es deswegen in ihre Obhut gegeben hatte.

Rabea und Jan hatten sich dazu entschieden, während ihrer Zeit in Luzern bei Marie zu übernachten. Sie beide hatten bereits mehr als genug in kalten, anonymen Hotelzimmern geschlafen und waren dankbar für jede Alternative.

Marie kam mit einem Tablett Eiskaffee, einer geschnittenen Wassermelone und Haferkeksen aus der Küche. »Entschuldigt die Unordnung, ihr wisst ja, wie das ist. Kreatives Chaos.«

Wären da nicht die Handprothese und das Feuermal auf ihrer Wange gewesen, Marie hätte als exakte jüngere Kopie ihrer Schwester durchgehen können, nur mit wippendem Pferdeschwanz, auffallend viel Make-up und extravaganten Ohrringen. Während sich Rabea stets zweckmäßig und betont unauffällig kleidete, trug Marie am liebsten ausgefallen gemusterte Kleider und schreckte auch vor schrillen Farbkombinationen nicht zurück.

Es war früher Abend, Schatten und tief stehendes Licht fielen durch die Fenster in Maries Wohnung. Sie war schlicht, aber geschmackvoll eingerichtet. Flohmarktmöbel, allerlei kurioser Krimskrams, ein Dschungel aus verschiedensten Topfpflanzen. An jeder freien Stelle stapelten sich Skizzen und Kunstbücher. Jan besaß keinerlei künstlerisches Gespür, doch die detailverliebten Zeichnungen von Katzen, Häuserfronten und Konterfeis unterschiedlichster Menschen offenbarten eine souveräne Strichführung, die klar von Talent und jahrelangem Handwerk zeugte. Rabea hatte ihm berichtet, dass sich ihre Schwester in ihrem Studiengang äußerst gut schlug. Es überraschte ihn nicht.

»Darf ich dich porträtieren, Jan?«, fragte sie, als sie sich in ihren geblümten Polstersessel gesetzt hatte.

Jan verschluckte sich beinahe an seinem Eiskaffee mit Sojamilch. »Mich?«

Hechelnd legte sich Felix zwischen ihre Füße. Sie griff bereits nach Skizzenblock und Kohlestift. »Du hast ein interessantes Gesicht.«

»Ich frage mich, ob ich das als Kompliment verstehen darf.«

»Na los, jetzt lass sie schon machen!« Rabea stieß sein Knie an.

»Nur zu. Aber ich darf es als Erster sehen.«

»Deal.«

Während Marie still den Stift über das Papier gleiten ließ und immer wieder zu ihm aufsah – jedes Mal kribbelte es in Jans Nacken –, sprachen sie über den Fall.

»Fraglich, wann unser Herr Falk jetzt redet.« Rabea biss in ein Stück Wassermelone. Der Saft troff ihr über die Hände. »Er ist weiter in Polizeigewahrsam. Sein Anwalt hat zunächst mal die Schotten dichtgemacht.«

»Er hat etwas zu verbergen, aber ich glaube nicht, dass

es mit der Tat zusammenhängt«, sagte Jan. »Wir sollten unsere Energie lieber auf andere Aspekte richten. Ich bin nach wie vor davon überzeugt, dass die Briefe an GAIA uns eher weiterhelfen werden als Falk.«

Er griff nach seiner Aktentasche, wodurch Marie sein Gesicht nicht mehr sehen konnte.

»Hey!«, rief sie.

»Sorry, nur eine Sekunde.« Er kramte herum, bis er schließlich einen Stoß in Schutzhüllen verpackte Dokumente aus der Tasche hervorholte und auf den Couchtisch knallte. Einige der Seiten waren mit bunten Post-its beklebt. »Habe sie noch einmal durchgesehen und ein paar Highlights markiert.«

»Wann hast du das denn gemacht?«

Er zuckte mit den Schultern. »Auf der Rückfahrt von der Dienststelle.«

Rabea blätterte die fotokopierten Abschriften und Kameraaufnahmen durch und runzelte dabei ihre Stirn. »Mir ist noch eines seiner Bibelzitate ins Auge gefallen. Es handelt von den zehn Plagen, die Moses über die Ägypter gebracht hat, bevor sie sein Volk haben ziehen lassen. Überträgt man die Rollen aus dem Alten Testament auf unsere heutige Situation – immer mit dem Weltbild des Erlösers im Hinterkopf –, dann stellen all die Industriemagnaten, Politiker und Wirtschaftsbosse die Ägypter dar, die die Natur in ihrer Gefangenschaft halten. Ich frage mich schon länger, ob seine Morde einem Höhepunkt entgegenlaufen, einem Ziel. Worauf ich hinauswill: Der Erlöser lässt Plagen über sie kommen. Bambus, Öl ... Was muss noch passieren, bis aus Sicht des Erlösers die Natur befreit ist?«

»Frösche wird er jedenfalls nicht vom Himmel regnen lassen. So viel steht fest«, bemerkte Jan.

»Er ist uns so haushoch überlegen. Immer einen Schritt voraus. Allmählich würde ich ihm auch das zutrauen«, erwiderte Rabea.

»Fertig!«, brach Marie das düstere Schweigen, das sich auf Jan und Rabea legte. »Wie abgemacht. Du siehst es als Erster.«

Sie setzte sich neben ihn und drehte ihm den Skizzenblock zu. Es war, als blickte er in den Spiegel: sein Ebenbild, in dunkle Schattierungen getaucht. Doch im Gegensatz zu einem Spiegel kommentierte diese Darstellung sein Aussehen auch noch, zeigte seine Augenringe, seine hohe Stirn und den bitteren Zug um seine Mundwinkel. Das Porträt war nicht gerade schmeichelhaft, aber gerade deswegen mochte er es.

»Danke, das ist wirklich gut«, sagte er aufrichtig.

»Gern geschehen!«

Voller Neugier schob sich Rabea auf dem schmalen 70er-Jahre-Sofa an ihn heran. Obwohl sie sich jetzt seit Jahren kannten, waren sie sich selten so nah, dass er die feinen goldenen Härchen auf ihren Wangen erkennen konnte. Das Muttermal gleich oberhalb des Schlüsselbeins. Die kleine Schramme über ihrer linken Augenbraue, die sie sich wohl mal irgendwann beim Basketball zugezogen hatte.

»Du bist wirklich gut getroffen. Ich kann mir richtig vorstellen, wie es mit der Bezeichnung ›Der stoische Grübler‹ in einer Kunstgalerie ausgestellt wird«, sagte Rabea, nachdem sie die Skizze eingehend betrachtet hatte. »Bis es so weit ist, solltest du es bei dir im Büro aufhängen.«

Sie wechselte mit Marie einige Worte auf Berndeutsch, von denen Jan selbstverständlich kein einziges verstand. Die beiden lachten, was Felix mit fröhlichem Kläffen kommentierte.

Anschließend wurde Marie wieder ernst. Sie deutete auf das Bluetooth-Radio, das auf einer ramponierten Anrichte stand. »In den Nachrichten berichten sie die ganze Zeit über die Waldbrände in Kalifornien. Die schlimmsten seit Menschengedenken. Genauso wie die Dürre in Indien. Oder die Orkane an der Ostküste der USA. Jedes Jahr neue, traurige Rekorde.«

»Ich weiß, worauf du hinauswillst«, seufzte Jan. »Er sieht sich als Retter der Natur. Aber man kann nicht ein Verteidiger des Lebens sein und es gleichzeitig so sehr verachten.«

In die aufkommende Stille hinein klingelte Jans Handy. Er schaute auf das Display. Wiebusch.

»Entschuldigt mich kurz!« Schnellen Schrittes lief er in Maries schlauchförmige, dunkle Küche. Felix tapste ihm auf den schwarz-weißen, teils gesprungenen Fliesen hinterher. Jan nahm den Anruf entgegen.

»Wir haben das Versteck des Täters auf Sylt gefunden.« Wiebusch kam sofort zur Sache. »Oder besser: sein Versteck nahe Sylt. Als die Kräfte vor Ort nichts auf der Insel gefunden haben, haben sie die Suche auf das nahe gelegene Festland ausgeweitet. Sie sind in einer leer stehenden Hütte nahe Klanxbüll fündig geworden, gleich an der Küste.«

Seit ihrem Vieraugengespräch herrschte zwischen ihnen eine Atmosphäre von ernster, abwägender Professionalität. Keine Witze mehr, kein Small Talk.

Solange sie Anita nicht gefunden hatten, fühlte er sich schuldig für jeden Lacher, jede Ablenkung, jegliche Art der Zerstreuung. Jede Sekunde, in der sie nicht an der Ergreifung des Täters arbeiteten, kam ihm wie ein kleiner Betrug vor. Was wurde ihr zum Fraß vorgesetzt, während sie hier Wassermelonen und Eiskaffee serviert bekamen? Wurde sie gefoltert, während sie ruhig in ihren Betten lagen? Diese Art von Gedanken, immerzu.

Er drückte das Handy fester an sein Ohr.

»Und?«, fragte er atemlos.

»Das Außergewöhnlichste an der ganzen Sache: Die Hütte ist über und über in Benzin getränkt, die Beamten mussten bei der Untersuchung höllisch aufpassen. So als ob der Täter sie in Brand setzen wollte und im letzten Moment davon abgehalten wurde. Dennoch hat das Benzin möglicherweise fragilere Spuren zerstört.«

»Irgendwelche Hinweise auf Anita?«

»Ein Stuhl, an dem noch die Überreste von Kabelbindern hängen, ansonsten nichts. Es wurden mehrere genetische Fingerabdrücke sichergestellt, die zu dieser Stunde ausgewertet werden.«

Jan lehnte sich gegen den Küchentresen. »Aber das kann doch noch nicht alles gewesen sein. Sag mir, dass das noch nicht alles gewesen ist.«

»Nein, es gibt da noch eine Sache – ich frage mich, was ihr davon haltet. Außer dem Stuhl gab es nur ein weiteres

Möbelstück in der Hütte: ein Schreibpult. Es war leer, bis auf eine der Schubladen. Darin haben wir ein Buch gefunden, *Die Insel der blauen Delfine*. Ein Jugendbuch, mein Sohn hat es in der Schule gelesen.«

Jan bemerkte erst jetzt, dass er die ganze Zeit den Atem angehalten hatte. »Eine Schullektüre.«

»Ich frage mich: Warum ist es da? Wurde es vergessen? Absichtlich dort gelassen? Es steht leider kein Name drin, nur das Kürzel E. R., zusammen mit *Klasse 7a*.«

»Das Mädchen«, murmelte Jan. »Finden wir ihre Schule, dann finden wir auch sie.«

SECHSUNDDREISSIG

AARON

Aaron holte tief Luft.

Er vergewisserte sich, dass ihn auch niemand sah, dann klopfte er an die Tür von Eden. Ganz sachte und kurz.

Eine gefühlte Ewigkeit regte sich nichts. Unruhig trat er von einem Bein auf das andere.

Er klopfte noch einmal, jetzt etwas stärker. Vielleicht war sie gar nicht da, sondern gerade in der Bibliothek oder in einem der Aufenthaltsräume. Als er sich gerade schon abwenden wollte, öffnete sich die Tür einen Spaltbreit.

»Ja?«

Sie lugte mit forschender Miene hervor.

»Hi Eden, ich … eigentlich …« Er kratzte sich im Nacken. »Eigentlich wollte ich mich nur für das heute in der Pause entschuldigen. Für die blöden Sprüche meiner Freunde.«

Zugegeben, ein ziemlich vorgeschobener Grund, aber etwas Besseres war ihm nicht eingefallen.

»Schon in Ordnung, danke«, sagte sie mit unbewegter Miene. »Warst ja nicht du.«

»Äh«, er schaute an ihr vorbei, »was machst du denn gerade so?«

»Nichts Besonderes.« Sie zog die Tür etwas weiter auf. Damit erhielt er einen kleinen Einblick in ihr Zimmer. Im Vergleich zu Aarons eigenem Reich – voll von Bücherstapeln, Videospielen, Filmpostern und schmutziger Wäsche – herrschte in ihm eine penible Ordnung. Das Einzige, was auf dem Boden stand, war ein Eimer rote Farbe.

»Musst du was für Kunst machen?«

Sie wandte sich um. »Oh, ähm ... ja, so was in der Art.«

Auf dem Nachttisch machte er ein goldfarbenes Metallkästchen aus, das ihn an die Pillendose seiner Mutter denken ließ. Aber dazu sparte er sich lieber eine Frage.

»Was machst du, wenn du nicht gerade irgendwelche Kunstprojekte hast?« Er wollte so locker wie möglich klingen, hatte aber das ungute Gefühl, dass ihm das völlig misslang.

»Zu Hause habe ich Pferde und ein Kaninchen, um die ich mich kümmere. Ich freue mich darauf, sie in den Herbstferien wiederzusehen.« Sie hob einen Mundwinkel, wohl in Gedanken bei einer schönen Erinnerung.

Wow, durchfuhr es ihn. Er hatte sie noch nie so viele Wörter hintereinander sprechen hören. Das ließ ihn mutig werden. »Hättest du was dagegen, wenn ich reinkomme?«

»Lieber nicht.«

»Oh, okay.« Sein Herz machte einen Sprung. »Dann sehen wir uns mal in der Pause, oder so?«

Mitten in die aufkommende unangenehme Stille hinein drang das Geräusch von Schritten. Erschrocken schaute Aaron den Korridor herunter. Zum Glück war es keiner der anderen Schüler, sondern Lacroix, der stellvertretende Rektor.

»Hallo, Aaron!«, flötete der stets gut gekleidete Lacroix mit seinem französischen Akzent. »Stattest du Eden einen Besuch ab?«

»Ich …«

»Schon gut. Ich will euch auch nicht lange stören.« Er wandte sich an das Mädchen. »Set, du wirst abgeholt. Komm einfach gleich ins Sekretariat.«

Wieder eine ihrer merkwürdigen Abwesenheiten.

Aaron schaute sie an. Ihre Miene veränderte sich minimal. Es wirkte, als hätte sie vor irgendetwas Angst.

»Danke, Herr Lacroix!«, sagte sie.

»Alles in Ordnung?«, fragte Aaron, als sie wieder allein waren.

»Ja«, erwiderte sie. »Meine Familie braucht mich nur hin und wieder.«

SIEBENUNDDREISSIG

SONTHOFEN, ALLGÄU

Seit Wochen fieberte Joseph Kampmann diesem Abend entgegen. Seine Hände hinterließen vor Aufregung Schweißflecken auf dem ledernen Lenkradbezug der Mercedes-S-Klasse, einem der dezenteren Wagen aus seinem umfangreichen privaten Fuhrpark. Schon die ganze Fahrt über war sein Mund trocken. Er fühlte sich wie ein liebestoller Teenager, und gerade das gefiel ihm so daran.

Die Landstraße Richtung Sonthofen schlängelte sich an der Iller entlang, vorbei an Tannenwipfeln und kleinen Ortschaften. Die untergehende Sonne tauchte das nahe Nebelhorn in Kaskaden aus Rottönen.

Ständig schaute er auf sein Navigationsgerät, auf die berechnete verbleibende Zeit bis zum Ziel. Noch neun Minuten, dann würde er sie sehen.

Ludmilla. Er genoss es, wie die Vorstellung von ihrer grazilen Figur, ihren perfekt geformten Brüsten und ihrem verheißungsvollen Schlafzimmerblick sein Denken komplett vereinnahmen konnte. Seine Firma, seine Familie, seine Probleme mit dem Finanzamt – alles schien mit einem Mal weit entfernt, wie das Leben eines anderen, von dem man bruchstückhaft in einem Gespräch gehört hatte.

Kampmann glaubte daran, dass eine glückliche Ehe ohne ein gewisses Maß von Seitensprüngen nicht möglich war. Der Mensch als monogames Wesen entstammte einer rein christlichen Wertevorstellung und war nicht mehr als ein theoretisches Konstrukt. Er liebte seine Frau, trotzdem wollte er nicht für den Rest seines Lebens nur noch mit ihr schlafen. Was sollte daran verwerflich sein? Isolde und er waren jetzt seit einunddreißig Jahren verheiratet, und er hatte sie schon in den Flitterwochen auf den Malediven das erste Mal betrogen.

Er nahm an, dass sie es ihm wenig später gleichgetan hatte. Zwischen ihnen herrschte ein stillschweigendes Abkommen, eine Art Gentlemen's Agreement. Solange sie von den Affären des anderen nichts mitbekamen und sie ihr Eheleben weiter aufrechterhielten, ließen sie sich gegenseitig gewähren.

Außerdem übertrieb es Kampmann nicht. Er war nicht unersättlich und konnte die Dinge in vernünftigen Grenzen halten. Ludmilla traf er nur alle paar Wochen, was die Suche nach Ausflüchten erleichterte, heute Abend war er zum Beispiel offiziell zum Essen mit alten Geschäftsfreunden verabredet.

Die blonde Polin – Mitte zwanzig, exzellentes Deutsch, ausgewählte Konversationsthemen, elegante Kleiderwahl – hatte er über eine Agentur gebucht, die ihm einer der Vorstandschefs seines Konzerns nach einigen Gläsern Whiskey nahegelegt hatte. Diskret, professionell und selbstverständlich extrem kostspielig.

Kampmann war als »Bayerns Wurstbaron« bekannt, er war einer der größten Fleischproduzenten Europas. Er konnte es sich nicht erlauben, durch eine unbedachte, wahllose Affäre mit einer Frau aus irgendeiner Hotelbar erpressbar zu sein.

Kurz vor Sonthofen bog er auf eine schmale Waldstraße ab, an beiden Seiten dicht von Tannenwipfeln umgeben. Ludmilla wartete in einem angemieteten geschmackvollen Ferienhaus auf ihn, das etwas abseits des Ortskerns gelegen war. Bei der Wahl der Treffpunkte überließ die Agentur nichts dem Zufall. Die Chance, hier von irgendwem entdeckt zu werden, ging praktisch gegen null.

Sein Kopfkino spielte den bereits leicht abgenutzten Film ihres letzten Treffens ab. Ihr Augenaufschlag, ihr lockender Schlafzimmerblick. Das Prickeln, als sie ihm zart ins Ohrläppchen biss. Wie fest sie ihre Beine um seine Hüften geschlungen hatte.

Er war so in seine Vorstellung vertieft gewesen, dass er sie beinahe zu spät bemerkt hätte.

Ein Mädchen.

Mitten auf der Straße.

Er bremste abrupt.

Die Warnblinkanlage sprang automatisch an, und auf dem Display des Navigationsgeräts erschien die Frage, ob ein Notruf abgesetzt werden sollte.

Verdammt, wo war die Kleine hergekommen?

Sie war elf, vielleicht zwölf. Kastanienbraunes Haar,

spindeldürr, ausdrucksloser Blick. Auch jetzt rührte sie sich keinen Zentimeter von der Stelle.

Kampmann lenkte den Wagen an die Straßenseite, schaltete den Motor aus und öffnete die Fahrertür. »Was hast du denn hier zu suchen? Das ist eine Straße!«

Warum musste das ausgerechnet jetzt passieren? Zwei Minuten noch bis zum Zielort. Er war schon fast bei Ludmilla.

Immer noch verzog die Kleine keine Miene. Sie trug ein dünnes Leinenkleid und zerschlissene Wanderschuhe, die ihr mindestens ein paar Nummern zu groß waren. Schrammen überzogen ihre nackten Knie. Was trieb sie hier in so einem Aufzug?

»Wo sind denn deine Eltern?«, fragte er und lief auf sie zu. »Was machst du so alleine hier draußen?«

Das Mädchen streckte den Arm in Richtung Waldessaum aus. Ihre Stimme zitterte: »Mein Papa, er ist beim Klettern gefallen. Irgendwas ist mit seinem Knie. Er kann überhaupt nicht mehr aufstehen. Bitte, kommen Sie mit! Schnell! Er braucht Hilfe!«

Kampmanns Hand wanderte in seine Hosentasche. »Verstanden, ich rufe den Notarzt.«

»Nein, bitte nicht!« Ein flehender Unterton. »Kommen Sie erst mal mit, und schauen Sie ihn sich an. Dann weiß er, dass ich Hilfe gefunden habe. Bitte!«

»Okay, zeig mir, wo er ist!«, seufzte er und ließ sein Handy stecken. Ludmilla und ihr Schlafzimmerblick würden noch warten müssen. Er war ein Mann von Anstand. Und es war anständig, dem Mädchen und seinem Vater zu helfen.

»Wie heißt du überhaupt?«, fragte er.

»Eden.«

»Außergewöhnlich«, bemerkte Kampmann.

»Es ist nicht weit. Nur ein paar Meter in den Wald rein.« Mit festen Schritten stieg sie über Wurzeln und Geäst, verschwand zwischen den Stämmen im Zwielicht.

Kampmann folgte ihr und ließ seinen Mercedes am Straßenrand zurück, wo ihn Stunden später die Polizei finden sollte, nachdem der besorgte, aber höchst diskrete Anruf einer gewissen Ludmilla eingegangen war.

ACHTUNDDREISSIG

LUZERN // 6. September

Frühstückskaffee auf Maries kleinem Balkon. Die Septembersonne lag auf den Dächern Luzerns, in der Ferne glitzerte der Vierwaldstättersee. Bekannte Laute, bekannte Anblicke. Schweizer Autos. Ein Schweizer Martinshorn. Das Bimmeln einer Schweizer Tram.

Rabea und Marie lehnten an der schmiedeeisernen Brüstung. Für Sitzgelegenheiten gab es hier offensichtlich keinen Platz. Jan hatte sich bislang noch nicht blicken lassen. Rabea hatte ihn noch in der Küche herumfuhrwerken und telefonieren hören, als sie es sich längst neben ihrer Schwester im Bett bequem gemacht hatte. Wahrscheinlich schlief er noch.

»Du hast dich heute Nacht ziemlich viel hin- und hergewälzt«, meinte Marie. Sie hatte die Ärmel bis über die Daumen gezogen, wie sie es schon als Kind immer getan hatte, und umfasste ihre Tasse mit beiden Händen.

»In der gegenwärtigen Situation ist das nicht unbedingt eine Überraschung«, erwiderte Rabea. »Es ist eher ein Wunder, dass ich überhaupt schlafen konnte.«

Marie beugte sich tief über die Brüstung, den besorgten Blick unverwandt auf ihre Schwester gerichtet.

Stillschweigend leerten sie ihre Kaffeetassen. Es tat gut, mit jemandem darüber zu reden.

Felix erschien in der Balkontür und gab ein hochfrequentes Winseln von sich.

»Ich muss gleich mal mit ihm seine Runde drehen«, sagte Marie. »Nicht wundern, nachher bin ich für eine Weile weg. Ich treffe mich mit Leon.«

»Leon?« Rabea zog eine Augenbraue hoch.

»Studiert Maschinenbau, sitzt gerade an seiner Masterarbeit. Ein stiller Typ. Mit diesen süßen Grübchen in den Wangen, wenn er mal leise vor sich hin lacht.« Maries Wangen glühten rot. »Wir sehen uns jetzt seit ungefähr zwei Monaten.«

»Wow, das ist toll!« Rabea freute sich wirklich für ihre Schwester. Nach den langen Jahren der Einsamkeit konnte so etwas nur gut für sie sein. »Du musst mir unbedingt ein Foto von ihm zeigen.«

»Laaangsam«, lachte Marie verlegen. »Wie sieht's in der Hinsicht eigentlich bei dir aus?«

»Ich habe mich erst mal offiziell als beziehungsunfähig abgestempelt.« Rabea fuhr sich mit den Fingern durchs Haar, das vom Duschen noch etwas feucht war. »Ich habe das Gefühl, dass ich mich erst mal selbst reparieren muss, bevor ich irgendwen anderen in mein Leben lassen kann.«

»Vielleicht brauchst du auch nur jemanden, der dir beim Reparieren hilft. Der mal wieder die Schrauben nachzieht, den Ölstand misst und die verrosteten Teile austauscht.«

»Schönes Bild.« Rabea kicherte, auch wenn sie das Gesagte tiefer traf, als sie gedacht hätte. »Allerdings frage ich mich, ob es für mich überhaupt Ersatzteile gibt.«

Schritte hinter ihnen in der Küche, gefolgt vom Geräusch der Kaffeemaschine.

»Hund, geh mal zur Seite!«

Jan quetschte sich neben Felix in die Balkontür, kraulte ihm mit einer Hand das Ohr und hielt in der anderen eine Tasse mit der Aufschrift *»Lieblingsschwester«*. Er schien bester Laune. Ein Zustand von absoluter Seltenheit, der nur daher rühren konnte, dass er letzte Nacht Fortschritte gemacht hatte.

»Du wirst ja noch ein richtiger Hundefreund«, kommentierte Marie.

Jan lachte auf. »Nur das Stockholm-Syndrom.«

»Na komm, Felix, wir gehen raus!«, sagte sie. Das war das Stichwort. Schwanzwedelnd drehte sich der Berner Sennenhund um die eigene Achse und bellte aufgeregt. Jan zuckte zusammen. »Wenn nur diese Lautstärke nicht wäre.«

Als Marie mit Felix verschwunden war, gesellte er sich zu Rabea auf den Balkon.

»Hast du etwas mehr über dieses Schulbuch herausbekommen?«, fragte Rabea. Jan hatte ihr gestern Nacht noch von Wiebuschs Anruf erzählt.

»Es handelt von einem Indianermädchen, das allein auf einer unberührten einsamen Insel aufwächst.«

»Einem Paradies …«

Rabea knibbelte an einem Fingernagel. »Wir müssen also praktisch alle 7a-Klassen im deutschsprachigen Raum finden, in denen *Die Insel der blauen Delfine* gerade Lektüre ist und es ein Mädchen mit den Initialen E. R. gibt.«

»Ein Mammutprojekt, ich weiß. Wiebusch hat bereits die Schulämter in Deutschland kontaktieren lassen, die schweizerischen und österreichischen Behörden sind informiert. Das Bild von der Nadel im Heuhaufen hat vielleicht noch nie so gut gepasst wie hier.«

Rabea fasste sich an die Stirn. »Wir haben keinerlei geografischen Ansatzpunkt. Wir können noch nicht einmal die Schulform konkret eingrenzen.«

»Das ist klar. Wir wissen lediglich, dass sie beim ersten Tatort gewesen ist. Ich frage mich, warum er das Kind überhaupt dabeigehabt hat. Wenn ich die spektakulärste Mordserie der jüngeren deutschen Geschichte planen würde, würde ich als Letztes ein kleines Mädchen bei mir haben wollen.«

»Vielleicht benutzt er sie als Lockvogel. Einem Kind vertraut man eher als einem Erwachsenen. Aber dann kann ich mir kaum vorstellen, wie er sie zu solchen Taten überreden kann.«

»Möglicherweise war sie auch *nur* beim ersten Tatort anwesend«, warf Jan ein. »Erinnere dich an die Uhr von Bellmer am Strand, mit den Fingerabdrücken von ihr und Anita. Hat Anita das Mädchen ausfindig gemacht? Ist es vielleicht sogar zu Anita gekommen? Wie eng hängt ihr Verschwinden mit dem Mädchen zusammen?«

»Wirf mir bloß nie mehr vor, dass ich mich zu sehr auf Spekulationen verlasse.« Rabea verdrehte die Augen.

»Ich gebe zu, der Grat zwischen deduktiven Schlüssen

und Mutmaßungen kann manchmal ganz schön schmal sein.«

»Wenn du an die Sache glaubst, dann geh ihr nach«, sagte Rabea schlicht. »Wir sollten uns langsam auf den Weg zur Polizeistelle machen. Giliberti hat sich gemeldet. Es gibt Neuigkeiten.«

NEUNUNDDREISSIG

IM ALLGÄU

Ein metallisches Hämmern, gleich neben Joseph Kampmanns Ohr.

»Aufwachen!«

Blinzelnd öffnete er die Augen.

Wo war er? Was passierte mit ihm?

Seine Kiefermuskeln schmerzten. Irgendeine Halterung klemmte in seinem Mund, die es verhinderte, dass er ihn schließen konnte. Speichel rann ungehindert über seine spröde Unterlippe und tropfte zu Boden. Er wollte sich das Ding aus dem Gesicht reißen, merkte aber, dass seine Hände stramm auf den Rücken gefesselt waren.

Er war nackt, das war der nächste Sinneseindruck. Seine Haut rieb sich an kalten Eisenstangen. Sie gehörten zu einem engen Verschlag, in den ihn irgendjemand eingepfercht haben musste. So niedrig, dass er nur auf den Knien in ihm kauern konnte.

»Wer sind Sie?«, wollte er schreien. »Was wollen Sie?«

Aber nur unartikulierte Laute drangen aus seinem gespreizten Mund.

Das Letzte, woran er sich erinnern konnte, war dieses seltsame Mädchen, dem er in den Wald gefolgt war.

»Mein Vater, er braucht Hilfe!« Die Erinnerung an ihre Stimme.

Aber da war niemand gewesen. Sie hat mich angelogen! Diese Erkenntnis war ihm noch durch den Kopf gegangen. Dann war da ein Schmerz gewesen, gefolgt von Dunkelheit.

Wo war er jetzt?

Im Zwielicht konnte er Holzwände ausmachen, eine Werkbank, einen Schemel. Intensiver Stallgeruch lag in der Luft. Der Boden unter seinen Knien war mit Stroh ausgelegt.

Er fröstelte. Sein Denken war betäubt von Angst. Urin lief warm seinen Oberschenkel herunter.

Als er seinen Verschlag genauer untersuchte, erkannte er ihn als Kastenstand wieder, wie sie häufig in seinen Schweinemastbetrieben zum Einsatz kamen. Zwei Meter mal siebzig Zentimeter, die vorgeschriebenen Abmessungen kannte er schon lange auswendig. Allerdings war der Kastenstand, in den er hier gesperrt war, noch nachträglich mit Gitterdraht umwickelt worden, damit auch ein Mensch nicht aus ihm entkommen konnte.

»Fühlen Sie sich wohl in Ihrem neuen Zuhause?«

Ein Mann nahm auf dem Schemel Platz. Er stellte einen Eimer mit einer undefinierbaren Brühe und einen zusammengerollten Schlauch neben sich ab.

»Mastbrei ... für später«, kommentierte er, als er Kampmanns Blick bemerkte. Er trug die Kapuze seines schwarzen Sweatshirts tief ins Gesicht gezogen.

»Ich bin leider nicht an die Original-Ohrmarken aus Ihrem Betrieb gekommen.« Er holte einen Plastikstreifen hervor, auf den die Worte »LIBERA NOS A MALO« gedruckt waren. Eine Sicherheitsnadel steckte an einem Ende darin. »Aber ich denke, das hier wird auch funktionieren.«

Der Mann lehnte sich vor. Streckte die Hand nach Kampmanns Ohr aus.

Oh Gott, nein! Nein!

Er wollte den Kopf wegdrehen, aber mit der anderen Hand packte der Fremde ihn fest an den Schläfen.

»Stillhalten! Sonst tut es nur umso mehr weh.«

Ehe er noch weiter Gegenwehr leisten konnte, durchstach sein Peiniger mit einem gezielten Stoß Kampmanns Ohrläppchen. Tränen traten Kampmann in die Augen. Er heulte auf.

»Das war doch gar nicht so schlimm«, sagte sein Entführer mit einem sadistischen Lachen und befestigte die Sicherheitsnadel.

Auf den Schmerz folgte eine plötzliche Klarheit. Er konnte wieder denken. Erinnerte sich an die Nachrichten der letzten Tage. Die grotesken Morde an Bellmer, McAllister und Golubenko.

Konnte es sein? Konnte das hier derselbe Täter sein?

Er kennt keine Gnade, durchfuhr es ihn. Kalter Schweiß trat ihm auf die Stirn. Der Mastbrei, die Ohrmarke ... Es war klar, was er mit ihm vorhatte.

Kampmann wusste, was sie mit den Tieren in ihren Betrieben taten. Er kannte jeden einzelnen Vorgang, von der Geburt bis zum Kehlenschnitt. Er verschluckte sich an seinem eigenen Speichel. Hustete.

Wenn er all das tun wollte, wollte er dann auch ...?

Sein Peiniger stemmte sich hoch und trat hinter den Kastenstand. Er hob etwas auf und kam wieder zurück. Ein metallisches Klicken ging von ihm aus.

Als Kampmann sah, was er in der Hand hielt, zog sich sein ganzer Unterleib zusammen.

»Dieses Modell kennen Sie bestimmt aus Ihren eigenen Betrieben.« Er öffnete und schloss die klickende Kastrationszange. »Wie man so hört, werden bei Ihnen nicht alle Ferkel bei der Kastration betäubt. Ich habe mir gedacht, dass Sie auf diesen Luxus bestimmt auch verzichten können.«

Kampmann wollte flehen, aber die Vorrichtung in seinem Mund verfremdete seine Worte zu schnaufenden, würgenden Lauten – beinahe klangen sie wie die Rufe eines Tieres.

»Ich kann nicht garantieren, dass Sie den Eingriff überleben werden. Deshalb heben wir ihn uns für den Schluss auf.« Der Fremde legte die Zange wieder beiseite und griff stattdessen nach Eimer und Schlauch. »Auch für die Mästung hätte ich mir mehr Zeit gewünscht.«

Er führte den Schlauch in Kampmanns Mund ein, steckte ihn bis tief in den Rachen hinein.

»Aber fürs Schlachten wirst du schon fett genug sein.«

VIERZIG

LUZERN

Im hoffnungslos überfüllten Konferenzraum roch es nach scharfem Aftershave, Schweiß und frisch aufgebrühtem Kaffee.

Bereitwillig nahm Jan auf dem dunkelblauen Teppichboden Platz, den Rücken gegen die Wand gelehnt. Von hier aus hatte er zwar nur schlechte Sicht auf deutsche und schweizerische Beamtenhintern, dafür entging er jedoch den meisten Blicken. Einige der deutschen Soko-Mitglieder kannten ihn und Rabea noch aus Hamburg, und er konnte nur allzu deutlich die Missbilligung in ihren Mienen erkennen. Viele von ihnen verurteilten wohl ihren Alleingang auf Ulfrun und glaubten, sie hätten womöglich eine ungerechtfertigte Sonderposition, was Jan durchaus nachvollziehen konnte.

»Könnte irgendjemand mal ein Fenster aufmachen?«, kommandierte Giliberti, als sie dicht gefolgt von Wiebusch eintrat. »Hier erstickt man ja.«

Ein junger Schweizer Beamter kam ihrer Anordnung so eilfertig und hektisch nach, dass er dabei einem Kollegen aus Versehen den Inhalt seiner Kaffeetasse über den Schoß goss. Das aufkommende Gezänk brachte Giliberti mit einem einzigen Blick zum Schweigen.

»Grüessech mitenand, einen schönen guten Morgen«, sagte sie in die Runde. »Ein arbeitsamer Tag liegt vor uns. Es gibt zwei sehr vielversprechende Richtungen, in denen wir schleunigst weiterermitteln müssen. Eine von ihnen ist Ihnen bereits vertraut, die andere hat sich erst heute am frühen Morgen neu ergeben.«

Durch eine Lücke zwischen den Umstehenden hindurch sah sie Jan direkt an. Er erkannte dabei eine tiefe, nagende Sorge in ihrem Blick, die er zuvor noch nicht wahrgenommen hatte.

Wiebusch hatte die Hände hinter dem Rücken verschränkt und trat unruhig von einem Bein auf das andere.

»Die erste Richtung: Roland Falk«, sagte Giliberti. »Unsere Hintergrundrecherchen haben ergeben, dass Yulia Golubenko und er sowohl Hugo Bellmer als auch Sean McAllister persönlich gekannt haben. Die beiden anderen Opfer sind Investoren ihrer App gewesen, als sie noch in ihrer Anfangsphase gesteckt hat. Seitdem sind sie immer wieder gemeinsam auf Empfängen oder auf Partys gewesen. Wir haben es also mit jemandem zu tun, der alle bisherigen Opfer persönlich gekannt hat. Und das ist noch nicht alles. Wir haben mit dem Nachlassverwalter von Frau Golubenko gesprochen. Ihr gesamtes Vermögen – inklusive der Aktien an ihrem Unternehmen – geht ausnahmslos in den Besitz von Roland Falk über. Und davon hat er gewusst. Wir schlagen also vor, dass wir ihn noch einmal gemeinsam mit Herrn Grall und Frau Wyler in die Mangel nehmen.«

Jan merkte, wie sich die Augenpaare auf ihn und Rabea richteten, dafür musste er noch nicht einmal den Kopf heben. Er hielt es weiterhin für ausgeschlossen, dass Falk irgendetwas mit den Morden zu tun hatte, dennoch konnte ein erneutes Gespräch mit ihm aufschlussreich sein.

»Die zweite Richtung«, fuhr Giliberti fort und zog damit die Aufmerksamkeit wieder auf sich. »Gestern Abend ist der Unternehmer Joseph Kampmann, den Deutschen unter uns vielleicht besser als bayerischer Wurstbaron bekannt, in Sonthofen auf dem Weg zu seiner Gespielin verschwunden. Seine S-Klasse wurde am Rand einer Waldstraße gefunden, achthundert Meter von seinem Treffpunkt entfernt.«

»Sie können sich wahrscheinlich schon denken, warum dieser Fall unser Interesse geweckt hat«, übernahm Wiebusch und ergänzte dann schmunzelnd: »Und falls nicht, sitzen Sie vielleicht im falschen Raum.« Seichtes Gelächter, mit dem sich Wiebusch zufriedengab.

Giliberti verdrehte nur die Augen. »Ich fasse zusammen: Großindustrieller aus einem ökologisch fragwürdigen Gewerbe, Nähe zum letzten Tatort hier in der Schweiz, spurloses Verschwinden. Der Erlöser hat sein nächstes Opfer. Doch wenn wir uns beeilen, können wir Kampmann vielleicht noch lebend finden. Ihn ... und Anita.«

»Vergessen Sie das nie, egal, ob Deutsche oder Schweizer«, sagte Wiebusch jetzt sehr ernst. »Er hat eine unserer Kolleginnen. Damit hat er uns alle angegriffen. Wenn alles andere noch nicht Motivation genug ist, dann zumindest das.«

Zustimmendes Raunen und Nicken. Ein paar Beamte klopften auf die Platte des Konferenztisches.

»Und seien Sie auf der Hut«, fügte er hinzu. »Aus Frau Golubenkos Waffenarsenal sind mehrere Gewehre und Hunderte Schuss Munition entwendet worden. Der Täter ist bis an die Zähne bewaffnet.«

Giliberti übernahm wieder: »Wir werden eine Gruppe Soko-Mitglieder abstellen, die den bayerischen Kollegen mit unserem bisherigen Wissen über den Erlöser unter die Arme greifen werden. Weiterhin gilt: Wir ermitteln ständig weiter in alle Richtungen. Kein Stein, der nicht umgedreht wird. Jeder Spur wird nachgegangen. Böhlen, wie sieht es mit den Hinweisen aus der Bevölkerung aus?«

Ein sommersprossiger Schweizer Beamter in der ersten Reihe antwortete: »Täglich Hunderte, Frau Majorin. Vieles davon reine Spekulation. Es hat sich sogar ein Medium gemeldet, das angeblich über Telepathie mit dem Täter kommuniziert haben will. Alle sachdienlichen Hinweise …«

Während Giliberti ihr Publikum über das weitere Vorgehen instruierte, stand Jan auf, drückte ächzend seinen schmerzenden Rücken durch und nahm sich Wiebusch zur Seite. Er hatte eine Eingebung gehabt, so klar und simpel, dass sie ihm beinahe schon banal erschien. »Du musst Ställe suchen!«, sagte er zu ihm.

»Äh ja.« Der LKA-Beamte starrte ihn entgeistert an. »Dir auch einen guten Morgen!«

Rabea trat zu ihnen. »Was beredet ihr da?«

»Glaub mir«, Jan wedelte mit dem Zeigefinger vor Wiebachs Gesicht herum, »es wäre nur die rein logische Konsequenz aus seinem bisherigen Modus Operandi. Bellmer, mitverantwortlich für die Abholzung des Regenwalds, von Pflanzen durchbohrt. McAllister, in Öl ertränkt. Golubenko, als Jagdtrophäe zur Schau gestellt. Was macht er dann wohl mit einem Mann, der für die Schlachtung von Millionen von Tieren verantwortlich ist?«

Kolja sah ihn aus großen Augen an. »Verstehe ... ich verstehe.«

»Darüber hinaus ist er pragmatisch geworden. Schon bei Golubenko hat er ihre Villa zum Tatort gemacht«, sagte Rabea, die schnell auf Jans Gedankengang aufgesprungen war. »Die Stätte wird nicht weit vom Entführungsort entfernt sein.«

»Und wenn ich recht in der Annahme liege, was er mit Kampmann vorhat, wird dieses Prozedere mehrere Tage in Anspruch nehmen.«

In Koljas Miene flackerte Hoffnung auf. Seine Stimme überschlug sich. »Ihr ... ihr beide seid mir welche. Geht schon mal zum Vernehmungsraum drei, dort wartet Roland Falk auf uns. Ich verständige inzwischen die notwendigen Stellen über eure Theorie!«

• • •

»Das ist doch krank!« Roland Falk vergrub das Gesicht in den Händen. »Warum sollte ich meine Frau enthaupten und den Kopf an der Wand aufhängen! Auf so etwas Widerwärtiges und Abartiges würde ich nicht einmal im Traum kommen!«

Das Männermodel schien nicht mehr unter dem Einfluss von Beruhigungsmitteln oder anderen Substanzen zu stehen. Er war geistesgegenwärtiger und deutlich angriffslustiger als beim letzten Mal, was sicherlich auch der Anwesenheit seines Anwalts geschuldet war – eines adrett gekleideten Mittfünfzigers mit goldfarbener Drahtbrille und welliger Haarmähne.

Rabea konnte es ihm nicht verdenken. Genau wie Jan glaubte sie nicht daran, dass er für den Tod von Yulia Golubenko verantwortlich war. Sein mögliches Motiv und die Lüge über seinen Aufenthaltsort in der Mordnacht ließen selbstverständlich jedem klassischen Kriminalisten das Wasser im Mund zusammenlaufen, aber er passte nicht in ihr Profil.

»Dann helfen Sie uns doch, diese missliche Lage aufzuklären«, schlug Giliberti vor. Diesmal hatten sie sich dafür entschieden, dass die Schweizer Majorin und Rabea die Vernehmung gemeinsam führen sollten.

»Sie sind in der Nacht vom dritten auf den vierten September nachweislich nicht in London gewesen«, sagte Rabea. »Was natürlich die Frage aufwirft: Wo sind Sie dann gewesen?«

Roland Falk und sein Anwalt tauschten einen langen Blick miteinander aus. Sein Rechtsbeistand machte eine Kopfbewegung, die man als ein *»Nun sagen Sie es schon!«* deuten konnte.

Falk seufzte, beinahe schon eine Spur theatralisch. Auch jetzt – blass, übernächtigt, mit vom Weinen geröteten Augen, die Haare fettig und ungekämmt – sah das Model auf eine beinahe kunstvolle Art derangiert aus. Als wäre er nur für ein besonders abstraktes Fashion-Shooting geschminkt und zurechtgestylt worden.

»Hören Sie, das hier darf auf keinen Fall nach draußen dringen«, setzte er an. »Wenn die Presse davon erfährt, bin ich geliefert. Verstehen Sie?«

»Sie verstehen vielleicht nicht, wie ernst die Lage für Sie ist«, entgegnete Giliberti und schob sich eine Haarsträhne hinters Ohr. Rabea bewunderte sie für ihre stets freundliche, aber unnachgiebige Art. »Wenn Sie uns nicht bald eine plausible Erklärung liefern, wird die Presse Ihre geringste Sorge sein.«

»Frau Majorin, ich darf doch bitten!«, ereiferte sich der Anwalt. »Das könnte man ja schon als offene Drohung werten.«

»Meine Geduld neigt sich langsam dem Ende entgegen.« Giliberti schaute den Anwalt noch nicht einmal an. Sie hatte den Blick fest auf Falk gerichtet. Mit ihren beringten Fingern tippte sie auf der Tischplatte herum. »Schon gut, schon gut!« Golubenkos Witwer straffte sich. »Ich war nicht in London, ich war in Amsterdam. Ich ... ich habe mich dort mit jemandem getroffen. Einer Frau. Einer Geliebten, wenn man so will. Sie ... sie kann das bezeugen. Ich habe alles da, die Reiseunterlagen. Die Hotelbuchung.«

Rabea merkte, wie eine Spur Genugtuung in ihr aufkam, die sie aber sogleich wieder unterdrückte. Jan würde es nicht anders gehen. Eine Geschichte genau dieser Art hatten sie beide erwartet.

»Na bitte!«, seufzte Giliberti. »Warum nicht gleich so?«

»Es, es könnte sein, dass sie nicht ganz volljährig ist.« Falk ließ den Kopf hängen und rieb sich den Nacken. Sein Anwalt legte ihm die Hand auf die Schulter.

»Dann sind Sie sich darüber im Klaren, dass sich die zuständigen Stellen im Nachhinein mit Ihnen auseinandersetzen werden«, sagte die Schweizer Majorin ungerührt.

Falk nickte, ohne aufzusehen.

»Damit sind wir aber noch nicht fertig«, sagte Giliberti. »Sie kannten auch die beiden anderen Opfer, Hugo Bellmer und Sean McAllister, richtig? Ist Ihnen auch ein gewisser Herr Joseph Kampmann vertraut?«

»Die Namen sagen mir etwas, ja.« Falk sprach weiterhin nur mit seinem Schoß, seine Stimme war nicht mehr als ein Wispern. »Sie waren flüchtige Bekannte. Ich habe sie vielleicht alle zwei, drei Jahre mal gesehen. Wenn Yulia mit ihnen Golf spielen war, wenn man sich mal in St. Moritz getroffen hat oder auf einer Benefizveranstaltung, solche Sachen. Offen gestanden sind sie mir alle nicht sonderlich sympathisch gewesen. Sie haben mich immer nur als hübsches Beiwerk wahrgenommen, als Toyboy. Irgendwas zwischen Heiratsschwindler und Lustknabe, in der Kategorie war ich für sie angesiedelt. Trotzdem, es ist natürlich schrecklich, was mit ihnen geschehen ist. Das wünscht man nun wirklich niemandem.«

»Ist Ihnen je etwas Ungewöhnliches an dieser Gruppe aufgefallen? Hat einer von ihnen mal davon gesprochen, dass er sich bedroht fühlt? Gab es Angehörige oder gemeinsame Bekannte, mit denen sie im Clinch gelegen hätten?«

Falk strich mit der Fingerkuppe die Tischkante entlang.

»Na ja, McAllister und Bellmer haben selten über solche Themen gesprochen, so nah stand man sich ja nicht. Nur Kampmann ist nach ein paar Gläsern Cognac immer etwas redselig geworden. Es war ziemlich offenkundig, dass zwischen ihm und seinem ältesten Sohn etwas im Argen lag. Der war nicht gerade ein Fan von dem Metier, in dem sein Vater so großen Erfolg hatte. Erst ist er aus Protest Vegetarier geworden, dann hat er alle finanziellen Zuwendungen ausgeschlagen. Er ist so einer Umweltsekte beigetreten, war aber nicht lange Teil von ihr. Hat irgendwann ein Kind bekommen – eine Tochter, glaube ich – und ist ausgestiegen. Was er jetzt macht?« Falk zuckte mit den Schultern. »Nicht die blasseste Ahnung.«

Rabea warf einen Blick hoch zur Überwachungskamera an der Decke. Jan saß im Nebenraum. Sicher starrte er völlig gebannt auf den winzigen Monitor.

»Das wäre dann die Enkelin von Kampmann«, sagte sie vorsichtig.

»Ja, richtig.«

Giliberti, die noch nichts von ihren und Jans Überlegungen über das Kind wusste, schaute sie fragend an.

»Wie alt wäre das Mädchen jetzt schätzungsweise?«, fragte Rabea.

»Puh, schwer zu sagen. Ich meine, was spielt das für eine Rolle?«, fragte Falk, zunehmend entnervt.

»Ah, wie konnte ich es vergessen: Mit dem Schätzen des richtigen Alters scheinen Sie sich ja etwas schwerzutun.«

Der Anwalt warf ihr einen bösen Blick zu.

»Schon gut«, stöhnte Falk. »Vielleicht ist sie jetzt elf oder zwölf. Aber nageln Sie mich nicht darauf fest.«

»Diese Umweltsekte, wie Sie sie nennen ... lautet ihr Name zufällig GAIA?«

»Richtig, stimmt!« Er wedelte mit beiden Zeigefingern. »So ein New-Age-Gedöns. Das war der Name.«

Rabea holte tief Luft. Ihr lief ein Schauer über den Rücken, so heftig, dass sie sich schütteln musste. Sie schaute tief in die reflektierende Linse der Überwachungskamera. Konnte das sein? Jan, wir müssen dringend reden.

»Keine weiteren Fragen meinerseits.« Ruckartig erhob sie sich von ihrem Stuhl. »Wir haben, was wir wollten.«

EINUNDVIERZIG

AUF DER B19

Sie überquerten die schweizerisch-österreichische Grenze im Alpenrheintal, fuhren ein Stück durch Österreich und gelangten schließlich am späten Nachmittag zurück nach Deutschland.

Wiebusch saß am Steuer seines BMW, Rabea neben ihm.

Schweigend hingen sie ihren Gedanken nach. Sie hatte ihren Kopf gegen das Seitenfenster gelehnt und schloss immer wieder die Augen. Drei Stunden Fahrt. In stroboskopartige Eindrücke heruntergebrochen, jedes Mal, wenn sie die Augen öffnete. Einsame Mautstraßen. Endlose Tunnel, die sich wie von Neonstrahlern erleuchtete Eingeweide durch die Bergmassive wanden. Das funkelnde Meer der Rücklichter. Anonyme Raststätten. Atemberaubende Panoramen.

Die meiste Zeit über ließ Kolja das Radio laufen, wechselte aber ständig die Sender. Einmal hatten sie sogar kurz eine Station aus Liechtenstein empfangen. Die Moderatoren und die Werbung wechselten zwar, nicht aber die Chart-Musik. Das führte dazu, dass sie gerade zum dritten Mal denselben Song von Mark Forster hörten.

»Langsam kann ich mitsingen«, stöhnte er.

»Ich weiß nicht, ob man sich darüber freuen sollte.«

Ihr gemeinsames Glucksen erfüllte den Innenraum. Schon lange hatte Rabea niemanden mehr gehabt, mit dem sie so einfach und unbeschwert lachen konnte.

»Zurück auf heimischem Boden«, grunzte er. »Ich hätte mir gewünscht, dass wir unter anderen Bedingungen zurückkehren würden.«

»Trotzdem, wir waren ihm noch nie so nah wie jetzt. Die Ställe und Schlachthöfe. Die Spur mit Kampmanns Sohn. Die Schullektüre aus der Hütte ...«

Wiebusch seufzte. »Und Jan ist eigens in Luzern geblieben, um weiter die Schülerdaten durchzugehen! Wir haben die Initialen des Mädchens, damit werden wir sie identifizieren können. Das ist eine Sisyphusaufgabe, ja. Aber keine, für die es zwingend einen Profiler braucht.«

»Er versucht verschiedene fallanalytische Herangehensweisen, über die er das Mädchen vielleicht schneller findet als deine Leute aus der Soko«, verteidigte sie ihren Partner. »Er ist noch nicht restlos von der Kampmann-Spur überzeugt. Irgendwas stört ihn an der GAIA-Verbindung.« Sie befeuchtete sich die Lippen. »Ich habe ihm ja die Schlüssel für meinen Mini dagelassen. Wenn er will, kann er jederzeit nachkommen.«

»Auch mutig, jemandem wie ihm seinen fahrbaren Untersatz zu überlassen.«

Rabea ließ die Schulterblätter knacken. »Haben die bayerischen Kollegen den Sohn von Kampmann schon ausfindig gemacht? Wie heißt er noch mal?«

»Konstantin Kampmann. Und nein, noch nicht. An der

Münchner Adresse, an der er gemeldet ist, ist er nicht anzutreffen gewesen. Ebenso wenig an seinem Arbeitsplatz, einer Importfirma für Lebensmittel aus nachhaltiger Landwirtschaft.« Er zwirbelte eine seiner Bartsträhnen auf.

»Wissen die übrigen Angehörigen Kampmanns etwas über seinen Verbleib?«

»Angeblich ist er weder im Urlaub, noch sollte er anderweitig verhindert sein. Merkwürdig, nicht wahr?«

Rabeas Blick verlor sich im endlosen Schachbrettmuster der Felder und Wiesen, über denen sich ein strahlend blauer Himmel wölbte – wie eine leere Leinwand.

»Wie läuft die Suche nach Ställen und Schlachthöfen?«

»Hier wiederum muss ich Jan beglückwünschen, das könnte wirklich ein Volltreffer sein. Ich habe ein gutes Gefühl dabei.« Kolja klopfte auf das Lenkrad. »Die Kriminalpolizei in Kempten hat einen Plan von allen potenziell passenden Gebäuden in einem Umkreis von dreißig Kilometern um den Entführungsort erstellt. Immerhin eine dreistellige Zahl. Gemeinsam mit der Bereitschaftspolizei fahren sie sie jetzt systematisch ab. Ich werde mich der Aktion anschließen, sobald wir eingetroffen sind. Die Beamten vor Ort gehen davon aus, dass sich die Fahndung noch bis morgen Abend fortsetzen wird.«

Das Netz um den Erlöser zog sich immer enger, so schien es zumindest. Dennoch wusste Rabea, dass er jederzeit durch eine der Maschen entkommen konnte.

Und was war mit Anita? Sie war jetzt seit mehr als einer Woche entführt. Jegliche Statistik sprach gegen ihr Überleben, die Wahrscheinlichkeit sank mit jedem weiteren Tag rapide. Was würde sein, wenn sie die BKA-Kommissarin nur noch tot auffanden? Was würde dann mit Jan sein, dessen Hoffnung auf ihre Rettung so unerschütterlich war?

Sie mochte es sich nicht ausmalen.

Der Wille jedes Menschen besaß eine Sollbruchstelle – und die von Jan verlief exakt bei seinem Glauben an Anitas sichere Heimkehr.

ZWEIUNDVIERZIG

LUZERN

»Danke, dass ich noch einmal hier übernachten darf.«

Jan hatte Maries Küchentisch vollständig mit seinen Unterlagen okkupiert. Kein einziger Quadratzentimeter der abgeschrammten Tischplatte war noch zu erkennen.

»Das sagst du jetzt zum dritten Mal, und ich sage dir jetzt auch zum dritten Mal: Wirklich kein Problem, gerne.«

Rabeas Schwester füllte Felix' Napf und stellte ihn zurück auf den Boden. Sofort machte sich der Hund schmatzend über das Trockenfutter her.

»Auch einen Tee?«, fragte sie und schaltete den Wasserkocher ein.

»Ja, bitte, das ist lieb«, sagte Jan zerstreut.

Er brütete über den Listen der Schulen aus dem deutschsprachigen Raum. Schon für Deutschland gab es kein zentrales Schülerregister. Die Beschaffung der Namenslisten war ein mühseliges Abklappern der Schulämter. Sollte er eine Priorisierung veranlassen? Aber unter welchen Gesichtspunkten?

Die schräg stehende Sonne durchflutete die Küche mit

scharfkantigem Licht, glänzte auf Töpfen und Pfannen, Besteck und Armaturen.

Auch wenn sich die übrigen Ermittler – Rabea inbegriffen – darauf eingeschossen hatten, er glaubte nicht an Kampmanns Sohn als Tatverdächtigen. Nach allem, was er über den Erlöser wusste, war dieser niemals ein Mitglied von GAIA gewesen, egal, ob später ausgetreten oder nicht. Diese Mordserie musste akribisch über Jahre hinweg geplant worden sein. Das hieß, der Täter musste die Aktionen von GAIA von Beginn an als zu unbedeutend und ineffektiv eingeschätzt haben.

»Kamille? Früchtetee? Grün? Schwarz?«

»Hm?«

»Erde an Jan Grall, bitte kommen!« Sie schnipste vor seinem Gesicht herum. »Rabea lässt dir so was vielleicht durchgehen, aber ich verlange absolute Aufmerksamkeit.«

»Ach so, äh, sorry.« Er schaute auf. »Grünen Tee, bitte.«

»Sicher? Danach kannst du dann noch schlafen? Der schlägt bei mir immer ein wie eine Bombe.«

»Im Moment fühle ich mich so erschöpft, ich könnte eine Packung Koffeintabletten schlucken und würde trotzdem wegnicken, sobald mein Kopf das Kissen berührt.«

Sie holte zwei Becher aus einem antiken Schrank und ließ die Teebeutel hineingleiten.

»Marie, mal angenommen, du hättest ein Kind, müsstest aber gleichzeitig eine Mordserie begehen, für die du durch halb Europa reisen musst …«

»Oh ja, das passiert mir fast täglich!« Sie lehnte sich gegen den Küchentresen, den Kopf zur Seite geneigt.

Er ignorierte ihren Einwurf und sortierte umständlich seine Papiere. Felix legte unter dem Tisch die Schnauze auf seinen Oberschenkel. »Nehmen wir weiter an, du würdest das Kind weiter die Schule besuchen lassen, was für eine Schule wäre das?«

»Na, wahrscheinlich ein Internat«, antwortete sie.

Dampf stieg brodelnd aus dem Wasserkocher auf. Sie befüllte beide Becher, stellte sie auf den Tisch und setzte sich Jan gegenüber. »Was bist du so baff?«

»Weil ich mich gerade frage, warum ich nicht schon längst auf diesen Gedanken gekommen bin.«

DREIUNDVIERZIG

DÜSSELDORF // 7. September

»Wurde wieder viel bestellt, Miri, schau dir das an!« Wie jeden Morgen wuchtete Ibrahim die Sackkarre mit den Paketen die Stufen zum Büro hoch. »Schuhe, noch mal Schuhe. Das hier, in dem Paket, das könnten vielleicht Skier sein. Oder eine Angel. Und Krimskrams. Immer Krimskrams. Wieso bestellen die Leute immer noch Bücher? Gibt doch jetzt eBooks, oder?«

Miri hatte ihn am Treppenabsatz empfangen.

»Die Leute spinnen einfach, Ibo, die Leute spinnen.«

Sie und der Paketbote hatten sich ein Spiel daraus gemacht, von der Form und Schwere der Pakete auf ihren Inhalt zu schließen und sich Geschichten über ihre Besitzer auszudenken. »Deinetwegen muss ich immer Überstunden machen!«, rief er jedes Mal, wenn sie sich mal wieder rettungslos verplaudert hatten.

Viel zu häufig, als es in ihrem behelfsmäßigen Werkstudenten-Vertrag vorgesehen war, spielte Miriam jetzt die Empfangsdame. Wer hätte erwartet, dass Jan und Rabea so lange in den Erlöser-Fall eingespannt sein würden? Allerdings musste sie zugeben, dass die einsamen, langweiligen

Stunden im Büro ein Segen für ihr Studium waren. Hier blieb ihr aus Mangel an Alternativen gar nichts anderes übrig, als zu lernen. Auch jetzt hielt sie noch ein aufgeklapptes Buch zur Kulturgeschichte der Schriftlichkeit vom Frühmittelalter bis zum Spätbarock in der Hand.

Nach und nach scannte sie die Pakete und räumte sie in ein Gittergestell hinter dem Empfangstresen. Inzwischen erinnerte der Eingangsbereich der sogenannten Agentur für Fallanalyse eher an einen schlecht organisierten Lagerraum, von repräsentativem Charme keine Spur.

Miriam schüttelte eine verdächtig unauffällige Kiste an ihrem Ohr. »Das ist doch garantiert Sexspielzeug.« Sie schaute auf die Adresszeile. »Doris will's mal wieder richtig krachen lassen. Bestimmt richtig versautes Zeug.«

»Miri, du machst mich ganz verlegen«, stammelte Ibo, die Wangen gerötet.

»Na gut, machen wir weiter.« Sie inspizierte das nächste Paket. »Hmmm. Äußerst schwer, dann die Form. Ich wette, das ist ein Ziegelstein. Vielleicht gibt es einfach Sadisten, die zum Spaß Steine versenden, nur um uns damit zu quälen.«

»Wie kommst du nur auf solche Sachen!?« Aufrichtige Neugier erstrahlte in Ibos gutmütigem Babygesicht. »In deinem Kopf ist immer was los.«

»Irgendwie muss man sich ja die Welt erträglich gestalten.«

»Hier, schau mal!« Ibo musterte mit gerunzelter Stirn eines der letzten Pakete, das in etwa die Größe eines Schuhkartons hatte. »Hier hat sich jemand beim Dekorieren richtig ins Zeug gelegt.«

»Oh, so was habe ich ja noch nie gesehen.« Fasziniert begutachtete sie das Paket. Es war über und über mit fremdartigen Zeichen bemalt, anscheinend mithilfe eines dickborstigen Pinsels. Sie meinte, altgriechische Buchstaben erkennen zu können, in einigen anderen Symbolen mutmaßte sie ägyptische Hieroglyphen oder sogar die Schrift der Mayas. Sie warf einen Blick auf die Adresse.

Es war zur Abholung in ihrem Paketshop bestimmt, für einen gewissen Adrian Höller.

»Kennst du den?«

Sie schüttelte den Kopf, holte ihr Handy hervor und aktivierte die Kamera. Davon musste sie unbedingt ein Bild an Jan schicken. Es würde ihm zumindest ein Schmunzeln entlocken, was ihr neues Paket-Business an kuriosen Blüten trieb. Und ein wenig Abwechslung konnten die beiden im Moment sicherlich gebrauchen.

»Das Ding sieht auf jeden Fall verflucht aus.«

»Definitiv«, sorgsam verstaute sie es im Regal, »vielleicht ist ja die Hand einer Mumie drin. Oder das Necronomicon.«

»Necro … was?«

»Schon gut.« Sie winkte ab.

»Halt mich auf dem Laufenden, was da für ein Freak zum Abholen kommt!«

»Auf jeden Fall.« Sie sagte den Satz, der zu ihrer beider Abschiedsformel geworden war: »Die Leute spinnen.«

Ibo lachte, wie jedes Mal. »Die Leute spinnen.«

VIERUNDVIERZIG

KEMPTEN, ALLGÄU

»Den Kollegen hat es einiges an Mühe bereitet, Sie ausfindig zu machen.«

Rabea ließ sich gegenüber von Konstantin Kampmann nieder und schlug seine Akte auf. Der Sohn des bayerischen Wurstbarons trug einen karmesinroten Pullover, die Ärmel hochgekrempelt. Sein schulterlanges, lockiges Haar war zu einem Zopf gebändigt. Die krumme Hakennase hatte etwas Schnabelartiges, allerdings sah er dadurch eher aus wie eine Krähe als wie ein Greifvogel.

Er blitzte sie aus intelligenten dunklen Augen an.

»… was in diesem Land erst einmal nichts Strafbares ist, soweit ich weiß.«

»Natürlich nicht«, sagte Wiebusch, der mit vor der Brust verschränkten Armen an der Wand des Vernehmungszimmers lehnte. »Dennoch wirft es unter den gegebenen Umständen eine Reihe an Fragen auf.«

»Ich war im Schweige-Retreat und habe Digital Detox betrieben. Kein Handy, kein Laptop, nichts. Schwer erreichbar zu sein war ja der Sinn der ganzen Sache.«

Erst auf das vehemente Drängen der Allgäuer Kriminalpolizei hin hatte die Frau von Kampmann junior ihn kontaktiert. Seinen eigenen Aussagen nach hatte er da schon drei Tage in einer Berghütte in Südtirol verbracht.

»Wie kommt es, dass Ihr Arbeitgeber noch nichts von der Sache gewusst hat?«, fragte Rabea. »Offiziell hatten Sie keinen Urlaub eingereicht.«

»Ich musste sofort weg, für solche Formalitäten blieb mir keine Zeit. Ich hätte ihn einfach im Nachhinein eingereicht, so habe ich es schon vorher mal gemacht. Das hätte man Ihnen in der Firma auch sagen können.«

Falls er log oder nervös war, so ließ es sich Konstantin Kampmann zumindest nicht anmerken. Er beherrschte das Gespräch mit Souveränität. Seine tiefe Stimme war fest und melodiös.

»Ziemlich einsam, in den Bergen. Ziemlich allein ist man da«, bemerkte Kolja. »Da trifft man nicht allzu viele Menschen, die vielleicht bestätigen könnten, dass man dort gewesen ist.«

»Das liegt leider in der Natur der Sache. Ich weiß, worauf Sie hinauswollen. Ich habe kein Alibi für die Zeit, in der mein Vater verschwunden ist.« Kampmann beugte sich vor. »Aber wenn das alles ist, was Sie gegen mich vorzubringen haben, würde ich mich jetzt gerne verabschieden.«

»Sie haben mit Ihrem Vater gebrochen, seit Jahren kein Wort mehr mit ihm gewechselt«, warf Rabea ein. »Sicher haben Sie seit Ihrer Rückkehr von den Erlöser-Morden gehört. Die anderen Opfer waren Bekannte Ihres Vaters. Noch dazu ist die Ideologie des Täters in vielen Punkten deckungsgleich mit der von GAIA. Einer Gruppierung, der Sie selbst einmal angehört haben.«

Kampmann schürzte spöttisch die Lippen. »Ich weiß, ich wiederhole mich, aber auf Kriegsfuß mit dem eigenen Vater zu stehen ist ebenfalls nichts Strafbares. Wären Sie seine Tochter oder sein Sohn gewesen, es wäre Ihnen nicht anders ergangen.«

Rabea rieb sich die Augen und strich sich den Pony aus der Stirn. Die Nacht über waren sie in einer bescheidenen Pension in Kempten einquartiert gewesen. Trotz der Stille und der frischen Bergluft hatte Rabea sich stundenlang hin- und hergewälzt. Jedes Mal, wenn sie in den Halbschlaf abgeglitten war, hatten sie wieder Sergejs angstgeweitete Augen angeblickt. Die Hitze der Wut, die irgendwo in ihrem Körper konserviert worden sein musste, überkam sie wieder. Aber auf was war diese Wut gerichtet? Auf wen?

Wenn sie dann wieder hellwach im Bett gelegen hatte, hatte ihr Bewusstsein sie ebenso wenig in Ruhe gelassen wie ihr Unterbewusstsein. Es hatte sie mit Zweifeln bombardiert, mit der ewigen Frage, ob sie nicht doch etwas übersehen hatte. Jan glaubte nicht daran, dass Kampmanns Sohn für die Taten verantwortlich war. Und jetzt, wo sie ihm gegenübersaßen, musste sie ihm recht geben. Aber er hatte kein Alibi. Er passte ins Profil. Auch jetzt gab er sich souverän und ruhig, doch brauchte es nicht exakt diese Gefühlskälte und Unverfrorenheit, um so eine Mordserie zu begehen?

»Es gibt da diese unschöne Geschichte mit der Haushälterin.« Kolja hatte sich die Unterlagen vom Tisch genommen, befeuchtete sich den Zeigefinger und blätterte in ihnen herum.

Zum ersten Mal verlor Kampmann seine Contenance. Er blinzelte den BKA-Beamten an. »Das … das ist ewig her.«

»Wie alt sind Sie da gewesen? Sechzehn? Sie haben vielleicht geglaubt, diese Episode wäre längst aus den Akten verschwunden, da muss ich Sie aber leider enttäuschen. Schädelfraktur, drei gebrochene Finger, eine geprellte Rippe. Sie haben die Frau richtiggehend zusammengeschlagen.« Kolja pfiff durch die Lücke zwischen seinen Schneidezähnen. »Wie ich sehe, wurde die Angelegenheit außergerichtlich geregelt. Papa wird eine Stange Geld dafür geblecht haben, dass Sie ohne Vorstrafenregister aus der Nummer rausgekommen sind.«

»Es war eine blöde Wette mit Schulfreunden. Es war Alkohol im Spiel.« Kampmann nestelte an einem Faden, der aus seinem Pullover heraushing. »Seitdem ist viel passiert. Anti-Aggressionstraining. Meditation. Ich bin ein anderer Mensch.« Er holte tief Luft, fand allmählich wieder zu seiner alten Strategie zurück. »Das ist es also? Eine alte Geschichte aus meiner Jugend und ein paar Mutmaßungen. Mehr haben Sie nicht?«

»Noch nicht.« Starr erwiderte Kolja seinen Blick und schleuderte die Papiere auf den Tisch.

»Ich will Ihnen etwas sagen.« Kampmann erhob sich von seinem Stuhl, stellte sich hinter ihn und stemmte die Hände auf die Lehne. »Glauben Sie wirklich, ich setze mich erst bei GAIA aktiv für den Schutz von Lebewesen ein, nur um dann am Ende mehrere Menschen auf brutalste Weise umzubringen? Ist das nicht ein wenig … inkonsequent?«

Über dieses Dilemma hatten Rabea und Jan schon selbst lang genug nachgegrübelt. Sie waren vorläufig zu dem Schluss gekommen, dass es noch ein tiefer liegendes, persönlicheres Motiv geben musste. Etwas, das dieses Konstrukt von innen heraus aufrechterhielt und ihm Standfestigkeit verlieh. Die Begründung für die Erlöser-Morde integrierte sich perfekt in seine Philosophie, aber nicht der Akt des Tötens selbst.

Kampmann riss sie aus ihren Gedanken. »Vielleicht sind Sie mit Ihren Ermittlungen gar nicht mal in einer so falschen Ecke unterwegs.« Sein Ton war mit einem Mal frei von jeglichem Sarkasmus.

»Was meinen Sie?« Kolja faltete die riesigen Pranken ineinander.

»Mein Vater, Bellmer, McAllister, auch diese unausstehliche Yulia Golubenko … all diesen Leuten hing die Vergangenheit im Nacken wie ein Verfolger, nach dem man sich manchmal furchtsam umwendet.«

»Geht's etwas spezifischer?«, meinte Rabea.

»Ich erinnere mich an die Zeit, als mein Vater und ich noch vereinzelt miteinander gesprochen haben. Einmal habe ich ihn nach irgendeinem Golfturnier oder einer dieser sogenannten Charity-Veranstaltungen angetroffen, wo er mit Bellmer und McAllister gewesen ist. Nachts um zwei in seinem Büro, vor sich ein Glas Scotch. Er sah bleich aus. Da sitzt dieser Mann, der täglich für den Tod von 20.000 Tieren mitverantwortlich ist, und stiert trübsinnig vor sich hin.«

Kampmann zog einen Mundwinkel in die Höhe, was seinem Gesichtsausdruck etwas Linkisches gab. »Ich muss gestehen, dass es einer der wenigen Augenblicke gewesen ist, in denen ich so etwas Ähnliches wie sentimentale Gefühle für ihn spürte. Er wirkte verletzlich. ›Du siehst aus, als hättest du gerade einen Geist gesehen‹, sagte ich zu ihm. ›Nicht gesehen, aber ich habe von einem gehört.‹ Dann leerte er seinen Scotch in einem Zug. Ich habe ihn gefragt, was er damit meinte. Er sagte: ›Manchmal haben Tote die unangenehme Angewohnheit, wiederaufzuerstehen.‹«

»Das war alles?« Die Enttäuschung war nur allzu deutlich aus Koljas Stimme herauszuhören.

Kampmann nickte. »Es ist mir nur gerade in den Sinn gekommen. Vielleicht ist es auch nichts. Trotzdem bemerkenswert, was die Erinnerung ab und zu wieder an die Oberfläche spült. Irgendwas muss er an diesem Tag von seinen Golf-Freunden erfahren haben.«

»Sie können gehen«, sagte Kolja resigniert. »Wie Sie bereits richtig bemerkt haben, haben wir nichts Stichhaltiges gegen Sie in der Hand. Aber sollte sich das ändern, werden Sie der Erste sein, der davon erfährt, das verspreche ich Ihnen.«

Als Kampmann zur Tür hinaus war, nahm Kolja gegenüber von Rabea an dem schmalen Tisch Platz. Ganz so, als wäre er jetzt ein Zeuge oder Verdächtiger.

»Die Stühle in Vernehmungsräumen sind wirklich nichts für meinen Rücken«, ächzte er. »Ich bin jetzt in einem Alter, in dem ich mich ungestraft über so was beschweren darf.

Und wo wir schon dabei sind: Dieser Konstantin Kampmann gefällt mir nicht. Irgendwas ist falsch mit ihm, das spüre ich in meinen Knochen.«

»Er hat sich völlig unantastbar gegeben, ungerührt. Die ganze Episode über die Begegnung mit seinem Vater könnte auch frei erfunden sein. Wenn dem so wäre, hätte er klassische psychopathische Züge. Aber solange wir es nicht beweisen können, müssen wir ihm glauben.«

»Du klingst schon wie Jan.«

Sie schmunzelte. »Ich weiß nicht, ob das gut oder schlecht ist.«

»Die Toten erstehen wieder auf. Was sollte Kampmann senior damit gemeint haben?«

Rabea holte tief Luft. »Es könnte alles und nichts bedeuten. Vielleicht verbindet die Opfer noch mehr, als es zunächst den Anschein hat. Ich habe das Gefühl, wir kommen ihm immer näher. Wir häuten sein Geheimnis, Schicht für Schicht ...«

»... bis wir schließlich ins Herz der Finsternis vordringen«, vollendete Kolja.

»Äußerst melodramatische Wortwahl.«

»Ich suche nur schon mal nach Formulierungen für meine Memoiren.« Kolja drückte sich theatralisch den Handrücken an die Stirn.

»Es braucht schon wirklich einiges, um dir den Humor auszutreiben«, kicherte Rabea.

»Ich muss zugeben, ein psychopathischer Serienkiller, der meine Partnerin entführt und seine Opfer bestialisch umbringt, kommt schon ziemlich nah dran.«

FÜNFUNDVIERZIG

SONTHOFEN, ALLGÄU

Regenschlieren fegten über die Landschaft und hüllten alles in Grautöne. Ein ferner Donner dröhnte wie Artilleriefeuer.

Auf dem holprigen Feldweg versanken die Räder von Wiebuschs BMW in knietiefen Pfützen, die Scheibenwischer arbeiteten im Akkord. Mit Millionen Fingern trommelten die Tropfen auf das Autodach.

Dieses Dreckswetter hatte gerade noch gefehlt.

Er konnte von Glück reden, dass die kleine verfallene Schweinemast am Ende der Straße die Letzte auf seiner Liste von Orten war. Er hatte sich kurzerhand den Durchsuchungen der Ställe und Schlachthöfe angeschlossen, um die Ermittlungen hier noch einmal zu beschleunigen.

Eigentlich hätten ihn noch zwei Beamtinnen der Bereitschaftspolizei begleitet. Aber die Mast lag gleich auf dem Weg zu seiner Pension, weswegen er sich dazu bereit erklärt hatte, alleine dort vorbeizufahren. Er erwartete ohnehin nicht mehr viel davon.

Es war ein anstrengender Tag gewesen. Er war alle möglichen verwaisten Stallungen abgefahren, immer ergebnislos. Ein stundenlanger Rhythmus aus anstrengenden Fahrten über die Landstraßen des Allgäus, dem Modergeruch von verwittertem Holz und dem Anblick von Spinnweben und jahrzehntealtem Blut. Seine anfängliche Euphorie über Jan Gralls Eingebung war nur allzu schnell verflogen und einer matten Routine gewichen. Vielleicht hätte er seine Zeit doch sinnvoller investieren sollen.

Schemenhaft zeichneten sich jetzt die Umrisse eines leer stehenden Gehöfts gegen den Tannenwald ab, der sich dahinter erstreckte. Wie Schutzsuchende drängten sich die niedrigen Häuser in den Schatten ihrer Wipfel.

Die Besitzer der meisten dieser kleinen Höfe und Stallungen, die sie aufsuchten, waren entweder verstorben oder von hier fortgezogen, ohne dass sich neue Pächter für ihre Grundstücke gefunden hatten. So waren die Gebäude über die Jahre verwittert und teilweise nicht mehr als bloße Ruinen.

Er parkte den BMW auf dem matschigen Vorplatz, zog sich die Kapuze seines Parkas über und stieg aus. Seine Doc Martens gaben bei jedem Schritt ein Schmatzen von sich.

Ihm fielen zwei lang gezogene Pfützen auf, in denen sich das Wasser staute wie in einem Rinnstein. Er ging vor ihnen in die Hocke. Verengte die Augen zu Schlitzen. Gerade noch konnte er in ihnen ein Profil erkennen.

Reifenspuren.

Sein Herzschlag beschleunigte sich.

Aber wo war der dazugehörige Wagen?

Wie von selbst zog seine Hand den Reißverschluss seiner Jacke auf, schlüpfte in sie hinein und öffnete das Pistolenholster.

Mit der anderen zog er sein Funkgerät aus der Gesäßtasche.

»Wiebusch hier«, meldete er sich und gab seine Position durch. »Schicken Sie eine Streife vorbei. Wahrscheinlich ist es nichts, aber Sie wissen ja. Mütter und Vorsicht und Porzellankisten und so.«

Die Zentrale gab durch, dass in fünfzehn Minuten Kollegen bei ihm eintreffen würden.

»Danke!«

Er steckte das Funkgerät weg und stemmte sich aus der Hocke hoch, was seine Knie mit einem schmerzhaften Knacken quittierten.

Er zog gerade die Wagentür auf, als aus Richtung des Mastbetriebs ein erbarmungswürdiges Schreien drang.

Sofort fuhr er herum. Zückte seine P99.

Um bessere Sicht zu haben, zog er die Kapuze herunter. Der Regen prasselte so intensiv auf ihn ein, als stünde er unter einem Duschkopf.

»Hallo? Wer ist da?«

Ohrenbetäubendes Donnergrollen, so heftig, dass der Erdboden vibrierte.

»Kampmann? Sind Sie das?«

Ein erneuter Schrei, der aus den Tiefen der Lungen zu dringen schien. Verdammt, durchfuhr es ihn. Bis die Verstärkung eintraf, waren es sicherlich noch mehr als zehn Minuten. Er hatte Nadine nach der Geburt von Malte geschworen, sich niemals grundlos in Gefahr zu begeben.

Aber dieser Mensch da drin brauchte Hilfe. Keine Ahnung, wie lange er noch aushalten würde oder wie schwer seine Verletzung war.

»Schreie aus dem Komplex«, gab er ins Funkgerät durch. »Schicken Sie gleich einen Krankenwagen mit.«

Fieberhaft dachte er nach. Wenn der Täter wirklich da drin war, würde er es niemals zulassen, dass Kampmann so laut und ungehindert schreien konnte. Also musste er fort sein.

Seine Fingerkuppe glitt über den kalten Lauf der P99. Er war nicht Polizist geworden, um in den entscheidenden Momenten zu zögern.

Mit entschlossenen Schritten stapfte er auf den Maststall zu.

Die grob gezimmerte Stalltür hing schief in den Angeln. Sie war nur angelehnt. Wiebusch versetzte ihr einen gezielten Tritt unterhalb des Schlosses.

Sie schwang quietschend nach innen auf und entblößte Dunkelheit.

Ihn umfing ein Gestank, der ihn instinktiv zurückweichen ließ. Es roch nach Fäulnis und Exkrementen, Blut und einer beinahe greifbaren Verzweiflung.

Er nahm seine Taschenlampe zur Hand und hielt sie über den Lauf der P99. Ihr greller Lichtkegel erhellte nur einen frustrierend kleinen Ausschnitt des Stalls mit Licht.

Die Schreie waren verstummt, seit er eingetreten war.

»Kampmann!?«, rief er und verfiel in Husten, überwältigt vom Gestank. »Kampmann, wo sind Sie? Ich bin vom BKA. Ich bin hier, um Ihnen zu helfen.«

Fliegen, überall Fliegen. Konstant schwirrten sie um ihn

herum, ständig musste er sie wegwedeln, damit sie ihn nicht allzu sehr irritierten.

Dann sah er den Tisch.

Sah die Utensilien.

Er hatte schon immer einen starken Magen besessen, eine Grundvoraussetzung für seinen Beruf. Auch die Gräuel der letzten Tage hatten ihm nicht so sehr zugesetzt wie den anderen. Er konnte einiges ab, seit Kindestagen an.

Aber das hier war zu viel.

Da war der haarige, blutbeschmierte Oberarm eines Menschen, in dem noch ein Schlachterbeil steckte. Da waren herausgetrennte Sehnen und Muskeln. Da war ein Fleischwolf. Die Schlingen eines Darms, augenscheinlich auch menschlich, die in einer Wurstfüllmaschine endeten.

Gleich unter dieser Schlachtbank summte ein vorsintflutlicher Kühlschrank leise vor sich hin. Blutige Handabdrücke überzogen seine Tür. Er wollte gar nicht wissen, was in ihm lagerte.

Er ließ das Licht der Taschenlampe zur Seite gleiten. Etwas hing da in der Dunkelheit, schwang leicht im Wind hin und her, der durch die offene Stalltür drang.

Oh Gott!

Es war Kampmann, kopfüber an einem Fleischerhaken aufgehängt wie ein Schwein – unter seinem kalkweißen, hageren Körper eine gewaltige Blutlache. Er musste mit einem Kehlenschnitt getötet worden sein. Der Bauchraum war geöffnet und ausgeweidet worden, die Rippen aufgebrochen. Abgetrennte Venen und Teile der Lungenflügel waren auszumachen. Sein rechter Arm und Teile seiner Oberschenkel fehlten. Bleiche Knochen, offen liegendes Fleisch. Zwischen seinen Beinen – dort, wo die Genitalien sein sollten – nur eine notdürftig verbundene Wunde.

Wenn Kampmann dort hing, wer hatte dann …

Die Erkenntnis traf ihn so unvermittelt, dass sie sogar seinen Würgereflex aussetzen ließ.

Aus einer Ecke in der Finsternis hinter ihm drang das Klicken einer Waffe, die entsichert wurde.

»Auch ich kann schreien.« Eine heisere, raue Stimme.

Der Erlöser.

»Warten Sie …« Kolja wollte sich zu ihm umdrehen.

»Na, na, rühren Sie sich kein bisschen weiter.«

Er erinnerte sich daran, dass Jan und Rabea in einer ähnlichen Situation gewesen waren. Dass der Täter sie auf der Bohrinsel verschont hatte.

»Hören Sie«, setzte er an, »Verstärkung ist auf dem Weg. Wir beide werden hier nicht mehr lange in trauter Zweisamkeit sein.«

»Still!«, fuhr ihn der Mörder an.

Koljas Herzschlag wummerte in seinen Ohren. Hitzewellen wogten über ihn hinweg. Schweißperlen vermengten sich mit dem Film aus Regenwasser, der auf seinem Gesicht lag.

»Ich …«

Der Schuss kam so plötzlich wie ein erneuter Donnerschlag. Heftig dröhnte er in seinen Trommelfellen nach.

Er hat es wirklich getan, dachte Kolja. Fast schon verwundert. Erst Sekunden später setzte der Schmerz ein, wie ein brutaler Faustschlag in seinen Rücken, knapp oberhalb der Leiste.

Er taumelte voran. Seine Beine gaben nach. Er sackte auf die Knie und versuchte noch, die Pistole herumzureißen. Aber der Erlöser war längst bei ihm und trat ihm die Waffe aus der Hand. Scheppernd rutschten sie und die Taschenlampe über den Betonboden davon, wobei der Lichtkegel groteske Schattenspiele an die Wände warf.

Der Erlöser stemmte seinen stiefelbewehrten Fuß auf seine Schulter und drückte Kolja rücklings zu Boden. Wie ein düsterer Schatten ragte er jetzt über ihm auf.

Er hatte kein Gesicht. Er hatte wirklich kein Gesicht.

Kolja wollte Luft holen, aber jeder Atemzug fühlte sich an, als wäre er unter Wasser. Kläglich gurgelte er Blut. Spürte, wie mit jedem Herzschlag das Leben aus ihm herauspulsierte.

»Wa-warum?«, röchelte er. »Anita ...«

»Oh, Ihrer Partnerin geht es gut. Noch. Aber ihr Polizisten seid alle gleich. Ihr überseht so vieles. Vergesst so leicht. Die Namen derer, die ihr rächen solltet. Und wenn ihr es nicht tut, dann muss ich es eben.« Er legte wieder das Jagdgewehr an. »Adrian Höller, vergessen Sie diesen Namen nicht ... nicht so wie damals.«

»Nicht ...« Kolja hob die Hand, legte sie auf die Mündung.

Der Erlöser drückte ab. Der Schuss drang durch Koljas Hand und zerfetzte seinen Brustkorb.

Dann entfernte er sich mit schweren Schritten, ließ Kolja mit der Finsternis allein.

Es war, als würde er nach einem langen, anstrengenden Tag allmählich in tiefen Dämmerschlaf abgleiten. Er sah vor sich, wie er zusammen mit seinem Sohn in der Werkstatt Holz abschliff. Wie Nadine im Türrahmen lehnte und sie lächelnd beobachtete.

Er floh. Vor dem Schmerz, vor der Dunkelheit, hinein in die Erinnerung.

SECHSUNDVIERZIG

KEMPTEN, ALLGÄU

Rabea saß im Wirtshaus, das an ihre Pension angeschlossen war, und genehmigte sich ein kleines Abendessen aus Salat und Brotvariationen. Sogar zu einem Glas Weißbier hatte sie sich durchringen können.

Den ganzen Nachmittag lang hatte sie über den ViCLAS-Datenbanken und den Akten gebrütet, ohne dass sie daraus auch nur ansatzweise neue Erkenntnisse gewonnen hätte.

Sie hatte die Aussage der Haushälterin analysiert, die von Konstantin Kampmann angegriffen worden war, hatte noch einmal das Umfeld der Opfer überprüft und sogar mit der Klassenlehrerin von Kampmanns elfjähriger Tochter telefoniert. Alles unauffällig.

Sie wunderte sich, wo Wiebusch blieb. Er hatte geschrieben, dass er nur noch schnell einen Stall auf dem Weg zu ihrer Pension überprüfen wollte. Keine große Sache, höchstens fünfzehn Minuten.

Das war jetzt eine Stunde her. Sie hatte schon zweimal versucht, ihn anzurufen, aber er hatte beide Male nicht abgenommen.

Er passt schon auf sich auf, dachte sie sich. Sie pikte

Gurkenscheiben und Salatblätter auf, ließ sie in ihrem Mund verschwinden und spülte mit einem Schluck Bier nach.

Außer ihr waren nur fünf weitere Gäste in dem altmodischen holzvertäfelten Wirtshaus. Ein altes Paar, das jetzt schon die dritte Partie Skat spielte und ausgiebig dem Schnaps der örtlichen Brennerei zusprach, ein Geschäftsmann im schlecht sitzenden Anzug sowie zwei junge Frauen, die aussahen, als wären sie auf einem Trekking-Urlaub.

Die Kellner in ihren schwarzen Westen wirkten genauso angestaubt und prähistorisch wie das Ambiente.

Komisch, dachte sie. Die Kausalketten des Lebens, die ausgerechnet diese Konstellation von Personen in diesen Raum geführt hatten. Die bedingten, dass sie jetzt gerade, jetzt hier, über diesen Fall nachgrübelte.

Was stand am Anfang der Kausalkette, die zu den Erlöser-Morden geführt hatte? Was war der erste Dominostein gewesen? Wofür wurde hier Rache genommen?

Ihr Handy vibrierte. Das musste endlich Wiebusch sein. Aber als sie auf das Display schaute, war es nur die Nummer des Kemptener Polizeireviers. War er noch einmal dorthin gefahren?

»Wyler hier«, meldete sich. »Ja, bitte?«

In der Rückbetrachtung konnte sie sich an die nachfolgenden Momente nur noch wie an einen Film erinnern, als hätte sie einer anderen Rabea Wyler zugeschaut.

Einer anderen Rabea Wyler, die vom leitenden Kemptener Hauptkommissar über Kolja Wiebuschs Tod informiert wurde. Einer anderen, die fassungslos nach dem Tatort fragte.

Eine andere schleuderte nach dem Auflegen das Geschirr vom Tisch. Einer anderen lief Bier aus dem zerbrochen Weizenglas in den Schoß. Eine andere fühlte die tausend Nadelspitzen aus Zorn und unendlicher Trauer, die ein ihr fremdes Herz perforierten. Eine andere erinnerte sich bruchstückhaft an den Wortwechsel mit dem Allgäuer Kommissar. »Herr Wiebusch hat eine Nachricht hinterlassen. Mit ... mit seinem eigenen Blut geschrieben.«

»Wie lautet sie?«

»Es ist ein Name. Adrian Höller. Sagt Ihnen das was?«

»Nein, noch nie gehört. Ich ... ich muss meinen Kollegen anrufen, Herrn Grall. Wir kommen zum Tatort, so schnell es geht.«

Eine andere wählte Jans Nummer.

Eine andere wischte sich die Tränen weg.

SIEBENUNDVIERZIG

LUZERN

»Verfluchte Scheiße!«

Jan hämmerte so heftig auf den Küchentisch, dass Felix zusammenzuckte und kurz aufbellte.

»Wir kommen sofort. Ich rufe Giliberti an, und dann fahren wir sofort rüber. Stark bleiben, Rabea. Wir schaffen das. Irgendwie schaffen wir das.«

Seine Kehle war trocken. Er hatte gerade Spaghetti mit Pesto für sich und Marie gekocht. Doch jetzt schob er seinen Teller weg. An Tagen wie diesen, wenn er absolut in seine Arbeit vertieft war, vergaß er manchmal zu essen und entwickelte dann gegen Abend einen extremen Heißhunger. Der war ihm gerade schlagartig vergangen.

Felix quetschte sich zwischen seine Knie und wimmerte leise. Er strich ihm durch das weiche Fell. Inzwischen hatte sich zwischen ihm und dem Berner Sennenhund eine Art stille Vertrautheit eingestellt.

»Da ist noch etwas«, sagte Rabea. Er konnte aus ihrer Stimme heraushören, wie sehr sie sich bemühte, die Tränen zurückzuhalten. »Wiebusch hat einen Namen hinterlassen.

Verdammt, er hat ihn mit seinem eigenen Blut geschrieben. Kannst du dir das vorstellen?«

»Was für einen Namen?«

»Adrian Höller. Ich nehme mal nicht an, dass …«

Jan hielt inne. Adrian Höller, echote es durch seinen Kopf. Er kannte den Namen. Hatte ihn vor Kurzem erst gehört. In einem völlig anderen Zusammenhang. Denk nach, Jan, denk nach. Das Grübeln löste einen fast körperlich spürbaren Schmerz in seiner Schädeldecke aus.

Dann fiel es ihm ein.

Oh Gott.

»Ich rufe dich sofort zurück!«

Rabea wollte gerade etwas erwidern, aber da hatte er sie bereits weggedrückt.

ACHTUNDVIERZIG

DÜSSELDORF

Feierabend!

Miri schaltete den Computer aus, auf dem sie heute ohnehin nur den ganzen Tag YouTube-Videos geschaut hatte, leerte mit einem letzten Schluck ihren längst kalten Kaffee und zog sich ihre dünne Bomberjacke über.

Der Schlüsselbund klimperte in ihren Händen.

Sie war mit ein paar Kommilitoninnen in der *Kassette* verabredet, einer niedlichen Kneipe in Oberbilk. Dort gab es unter anderem das gefürchtete *Kassettendeck riskant* – eine zufällig zusammengestellte Kombination aus Bier und Schnaps, von denen sie schon einige Male ein paar zu viel gehabt hatte.

Sie schaute gerade noch einmal in die WhatsApp-Gruppe, als der Anruf von Jan kam. Was wollte der denn jetzt?

Sie ging ran.

»Miri …«, drang es atemlos an ihr Ohr.

Diesen Tonfall hörte sie nur sehr selten bei ihm. Er bedeutete nie etwas Gutes.

»Jan, was ist los?«

»Bist du noch auf der Arbeit?«

»Ich wollte gerade gehen.«

»Gut, sehr gut.« Er schnaufte hörbar durch. »Hat irgendjemand dieses seltsame Paket abgeholt, von dem du mir das Foto geschickt hast?«

»Nein, niemand.« Sie schaute noch einmal zu dem Regal, in dem der Karton mit den seltsamen Schriftzeichen lag.

»Hör mir jetzt bitte zu. Ich möchte, dass du sofort alles stehen und liegen lässt, das Büro verlässt und dann aus ausreichender Entfernung die Polizei verständigst.«

Ihr Puls beschleunigte sich, und sie spürte eine Ader an ihrem Hals pochen, aber die Situation erschien ihr noch zu unwirklich, um sie tatsächlich ernst zu nehmen.

»Was soll das heißen? Ist das eine Paketbombe, oder was?«

»Miri ...«

Es lag ein solcher Nachdruck in seiner Stimme, dass ihr das Herz in Hüfthöhe rutschte. Ein dicker Kloß bildete sich in ihrer Luftröhre. Dieses Paket – offenbar war es kein lustiges Kuriosum, sondern eine reale Gefahr. Es war, als hätte Jan allein mit seinen Worten einen Totenkopf darauf gemalt.

Mit langsamen Rückwärtsschritten entfernte sich Miri aus dem Empfangszimmer, ohne den Blick vom Paket zu lösen.

Erst als sie die Tür hinter sich zugezogen hatte und im Hausflur stand, bemerkte sie, dass sie die ganze Zeit über die Luft angehalten hatte.

Sie schloss gar nicht mehr ab, sondern stürzte gleich die Treppen herunter, zwei Stufen auf einmal nehmend.

»Bist du in Sicherheit?«, kam es dumpf aus ihrem Handy, das sie fest umklammert hielt.

Sie trat ins Freie, und sogleich kühlte die laue Abendluft ihre glühende Gesichtshaut.

»Ja ... alles gut, ich bin draußen.« Sie wechselte die Straßenseite, lehnte sich gegen eine der Straßenlaternen und schaute empor zu ihrem Büro. »Soll ich auch noch die anderen Leute im Haus warnen?«

»Das wird nicht nötig sein, schätze ich«, sagte Jan. »Bei der Größe wird der Detonationsradius wohl sehr klein sein. Außerdem ist nicht gesagt, ob sie überhaupt über einen Zeitzünder funktioniert. Oder ob es überhaupt eine Bombe ist.«

»Das hat mit eurem Fall zu tun, stimmt's? Verdammt, wo seid ihr da wieder hineingeraten?«

Er seufzte. »Das wüsste ich wirklich auch gern, glaub mir das. Ruf bitte die Polizei an, ich melde mich später noch mal bei dir.«

Jan verschwand aus der Leitung, und ihre Finger wählten wie von selbst 110.

Jetzt brauche ich erst recht ein paar *Kassettendecks*, dachte sie, während sie dem Freizeichen lauschte.

NEUNUNDVIERZIG

ALLGÄU // 8. September

Es war mitten in der Nacht, als Jan und Majorin Valeria Giliberti an dem alten Schlachthof ankamen. Sie waren Kolonne gefahren. Sie in ihrem Dienstwagen, er in dem Mini Cooper von Rabea. Irgendwann hatten seine Fahrkünste nicht mehr ausgereicht, um mit ihrem rasanten Tempo mitzuhalten.

»Das war aber deutlich schneller als erlaubt. Wenn das die Polizei mitbekommt«, begrüßte er sie auf dem Vorplatz.

»Ja, wenn das mal die Polizei mitbekommt.« Sie zog eine Augenbraue hoch. »Versuchen Sie bitte nicht, lustig zu sein. Das erinnert mich zu sehr an ihn.«

»Entschuldigung, das war nicht meine Absicht«, murmelte Jan betreten. »Ich weiß, dass er es jetzt getan hätte. Dass er gewollt hätte, dass ...«

Er hielt inne, weil er selbst nicht so recht wusste, was er da gerade eigentlich sagen wollte.

Erst Anita, jetzt Wiebusch.

Ihn hatte der Erlöser erst gar nicht entführt, sondern sofort getötet. War es vielleicht sogar das gnädigere Ende, wenn man bedachte, was er seinen Opfern antat?

Als wäre das alles nicht genug, hatte sich das mysteriöse

Paket tatsächlich als Bombe entpuppt. Der Bereich rund um ihr Büro war weitläufig abgesperrt worden. Ein Entschärfungstrupp der Bundeswehr befand sich just in diesem Moment in ihrem Empfangsraum – eine bizarre Vorstellung.

Er richtete seine Aufmerksamkeit wieder auf den Tatort. Mehrere Streifenwagen, ein Transporter der KTU und noch immer Wiebuschs BMW parkten vor dem Mastbetrieb.

Die Gewitterfront war weitergezogen, aber die Luft immer noch feuchtigkeitsgeschwängert und kühl. Drückende Stille lastete über dem Gehöft, sogar der Ruf eines Käuzchens drang aus dem nahe gelegenen Tannenwald.

Rabea stand gleich vor dem Hof, mit dem Rücken zu ihnen gewandt. Im Gegenlicht der riesigen Arbeitsleuchten zeichnete sich tiefschwarz ihre grazile Silhouette ab.

»Hey.« Jan legte ihr eine Hand auf die Schulter, strich sachte über den Stoff der Softshell-Jacke. Wortlos wandte sie sich um und vergrub das Gesicht an seiner Brust.

Etwas unbeholfen klopfte er ihr auf den Rücken. Sie hatte Hand in Hand mit Wiebusch zusammengearbeitet, deutlich intensiver als er selbst. Die Nachricht von seinem Tod musste sie mit voller Wucht erfasst haben.

Sie war so bleich, als hätte jemand einen Aderlass an ihr vorgenommen und sie bis auf den letzten Tropfen ausbluten lassen. Mit den Ärmeln wischte sie sich schließlich über die geröteten Augen.

»Wir sind ihm entkommen.« Sie schniefte. »Wir sind davongekommen, aber Kolja nicht. Kolja nicht.«

»Ich weiß«, sagte Jan tonlos. »Er will uns tot sehen. Wiebusch hat er keine Chance gelassen. Und die Paketbombe in unserem Büro war eine nur allzu deutliche Drohung. Er musste wissen, dass wir nicht dort gewesen sind. Vielleicht sieht er uns als Mittäter in der Vernichtung seiner Paradiese, weil wir ihn stoppen wollen.«

»Wie kannst du jetzt schon wieder so analytisch sein?«, stöhnte Rabea.

»Weil wir ihn fassen müssen.« Giliberti trat zu ihnen. Sie hatte die Lippen aufeinandergepresst. »Jetzt noch mehr als jemals zuvor.«

»Es hätte nie so weit kommen dürfen«, meinte Jan.

Giliberti steckte die Hände in die Hosentaschen. »Zumindest wissen wir jetzt, dass Sie mit der Schlachthof-Theorie recht behalten haben.«

»Ein äußerst schwacher Trost.«

»Wurde seine Frau schon informiert?«, fragte Giliberti.

»Soweit ich weiß, will das der Generalbundesanwalt höchstpersönlich übernehmen. Eine große Geste.«

»Eine mehr als angemessene Geste.«

»Ich könnte jetzt wirklich einen von seinen Witzen vertragen«, meinte Jan. Er spürte eine beklemmende Enge ums Herz.

»Ich auch«, flüsterte Giliberti, »ich auch.«

Rabea holte tief Luft. »Ich habe auf Sie und Jan gewartet. Ich habe es noch nicht geschafft, da alleine reinzugehen. Ich habe es einfach nicht geschafft.«

• • •

Wiebusch lag auf der Seite, den Kopf auf den Oberarm gestützt. Es wirkte beinahe, als schliefe er. Sogar seine Augen waren geschlossen, was eine Woge der Erleichterung in Rabea auslöste. Es verlieh ihm etwas Friedvolles. Hatte er sie selbst in seinen letzten Momenten zugemacht, oder hatte einer der Ermittler das nachträglich getan?

Dort, wo seine linke Hand sein sollte, klaffte nur eine Masse aus gesplitterten Knochen und offenem Fleisch. Die allgegenwärtige Heerschar der Fliegen ließ sich immer wieder auf dem blutig glänzenden Stumpf nieder. Summende, unruhig schwirrende Anhänger des Todes.

Eine gewaltige Schusswunde, wohl aus nächster Nähe abgefeuert, prangte auf Koljas Brust – versengte Haut und zerfetzter Stoff.

Seine rechte unversehrte Hand deutete in Richtung des Namens, den er mit seinem eigenen Blut auf den harten Betonboden geschrieben hatte. Die Buchstaben waren zittrig und unregelmäßig, aber der Name klar zu lesen:

Adrian Höller.

»Wir durchforsten bereits alle Namensregister und Datenbanken«, sagte Giliberti mit Blick auf die Lettern.

»Schon fündig geworden?«, fragte Rabea.

»Wir haben eine ganze Liste an Treffern. Wir versuchen gerade, sie etwas weiter einzugrenzen.« Die Schweizer Majorin wandte sich zu ihnen. »Glauben Sie, dass das sein Name ist? Der Name des Erlösers?«

»Nicht unbedingt«, entgegnete Jan. »Und suchen Sie nicht nur nach Lebenden. Suchen Sie auch nach Toten.«

»Wieso das?«

»Ihm geht es um Rache. Möglicherweise ist Adrian Höller die Person, die er rächen will. Das Paradies, von dem er schreibt, vielleicht ist es doch kein Ort …«

»… sondern ein Mensch«, beendete Rabea.

Sie ging vor Kolja in die Hocke. Ihr Blick fiel auf seinen Arm. Irgendwo dort unter dem Stoff der Jacke prangte seine Tätowierung.

AMOR FATI. Liebe das Schicksal. Kolja hatte es getan. Nur hatte das Schicksal seine Liebe nicht erwidert.

»Wir haben Reifenspuren auf dem Vorplatz gesichert, aber der Regen hat sie bereits so sehr aufgeweicht, dass wir sie höchstwahrscheinlich nicht werden zuordnen können«, sagte Giliberti. »Nach jetzigem Stand gehen wir davon aus, dass der Täter nach dem Mord an Wiebusch durch den Hintereingang des Schlachthofs in den Tannenwald geflohen ist. Wir haben Fußspuren gefunden.«

»Warum war er zu Fuß hier, wenn er doch ein Auto hat?«, sagte Jan. »Das erscheint mir sinnlos.«

»Oder jemand hat ihn hier abgesetzt«, gab Rabea zu bedenken.

Giliberti räusperte sich. »Leider ist der arme Kolja noch längst nicht das Einzige an Grauen, das dieser Ort zu bieten hat.«

Bislang hatte Rabea die Augen nicht von ihrem toten Kollegen abwenden können. Blinzelnd, so als schreckte sie aus einem dunklen Albtraum auf, nahm sie jetzt die Umgebung wieder wahr.

»Es ist ganz, wie ich befürchtet habe«, stöhnte Jan. »Er hat Kampmann wirklich geschlachtet. Erst kastriert, dann gemästet und geschlachtet.«

»Sicher hätte er ihn auch noch länger gemästet«, sagte Rabea, »aber wenn er die Frequenz seiner Taten beibehalten will, dann ergibt es Sinn, dass die Mästung eher nur symbolischen Charakter hatte.«

Giliberti stützte sich auf der Schlachtbank ab. »Die Forensik versucht gerade, sich einen Überblick über dieses blutige Chaos zu verschaffen. Er hat angefangen, ihn ... nun ... er hat angefangen, ihn zu Wurst zu verarbeiten. In dem Kühlschrank da unten lagern innere Organe, darunter Leber, Herz und Nieren, eingepackt in Frischhaltebeutel. Weiß Gott, was er damit vorgehabt hat. Soweit wir es abschätzen können, sind noch alle Leichenteile vorhanden. Trotzdem ... haben wir es hier mit einem Fall von Kannibalismus zu tun?«

Beim Blick auf die Wurstfüllmaschine überkam Rabea heftige Übelkeit. Sie würgte mehrmals, hustete trocken. Besorgt klopfte Jan ihr auf den Rücken.

»Ich würde nicht von Kannibalismus spreche«, entgegnete er. »Einen anderen Menschen essen zu wollen ist ein sexuell motivierter Akt, hervorgehend aus einer lange aufgebauten Neigung. Unser Täter arbeitet auf einer intellektuellen Ebene, für ihn geht es nicht um unmittelbare triebhafte Befriedigung, sondern um die Formulierung einer Nachricht. Vielleicht hätte er das Menschenfleisch anderen heimlich vorgesetzt, das hätte schon eher in sein Konzept gepasst. Aber er selbst? Nein.«

»Das Schlachtwerkzeug ... einiges muss neu gekauft worden sein, der Großteil ist aber so verrostet und verwittert, dass er wohl noch zum Inventar dieses Schlachthofes gehörte«, sagte Giliberti.

»Wer ist der Besitzer dieses Grundstücks?«, fragte Jan. »Haben Sie da jemanden ausfindig machen können?«

»Eine ortsansässige Immobilienverwaltung hat es vor fünf Jahren aufgekauft mit der Absicht, hieraus irgendwann Bauland zu machen. Eine Sackgasse.«

Rabea wurde schwindelig. Das grelle Strahlen der Arbeitsleuchten, das jeglichen gnädigen Schatten vertrieb, brannte in ihren Augen. Fliegen, überall Fliegen. Ihr Summen setzte sich tief in ihren Gehörgängen fest, so als schwirrten die Insekten bereits in ihrem Kopf.

»Ich muss mal an die frische Luft«, entschuldigte sie sich.

Draußen vor dem Schlachthof schnaufte sie tief durch. Ihr ganzer Körper bebte.

Sie erkannte Jan bereits am Geräusch seiner unregelmäßigen, vorsichtigen Schritte.

»Ich kann das nicht mehr«, sagte sie. »Nicht auch noch Kolja. Nicht so.«

»Und gerade deshalb müssen wir es zu Ende bringen. Für ihn.« Eine seiner Hände glitt wie automatisch in Richtung seiner Manteltasche, dorthin, wo er sonst immer seine Joints bei sich hatte. »Hiernach betreue ich liebend gern für den Rest meines Lebens die neureichen Düsseldorfer mit ihren absurden Problemchen.«

»Der Name ist unsere beste Chance, nehme ich mal an. Kolja hat die letzten Momente seines Lebens dafür aufgewendet, ihn zu schreiben. Er muss Bedeutung haben. Das darf nicht umsonst gewesen sein.«

»Ich frage mich nur, warum er auch als Adressat auf der Paketbombe stand«, sagte Jan. »Es kann eigentlich nur heißen, dass der Erlöser sein Endspiel begonnen hat. Er will seine Geschichte zu Ende erzählen. Will, dass jeder seine Botschaft versteht. Er verfällt dem typischen Größenwahn, der schon so vielen Serientätern zum Verhängnis geworden ist. Inzwischen muss er sich für unantastbar halten. So was tut er nur, weil er nicht glaubt, dass wir ihm jemals etwas anhaben können.«

»Adrian Höller«, murmelte Rabea wie ein Mantra. »Adrian Höller ... was hat dieser Name mit alldem zu tun?«

FÜNFZIG

ANITA

Nach ihrem Angriff veränderten sich die Bedingungen von Anitas Gefangenschaft drastisch.

Ihr Entführer brachte ihr nur noch alle zwei Tage etwas zu essen – deutlich kleinere Rationen als noch zuvor. Auch Wechselkleidung bekam sie keine mehr, geschweige denn Bücher oder Zeitschriften.

Durch die dünnen Innenwände hindurch konnte sie hören, dass er Arbeiten am Kamin und an den Fenstern der Hütte vornahm. Sie konnte sich nicht vorstellen, dass es Schönheitsrenovierungen waren. Was hatte er vor?

An einem Abend hatte sie Telefongespräche mithören können. Sie hatte nur seinen Redeanteil gehört, aber allein der Inhalt hatte schon gereicht, um sie zu alarmieren.

Die erste Unterhaltung hatte so geklungen, als spräche er mit dem Mädchen: *»Du hast das Buch vergessen? Herrgott, wie konntest du es in der Hütte liegen lassen?«*

Nach ihrer Antwort klang seine Stimme milder: *»Natürlich, ich verstehe … die Tabletten machen es schwer, da kann man schon etwas vergessen. Aber es ist wichtig, dass du sie nimmst.«* Er seufzte. *»Ich hätte die Hütte einfach abbrennen sollen.«*

Das zweite Gespräch hatte deutlich düsterer geklungen: *»Dann bringen wir es zu Ende. Die Vision des Paradieses, sie wird in ihr weiterleben. Sie wird ihre Verkörperung sein.«*

Mittendrin hatte er gesagt: *»Bald werden wir weit fort von hier sein. Das Einzige, was wir zurücklassen, ist unsere Botschaft.«*

Aber was sie am meisten beunruhigte, war seine Frage ganz am Ende des Gesprächs gewesen: *»Was machen wir mit der Polizistin? Was passiert mit Ichigawa?«*

Und die Stille, die auf sie gefolgt war.

In den letzten Tagen war es ihr mit Yogaübungen und Meditation gelungen, ihr Innenleben unter Kontrolle zu halten. Sie hatte Hoffnung schöpfen können, trotz seiner Strafen und trotz ihres gescheiterten Fluchtversuchs.

Aber seit sie die Unterhaltungen mitgehört hatte, konnte sie nicht mehr schlafen.

Was war die Antwort am anderen Ende der Leitung gewesen? Was hatte das Schweigen ihres Entführers zu bedeuten gehabt? Wer war dieser Jemand, der über ihr Leben entschied?

Nach ihrer Attacke war er vorsichtiger geworden. Er erlaubte sich keine Unachtsamkeit mehr. Eine neue Möglichkeit zur Flucht hatte sie noch nicht ausfindig machen können.

Sie lag auf der dünnen Matratze, allein und verloren mit ihren pochenden Kopfschmerzen, der quälenden Müdigkeit und der Angst – diesem einst so fernen Gefühl, das ihr jetzt so vertraut geworden war.

Fahles Abendlicht fiel durch das vergitterte, staubverklebte Fenster.

Schritte auf dem Flur. Der Schlüssel klickte im Schloss, die Tür glitt auf. Seine hochgewachsene Silhouette stand im Rahmen.

»Es wird Zeit zu gehen«, sagte der Mann ohne Gesicht. »Ich hätte Sie leben lassen. Selbst nach dem Angriff. Aber ich bin nicht derjenige, der das zu entscheiden hat.«

EINUNDFÜNFZIG

KEMPTEN, ALLGÄU

»Der Adrian Höller, den wir suchen, ist seit zwölf Jahren tot.«

Jan räumte mehrere Pizzakartons zur Seite und knallte die Akte auf den Schreibtisch. Abwartende Stille herrschte im spartanisch eingerichteten Konferenzraum der Kemptener Kriminalpolizei. Valeria Giliberti und Rabea schauten ihn aus geröteten Augen an.

Keiner von ihnen hätte heute Nacht noch Schlaf finden können, also waren sie in die Polizeiinspektion gefahren und hatten sogleich ihre Arbeit aufgenommen. Längst hatte Jan aufgehört mitzuzählen, wie viele Tassen Kaffee er bereits getrunken hatte. Sein Körper befand sich in einer unsteten Verfassung, irgendwo zwischen Herzrasen und komatöser Müdigkeit. Vielleicht war es dieser schon fast transzendentale Zustand, der seinen Verstand auf Hochtouren laufen ließ.

Zunächst hatten sie sich auf mehrere Adrian Höller konzentriert, die bereits bei der Polizei aktenkundig waren. Ihre Taten beschränkten sich jedoch auf kleinere Drogen-, Verkehrs- und Diebstahlsdelikte. Nichts, was ihre Aufmerksamkeit erregte.

»Das ist nicht sein eigener Name, das kann nicht sein«, hatte Jan immer wieder gesagt, als sie auf sieben- oder elfjährige Adrian Höllers gestoßen waren. »Es muss der Name der Person sein, für die er es tut.« Aber auch diese Theorie hatte sich schnell als haltlos erwiesen.

Giliberti und Rabea hatten bereits begonnen, nach gleichnamigen Figuren in Büchern und Musikstücken zu suchen, ein verzweifelter Akt.

»Wir haben genug Zeit mit den Lebenden verschwendet«, sagte Jan und stopfte sich sein letztes Pizzabrötchen in den Mund. »Wir hätten uns von Anfang an auf die Toten konzentrieren sollen.«

Giliberti griff sich die noch warmen Seiten aus dem Drucker. »Ich denke mal, Sie wollen uns an Ihren Erkenntnissen teilhaben lassen?«

»Adrian Höller war ein Schüler des Lyceum Helveticum, einem Elite-Internat im Schweizer Engadin, unweit von Davos. Entstammte einer Bankiers-Dynastie aus Augsburg. Altes Geld.«

»Wie ist er gestorben?«, fragte Rabea.

»Jetzt einmal festhalten, bitte«,, kündigte Jan an. »Er starb bei einem Waldbrand in der Nähe des Internatsgeländes, als er gerade achtzehn war. Zumindest ist das die offizielle Version. Das Feuer muss so stark und heiß gewesen sein, dass der Körper schlichtweg eingeäschert wurde. Aber kann das wirklich sein?«

»Es gab also keine Leiche«, konstatierte Giliberti.

Jan nickte. »Exakt.«

»Der Mann ohne Gesicht.« Wenn Rabea etwas dämmerte, konnte Jan es immer sofort an ihrer Miene festmachen: halb geöffneter Mund, entrückter Blick, ein Kräuseln auf der Stirn. »Verbrennungen ...«

»Genau das war auch mein erster Gedanke«, rief Jan. Schlafmangel und Koffein erweckten in ihm einen manischen Enthusiasmus. »Jetzt überleg noch einmal weiter. Die Hütte, in der das Buch gefunden wurde. Er hat sie mit Benzin übergossen, aber nicht in Brand gesteckt. Der Grund war nicht, dass er aufgehalten wurde ...«

Rabea begriff, worauf er hinauswollte. »Sondern, dass er Angst vor Feuer hat.«

»Wir jagen also die ganze Zeit einen Totgeglaubten«, sagte Giliberti. Fassungslos schüttelte die Polizeimajorin den Kopf.

»Da ist noch etwas.« Rabea stand auf, stellte das Fenster auf Kipp und lehnte sich in den Rahmen. Jan schaute an ihr vorbei auf die schmale Hirnbeinstraße. Das rostrote Licht der Morgensonne beschien die Fassaden der gegenüberliegenden Häuser. »Ich habe mir die Internetpräsenz der Schule angesehen. Dort findet sich unter anderem die Ankündigung, dass die siebten Klassen demnächst die Bühnenversion ihrer Schullektüre aufführen.«

»Die Insel der blauen Delfine?«, fragte Jan.

Rabea nickte.

»Zufall«, meinte Giliberti.

»Ein äußerst passender, seltsamer Zufall. Die Art von

Zufall, der ich nie über den Weg traue.« Jan verschränkte die Arme vor der Brust.

»Da hast du endlich dein Internat«, sagte Rabea zu ihm. »Wir haben ein Kind und vielleicht auch einen Vater. Wer ist dann die Mutter? Ist sie Teil von alldem? Tot? Eine Außenstehende?«

»Was schlagen Sie jetzt vor?«, fragte Giliberti. »Wie nutzen wir diese Information? Wenn Adrian Höller noch lebt, wird er wahrscheinlich einen falschen Namen angenommen haben und in keinerlei erkennungsdienstlich relevanten Verzeichnissen auftauchen. Ein Phantom.«

»Wir müssen Einsicht in die Schulakten bekommen. In seinen Jahrgang. Wer sind seine Mitschüler gewesen?«, sagte Jan nachdenklich. »Und wer die Schüler, die gerade *Die Insel der blauen Delfine* lesen?«

»Das können wir anfragen lassen«, sagte Giliberti, »aber das Helveticum ist die Schule der Superreichen und Einflussreichen. Eine Welt, in der Diskretion über allem steht. Gerade, wenn es um so pikante Geschichten geht. Es könnte ein langwieriger Akt werden, an die Informationen zu kommen.«

»Trotzdem, veranlassen wir es«, erwiderte Jan. »Je früher die Dinge ins Rollen kommen, desto besser.«

»Ich würde vorschlagen, dass wir dorthin fahren«, sagte Rabea. »Vor Ort Präsenz zeigen. Die Institution etwas unter Druck setzen. Es sind auch garantiert noch einige Lehrkräfte von damals dort, die wir vielleicht befragen könnten. Es erscheint mir so seltsam ... in welchem Monat ist Höller angeblich ums Leben gekommen?«

»Anfang März«, antwortete Jan.

»Ein Waldbrand in Mitteleuropa. Im Frühjahr. Das ist doch sehr unwahrscheinlich.«

»Brandstiftung?«

»Oder schlimmer ...«

ZWEIUNDFÜNFZIG

ENGADIN

Das Engadin. Tiefschwarze Nadelwälder kauerten sich in die Schattenhänge des Hochtals, das umrahmt war von zerklüfteten, schneebedeckten Bergriesen. Ihre Gipfel ragten in ebenso graue Wolken, als wären auch sie aus den Gebirgen unter ihnen geschlagen worden.

Rabea jagte ihren Mini Cooper über die Hauptstraße 27, die dem Lauf des Inn durch die Talsohle folgte. Ebenso wie der Fluss über Wasserfälle und enge Schluchten brauste, jagten die Gedanken durch ihre Hirnwindungen. Immer wieder fielen ihr die bleischweren Lider zu. Sie krampfte die Finger ums Lenkrad. Die durchwachte Nacht steckte ihr in den Knochen.

Neben ihr auf dem Beifahrersitz hing Jan, die Beine auf eine furchtbar unbequem wirkende Weise aufs Armaturenbrett geklemmt, und schnarchte leise vor sich. Ab und zu zuckte er zusammen oder murmelte unruhig vor sich hin.

Rabea hatte sich dazu bereit erklärt zu fahren. Obwohl ihr ganzer Körper ihn herbeisehnte, fürchtete sie sich vor dem Schlaf. Fürchtete sich vor den Bildern, die ihr Unterbewusstsein in ihre Träume projizieren würde. Wiebusch. Sein strahlendes Lachen. Seine sanftmütigen Augen. Und dann: sein eigenes Blut an den Fingern. Das Loch in seiner Brust.

Während sie auf dem Weg zu dem Internat waren, war Giliberti wieder unterwegs nach Luzern, um dort die Ermittlungen der Schweizer Soko zu koordinieren. Jan und sie waren vorerst auf sich allein gestellt.

90.000 Schweizer Franken Schulgebühren verschlang ein Jahr am Lyceum Helveticum, wie sie recherchiert hatte – das Eintrittsgeld in eine Welt der unbegrenzten Möglichkeiten. Von hier aus erstreckte sich ein Geflecht aus Beziehungen und gegenseitigen Gefälligkeiten über den gesamten Globus. Das Internat war eine Kaderschmiede, die Ausbildungsstätte der globalen Elite. Wer hier die Schulbank gedrückt hatte, konnte sich eines Platzes in Oxford, Cambridge oder in einem der Ivy-League-Colleges sicher sein.

Schon von Weitem erkannte sie die Anlagen des Internats, die sich oberhalb der Ortschaft Anvers erstreckten. Sie machte Tennisplätze aus, einen Fußballplatz, sogar eine Schlittschuhbahn. In ihrer Mitte standen moderne Wohnkomplexe und die altehrwürdigen neogotischen Schulgebäude.

Sie wechselte auf die schmale Zufahrtsstraße und versetzte Jan einen Stoß gegen die Schulter. »Wir sind da.«

Er schrak zusammen. Blinzelte schlaftrunken. Schaute sich um, als wüsste er gar nicht, wo er war. »Wa-was?«

»Wir sind fast beim Internat.«

Er kniff die Augen zusammen und rieb sich über das Gesicht.

»Wunderschön«, kommentierte Rabea die Landschaft.

»Mir gefällt's hier nicht.«

»Wie kann es dir hier denn nicht gefallen? Schau dir die Gletscher an, die Bergwiesen ... nicht weit von hier ist St. Moritz, die Reichen und Schönen zahlen Tausende von Euro, um hier Urlaub machen zu können.«

»Die Schönheit hat etwas Düsteres an sich«, meinte Jan. »Ich traue diesem Ort nicht.«

Sie schüttelte den Kopf. »Manchmal bist du wirklich eigen.«

»Nein, nein, das ist gut.« Versonnen lehnte er den Kopf gegen die Fensterscheibe. »Es heißt, dass wir hier richtig sind.«

»Jetzt hörst du dich fast wie ein Medium an.«

»Keine Sorge, ich glaube nicht an Übersinnliches. Nur an Stimmungen, an Atmosphären. Das ist etwas anderes.«

»Wenn du meinst ...«

Sie stellte den Mini Cooper auf dem Besucherparkplatz des Internatsgeländes ab. Mit hochgestellten Kragen, die Hände in die Jackentaschen gesteckt, gingen sie über den großzügig angelegten Schulhof. Es war halb elf, große Pause. Doch hier gab es kein lautes Kindergeschrei und ausgelassene Gespräche, die Rabea noch aus ihrer eigenen Schulzeit kannte. Stattdessen kam sie sich vor wie in einem Kloster. Die Schüler saßen in stillen Gruppen zusammen, führten ernste Gespräche, lasen konzentriert in ihren Büchern oder schauten auf ihre Tablets. Auf den ersten Blick hätten sie mit ihrem Kleidungsstil problemlos in ein beliebiges Modemagazin gepasst.

Rabea spürte die argwöhnischen Blicke der Schüler in

ihrem Rücken. Allein von ihrem Erscheinungsbild her passten sie und Jan nicht hierher. Die Schüler reagierten wie ein Immunsystem, das ein Virus ausfindig gemacht hatte: Sie bemerkten sie sofort.

Das Motto der Schule prangte in bronzenen Lettern über der Eingangspforte: *»Doctrina et dignitas«* – Gelehrsamkeit und Würde.

Sie meldeten sich im Sekretariat, das eher an den Empfangsraum eines börsennotierten Unternehmens erinnerte – indirektes Licht, Designermöbel, kühle Atmosphäre.

»Und Sie sind von der Polizei?«, fragte die Sekretärin – eine gestrenge Mittvierzigerin im silbergrauen Blazer – sie jetzt schon zum dritten Mal.

»Wir sind unabhängige Fallanalytiker und beraten eine deutsch-schweizerische Ermittlungsgruppe der Polizei in einer Mordserie«, erwiderte Rabea.

Entnervt kramte Jan einen Stoß Dokumente aus seiner Umhängetasche – Genehmigungen, Beglaubigungen, Bestätigungen, allesamt mit Knicken und Eselsohren verziert – und knallte ihn auf die Theke.

Die Sekretärin setzte ihre Lesebrille auf, die ihr tatsächlich an einem Kettchen von ihrem Hals baumelte, und studierte die Unterlagen mit höchster Aufmerksamkeit.

Rabea verdrehte unterdessen die Augen und trommelte mit den Fingerspitzen auf dem Empfangstresen herum, während Jan die Fotos von Schulmannschaften und Preisträgern an den Wänden abschritt.

»Ich melde Sie bei Herrn Lacroix an«, verkündete die Sekretärin schließlich mit näselnder Stimme. »Er ist der stellvertretende Schulleiter und wird Ihnen sicher weiterhelfen können.« Sie deutete auf eine Sitzecke. »Bitte nehmen Sie kurz Platz!«

Das sogenannte kurze Platznehmen zog sich eine geschlagene halbe Stunde hin. Immerhin ließ sich die Sekretärin dazu herab, ihnen eine Kanne Kaffee und eine Karaffe mit Wasser zu servieren.

Lacroix' Erscheinen war mehr ein Auftritt als eine Begrüßung. Seine Gestik war jovial und raumgreifend, der tiefe Bariton seiner Stimme professionell verbindlich. Er war etwa Mitte vierzig, drahtig und hatte einen federnden Gang. Über seinem blütenweißen Hemd trug er ein maßgeschneidertes Jackett mit einem Anstecker des Internats am Revers.

»Entschuldigen Sie die Wartezeit, ich hatte noch einen Elterntermin«, sagte er mit deutlich hörbarem französischen Akzent und schüttelte ihnen die Hand. »Was hielten Sie davon, wenn wir uns beim Reden etwas die Beine verträten? Ich zeige Ihnen ein paar unserer Räumlichkeiten. Damit Sie sich ein besseres Bild machen können.«

Sie willigten ein und gingen gemeinsam mit Lacroix durch die Korridore. Der Unterricht hatte wieder begonnen, die Schüler waren in ihren Klassenräumen, jetzt wirkte die Lehranstalt auf schon fast gespenstische Weise verlassen.

Lacroix verschränkte die Hände hinter dem Rücken. Im Plauderton sagte er: »Ich musste ja wirklich um Fassung ringen, als meine Sekretärin erwähnte, dass Sie im Fall dieses ›Erlösers‹ ermitteln. Gibt es einen Verdacht? Sie glauben doch nicht, dass er irgendetwas mit dem Lyceum zu tun hat, oder?«

»Ich glaube vor allem, dass der Stand der Ermittlungen für Sie nicht von Interesse ist«, erwiderte Jan kühl.

Rabea stieß ihm in die Seite, ohne dass Lacroix es mitbekam. Wann würde er mal lernen, dass ihn seine allzu direkte Art niemals weiterbrachte?

»Mein Kollege hat etwas wenig Schlaf abbekommen«, sagte sie entschuldigend. »Wir haben Grund zu der Annahme, dass eine Verbindung zu einem ehemaligen Schüler besteht. Er ist auf tragische Weise ums Leben gekommen, vielleicht erinnern Sie sich an den Vorfall. Sein Name war Adrian Höller.«

Sie beobachtete Lacroix' Reaktion genau. Seine Nasenflügel flatterten, als hätte er irgendeinen Gestank gerochen. Wie ferngesteuert rückte er seinen Anstecker zurecht. Ansonsten keine Regung.

»Natürlich ist mir die Angelegenheit vertraut. Eines der dunkelsten Kapitel unserer Schulgeschichte. Ich hatte gerade als junger Lehrer hier angefangen, als das geschah.«

Sie verließen das Lehrgebäude und steuerten über den verwaisten Pausenhof auf den Wohnkomplex zu.

»Können Sie sich noch an Details des Ereignisses erinnern?«, fragte Rabea. »Was war das für ein Ort, wo Höller gestorben ist?«

»Es gab da diese Lichtung im Wald«, antwortete Lacroix nach kurzem Zögern. »Eine Art Hain, inmitten eines kleinen Wäldchens unweit vom Schulgelände, gleich am Berghang. Dort trafen sich ein paar Schüler immer wieder, um Gott weiß was zu machen. Kiffen, Alkohol, Sie wissen schon. Die Sache war der Schulleitung schon lange ein Dorn im Auge, aber es war schwer, jemanden dort zu erwischen. Dafür war der Ort zu abgelegen.«

Ein Treffpunkt, überlegte Rabea. Ein Zufluchtsort – ein Paradies. Sie wechselte einen Blick mit Jan. Der nickte nur.

»Können Sie sich an die Namen der anderen Schüler erinnern, die in dem Wald waren?«, fragte Jan.

Lacroix schüttelte den Kopf. »Selbst wenn ich es könnte, würde es mir die Diskretion verbieten, sie mit Ihnen zu teilen. Ich hoffe, Sie haben Verständnis dafür.«

Jan grummelte etwas in sich hinein, während Rabea ein »Natürlich!« herauspresste.

Sie durchschritten die Flure der Wohnhäuser mit ihren durchnummerierten Zimmertüren. Alles hier strahlte die anonyme Atmosphäre eines Hotels der Luxusklasse aus. Teppichboden, gedimmtes Licht, stilvolle Farbwahl.

»Was für ein Mensch war Adrian Höller? Was war er für ein Charakter?«, fragte Jan und fügte sarkastisch hinzu: »Ich hoffe, zumindest hier verbietet Ihnen die Diskretion nicht die Antwort.«

Lacroix ging nicht auf seinen Seitenhieb ein. »Viele im Kollegium hatten Höller eine große Zukunft prophezeit. Natürlich war er durch seine Herkunft schon bestens vernetzt, aber auch wenn man all das außen vor ließ, war er hochintelligent, umfassend gebildet und sehr charismatisch. Eine Führungspersönlichkeit. Innerhalb seiner Schulkameraden hatte er sich eine regelrechte Anhängerschaft aufgebaut. Er hatte äußerst idealistische Ansichten, manche haben ihm regelrecht wie einem Guru an den Lippen gehangen. Wie einer Art Erlöserfigur.«

Das hört sich nach unserem Mann an, dachte Rabea und suchte Jans Blick, aber der hatte gerade nur Augen für die Zimmertüren.

»Ist etwas?«, fragte sie irritiert.

»Was sind das für rote Flecken an den Türen?«, murmelte er.

Rabea und Lacroix wandten die Köpfe. Tatsächlich – auf manchen der Türrahmen klebte blutrote Farbe, nicht mehr als ein dünner Pinselstrich.

Der stellvertretende Schulleiter ließ die Lippen vibrieren. »Oh, die müssen neu sein. Gestern habe ich sie noch nicht gesehen. Bestimmt nur irgendein Schülerstreich oder ein verqueres Kunstprojekt – die Leute aus der AG Bildende Kunst neigen ab und an zu etwas progressiv–provozierenden Ideen. Ich werde dem Hausmeister Bescheid geben. Er soll die Schmierereien entfernen.«

Jan kratzte sich kurz am Hinterkopf, dann gingen sie weiter.

»Dieser Waldbrand«, setzte Rabea an, »stand es je im Raum, dass er vielleicht kein Unfall war?«

Lacroix' Stimme hatte jetzt einen scharfen Unterton. »Was auch immer Sie damit andeuten wollen, schlagen Sie es sich aus dem Kopf. Die Kantonspolizei und die Feuerwehr haben die Geschehnisse damals gewissenhaft aufgearbeitet. Ich habe die Berichte gesehen, als sie dem Rektor vorlagen. Von Brandstiftung war darin nie die Rede.«

»Schön. Verstanden«, brummte Jan. »Können Sie uns zumindest sagen, wo das Unglück geschehen ist? Ich spreche von exakten Koordinaten.«

»Zu welchem Zweck?«

»Wir wollen uns die Stelle einmal mit eigenen Augen anschauen.«

»Viel gibt es dort nicht zu sehen. Der Wald ist aufgeforstet worden, dieser Hain existiert nicht mehr.«

»Trotzdem.« Jan öffnete eine Karten-App auf seinem Handy und hielt es Lacroix hin.

Dieser zuckte mit den Achseln und tippte auf einen Punkt auf dem Bildschirm. »Wenn es Ihnen weiterhilft …«

»Haben Sie vielen Dank für Ihre …«, Jan zögerte kurz, »nennen wir es mal Kooperation.«

• • •

»Jackpot!«, rief Jan.

Auf dem Weg Richtung Ausgang hatten er und Rabea einen anderen der riesigen Korridore genommen. An seinen Wänden hingen dicht an dicht die aktuellen Klassenfotos. Im makellos geputzten Glas der Bilderrahmen spiegelte sich das Licht der Deckenstrahler.

»Jetzt müssen wir nur noch die 7a finden«, sagte Rabea. Jeder von ihnen ging eine der Korridorseiten entlang. Unruhig huschte Jan von einem Foto zum nächsten. Die Namen der Schüler standen sogar unter den Fotos. Schweiß bildete sich in seinen kalten Handflächen. Jedes Mal streifte sein Blick nur den Klassennamen. 9b, 8a, 8b, 8c …

»Hier!« Seine Stimme zitterte. »7a, hier ist die 7a.«

Sein Gesicht war so nah an dem Bild, dass von seinem

Atem die Glasscheibe beschlug. Mit dem Finger fuhr er die Namen entlang.

Suchte nach den Initialen E.R. – und wurde fündig.

»Das wirst du nicht glauben …«, hauchte er.

Rabea trat neben ihn.

»Kommt dir einer der Namen hier bekannt vor?«, fragte er.

Ihr Blick wanderte über die Spalten. Sie schüttelte den Kopf. »Jetzt mach es nicht so spannend. Was ist es?«

»Eden Rénier.« Er tippte auf das Glas.

»E. R.«, sagte Rabea.

»Klingelt es bei dir?«

»Der Vorname … der Name des Paradieses. Der Garten Eden. Und der Nachname … ich habe das Gefühl, als hätte ich ihn erst kürzlich gehört.«

»Das ist Frau Rénier, die Privatsekretärin von Hugo Bellmer, dem ersten Opfer. Sie hat uns in seinem Haus auf Sylt empfangen.«

»Natürlich!« Rabea schlug sich gegen die Stirn. »Ich erinnere mich. Also … ist das ihre Tochter?«

»Der Nachname, die Sichtung des Mädchens am Tatort, das Buch. Alles deutet darauf hin.«

Jan inspizierte das Klassenfoto genauer. »Die Zeugin hat das Mädchen als zwölf bis dreizehn beschrieben. Lockiges braunes Haar. Schlichtes helles Leinenkleid.«

»Hier.« Rabea zeigte auf ein Mädchen, das ganz am Rand stand, ihr Blick entrückt in die Ferne gerichtet. »Sie passt auf die Beschreibung, sie trägt sogar ein helles Kleid. Große Ähnlichkeit zu Rénier kann ich nicht erkennen, aber das muss nichts heißen, ich habe ihr Gesicht kaum noch vor Augen.«

»Vielleicht kommt sie auch eher nach dem Vater«, murmelte Jan.

»Aber wie gehört das zusammen? Rénier passt kein bisschen ins Profil.« Rabea blies die Wangen auf. »Nach allem, was wir wissen, hat sie sich zum Tatzeitpunkt nicht auf Sylt, sondern in Genf aufgehalten. Andererseits ... sie hätte direkten Zugang zu Bellmer und seinem Zirkel gehabt, umfangreiches Wissen über alle seine Bewegungen. Was tun wir jetzt? Sollen wir zurück ins Sekretariat und fragen, ob wir mit Eden sprechen können? Die örtlichen Behörden einschalten?«

»Nein, nichts dergleichen«, sagte Jan. »Hast du dich schon einmal gefragt, wer der Vater des Kindes ist?«

DREIUNDFÜNFZIG

ENGADIN

Rabea schrak schweißgebadet und keuchend aus unruhigem Schlaf hoch. Sie lag in Embryostellung auf der Rückbank ihres Wagens, dic Jacke als Decke über die Schultern gezogen. Es war dunkel. Nur das trübe Licht einer Straßenlaterne suppte durch die Windschutzscheibe. Leichter Regen fiel auf das Dach.

Sie streckte sich. Einige Momente lang musste sie sich blinzelnd orientieren. Genau. Sie war immer noch im Engadin, auf einem Parkplatz außerhalb des Örtchens Anvers.

Nach ihrer Entdeckung im Internat hatten sie umgehend Majorin Giliberti eingeweiht. Daraufhin hatte diese sogleich die Kantonspolizei in Genf verständigt, damit sie Rénier zur Vernehmung abholten. Gleichzeitig hatte sie sich über den offiziellen Weg mit dem Lyceum in Verbindung gesetzt, die Eliteschule weigerte sich jedoch, ohne vorliegenden Gerichtsbeschluss sensible Schülerdaten herauszugeben.

Jan hatte entschieden, die Wanderung zu dem schwer zugänglichen Hain anzutreten. Er erhoffte sich davon, Hinweise auf das Schicksal von Adrian Höller zu finden und den

Ort als möglichen Tatort oder als Versteck ausschließen zu können.

Nachdem sie ihn nahe des Waldstücks abgesetzt hatte, war Rabea auf den Parkplatz gefahren und hatte Nachforschungen über Frau Rénier angestellt. Sie hieß mit Vornamen Eleanor, war 1977 in Lausanne geboren und hatte seit knapp zwanzig Jahren als Privatsekretärin für Hugo Bellmer gearbeitet.

Viel weiter war sie mit ihren Internetrecherchen nicht gekommen, der Schlaf musste sie übermannt haben.

Sie warf einen Blick auf ihr Handy. Keine Nachricht von Jan, dafür aber ein verpasster Anruf von Giliberti. Es war bereits nach acht Uhr. Wie lange war ihr Partner schon weg?

Der bleiernste Teil der Müdigkeit war von ihr abgefallen, aber noch immer fühlte sich ihr Hirn an wie in Watte gepackt. Das klare Denken fiel ihr schwer. Als Erstes rief sie Giliberti zurück.

Die Polizeimajorin meldete sich bereits nach dem zweiten Klingeln und kam unumwunden zur Sache. »Kurzes Update: Während wir hier sprechen, wird Rénier auf den nächsten Polizeiposten gebracht. Anscheinend zeigt sie sich absolut kooperativ. Inzwischen sind wir bereits die Melderegister durchgegangen und tatsächlich fündig geworden. Halten Sie sich fest: Eden Rénier ist angeblich ein Findelkind, Eltern unbekannt. Es liegt keine Geburtsurkunde vor. Offiziell ist Rénier nur ihr Vormund, Eden wurde von ihr adoptiert. Einen Lebensgefährten hat Rénier wohl auch nicht, zumindest gibt es keine offizielle Partnerschaft. Die genaueren Umstände wird sie uns dann hoffentlich bald schildern können. Ich werde dafür sorgen, dass Sie und Grall telefonisch an der Befragung teilnehmen können.«

»Verstanden, vielen Dank.« Rabea rieb sich die Augen. »Die Herkunft von Eden wird ja mit jeder neuen Information mysteriöser.«

Wer waren die Eltern des Mädchens? Wer involvierte sie in die Morde? War es der totgeglaubte Höller? Oder übersahen sie etwas?

Gerade als sie Jan anrufen wollte, kam auf dem Parkplatz Tumult auf. Sie zog sich an den Nackenstützen der Vordersitze hoch und schaute hinaus.

Außer ihrem Mini Cooper standen nur noch sechs andere Autos hier. Gleich vor einem blauen Ford standen ein glatzköpfiger Mann und eine blonde Frau, augenscheinlich ein junges Paar. Die Frau redete unter heftigen Gesten auf ihren Freund ein. Ihre Worte schollen über den ganzen Schotterplatz.

Rabea atmete durch. Ihre Anspannung löste sich. Nur eine Beziehungskrise. Hoffentlich beruhigten die beiden sich bald wieder. Aber sie sollten nicht ihre Sorge sein.

Doch plötzlich versetzte der Mann seiner zierlichen Partnerin eine Ohrfeige. Ehe Rabea überhaupt verarbeiten konnte, was dort draußen gerade geschah, packte der Glatzkopf seine Freundin im Nacken und donnerte ihren Schädel mit voller Wucht gegen das Auto. Ein grausames Geräusch. Einmal. Zweimal. Dreimal.

Rabea fasste erst wieder einen bewussten Gedanken, als sie schon auf dem Parkplatz im Regen stand. Wie ferngesteuert hatte sich ihr Körper hinausbewegt. Ihre Fäuste waren geballt. In ihr wallte eine so wütende Hitze auf, es kam ihr vor, als verdampfte der Regen auf ihrer Haut.

»Hey, lass sie sofort in Ruhe!«, brüllte sie über den Platz hinweg und merkte, wie Speicheltropfen aus ihrem Mund flogen. Der Typ ließ von seiner Freundin ab. Leblos sackte sie in sich zusammen. Über die Entfernung und in der Dunkelheit war seine Miene nicht zu deuten.

»Was geht dich das an?«, rief er Rabea mit französischem Akzent entgegen.

Unbeirrt lief sie auf ihn zu.

»Das wirst du schon sehen.«

Sie versuchte, sich an alles zu erinnern, was Bima ihr beigebracht hatte. Die *jurus*, die Bewegungsabfolgen. Sie baute Muskelspannung auf, ließ ihrem Adrenalin freien Lauf.

Ihr Gegenüber war mindestens einen Kopf größer als sie. Er trug eine abgewetzte Lederjacke, darunter ein grellrotes Shirt. Von seinem rechten Ohr baumelte ein Ring, der Bart war akkurat gestutzt, der Hals überzogen von den Ausläufern eines Tribal Tattoos.

In seinem Blick lag Verwunderung. »Verschwinden Sie einfach!«, stieß er aus, aber nicht mehr so entschieden wie zuvor. »Sie wissen nicht, worum es hier geht.«

»Ich weiß genau, worum es hier geht. Dieselbe Geschichte wie immer. Dieselben Ausflüchte.« Ihre Stimme zitterte. »Sonst räume ich immer hinter Typen wie dir auf. Diesmal nicht!«

• • •

Auf halbem Weg zum Hain traf Jan die Erkenntnis.

Er blieb mitten auf dem unbefestigten Feldweg stehen. Längst hatte sich der Regen wie ein Film über sein Gesicht gelegt und seine Schuhe durchweicht.

Er schlug sich gegen die Stirn. Natürlich! Wie hatte ihm das nicht gleich klar sein können! Die Erinnerung an eine der Bibelstellen, die der Erlöser zitiert hatte, hatte seinen Gedankengang in Fahrt gebracht. Er hatte keine Geduld mehr. Wie so viele Täter fürchtete er seine Entdeckung, fieberte ihr aber auch zugleich entgegen. Er wollte es zu Ende bringen. Mit einer letzten Tat.

Lang genug hatte der Erlöser jetzt vermeintlich unantastbare Umweltsünder ermordet, aber das reichte ihm nicht als Warnung. Er war sich im Klaren darüber, dass all dies niemals zu einem wirklichen Umdenken führen würde.

Unter einer Tanne fand Jan Zuflucht vor dem Regen. Er lehnte sich gegen ihren rauen Stamm, das Kinn auf die Brust gepresst. Nadeln strichen ihm über Schultern und Gesicht. Nur seine Handytaschenlampe spendete etwas Licht.

Im Lyceum Helveticum lebten die Söhne und Töchter der reichsten und einflussreichsten Persönlichkeiten der Welt – Menschen vom Schlag eines Bellmers oder eines Kampmanns.

In den Augen des Täters litt die Natur unter dem Joch der Raffgierigen und Mächtigen. Und er war der Einzige, der sie davon befreien konnte. So wie die vielen anderen Erlöser-Figuren, die er sich zum Vorbild genommen hatte. Eine von ihnen: Moses, der die Israeliten aus der Gefangenschaft der Ägypter befreit hatte. Er hatte das Wasser des Nils in Blut verwandelt, hatte Frösche, Heuschrecken und ewige Finsternis über die Unterdrücker gebracht, aber erst die zehnte und letzte Plage hatte schließlich den ägyptischen Pharao in die Knie gezwungen. Eine Heimsuchung, die den alttestamentarischen Gott von seiner grausamsten Seite gezeigt hatte.

Der Tod aller ägyptischen Erstgeborenen.

Jan konnte sich noch bildhaft daran erinnern, wie sie im Religionsunterricht in der kleinen Dorfschule im Westerwald diese Bibelgeschichte durchgenommen hatten. Schon damals, als kleiner Junge, hatte ihm die Vorstellung Angst bereitet, wie der Todesengel nachts durch die Straßen Ägyptens zog und die Leben der Kinder raubte.

Er erinnerte sich daran, dass die Israeliten ihre Häuser geschützt hatten, indem sie ihre Türpfosten mit dem Blut eines Lammes bestrichen hatten.

Die rote Farbe an den Türrahmen der Schlafräume.

Der stellvertretende Schulleiter hatte gesagt, die Schmierereien seien am Tag zuvor noch nicht da gewesen. Das konnte nur eines bedeuten: Der Todesengel würde in dieser Nacht kommen.

Nur mit Mühe konnte Jan seinen flatternden Atem unter Kontrolle behalten. Er wählte die Nummer von Giliberti.

»Herr Grall, was verschafft mir die Ehre? Ich habe gerade erst mit Frau Wyler gesprochen.«

Im Hintergrund waren gedämpfte Stimmen und das Klingeln eines Telefons zu hören. Sie war noch immer im Büro.

In knappen, präzisen Worten schilderte er seinen Verdacht. Während er sprach, wechselte Giliberti den Raum. Es wurde schlagartig ruhiger um sie herum.

»Glauben Sie, das Mädchen – Eden – könnte in diesen Anschlag, oder was er auch immer vorhat, involviert sein?«, fragte sie.

»Gut möglich. Vielleicht gibt es einen äußerst finsteren Grund dafür, dass sie ausgerechnet in diesem Internat ist.«

»Sie sind im Oberengadin. Ziemlich abgelegen. Auch noch zu so einer Zeit und Witterung. Eine Streife wird wohl allerhöchstens in einer halben Stunde bei Ihnen sein können.«

»Bis dahin könnte es vielleicht ...«

»Herr Grall«, unterbrach sie ihn, »was auch immer geschieht, halten Sie sich von dem Internat fern. Ich werde umgehend die Schule informieren. Sie haben garantiert einen Sicherheitsdienst vor Ort, der die Lage unter Kontrolle bringen kann.«

»Darum geht es nicht«, erwiderte er heftig. Er richtete sich an der Tanne auf. Ein Schwall Regenwasser ergoss sich aus den Tannenzweigen auf ihn. »Ich weiß, worauf zu achten ist! Ich kann denken wie er. Kann Dinge erkennen, die von den Beamten vielleicht übersehen werden. Sie brauchen mich vor Ort!«

»Das entscheide immer noch ich! Und meine Entscheidung lautet: Nein!« Giliberti hatte ihren Keine-Widerrede-Ton angeschlagen. »Vergessen Sie nicht: Sie haben hier keinerlei Entscheidungsgewalt. Ende der Diskussion.«

Er wollte etwas erwidern, aber nur noch das Freizeichen klang in seinen Ohren.

Er trat gegen den Stamm der Tanne, und ein erneuter Wasserguss ging über ihn nieder. Längst war er so durchnässt, dass er ihn gar nicht spürte.

Als Nächstes rief er bei Rabea an, doch sie ging nicht an ihr Handy. Giliberti hatte doch eben noch mit ihr gesprochen. Vielleicht war sie gerade beschäftigt und hatte es auf »Lautlos« gestellt.

Er stöhnte. Seine weiße Atemwolke löste sich in den Regenschlieren auf. Was sollte er tun?

Wenn er ehrlich zu sich selbst war, hatte er sich diese Frage schon längst beantwortet. Manchmal brauchte es länger, sich eine Entscheidung einzugestehen, als eine zu treffen.

VIERUNDFÜNFZIG

Timbangan. Der Pencak-Silat-Stil von West-Java.

Eines seiner Grundprinzipien: das Momentum des Gegners gegen ihn selbst zu verwenden.

Rabea tat genau das, als der Hüne mit der Faust ausholte: Sie wich mühelos aus. Sein Schlag ging ins Leere.

Den Schwung dieser Bewegung nutzte sie, um ihn mit gezielten Stößen aus dem Gleichgewicht zu bringen. Er taumelte um die eigene Achse.

Jetzt musste sie ihn nur noch am Hals packen, um ihn zu Boden zu schleudern. Hart schlug er auf dem Schotter auf. Ehe er überhaupt registrierte, was geschah, schraubte sie ihm ihre Faust ins schmerzverzerrte Gesicht.

Die Fratzen all der Peiniger aus der Vergangenheit, das undefinierte Gesicht des Erlösers, die Tausende von Vergewaltiger- und Mörder-Porträtfotos aus ihrem Studium: Sie sah sie alle vor sich.

Und sie lösten einen ganzen Hagel aus Hieben und Tritten aus. Der Mann vor ihr war nur ein Stellvertreter, ein Avatar für diese Riege der Monster. In ihrem Kopf war nur noch Wut.

Der Typ zog die Beine an und hielt schützend die Arme vor seinen Kopf. Blut quoll aus seinen Nasenlöchern und von seinen aufgeplatzten Lippen.

»Hören Sie auf!«, schrie seine Freundin, die sich aufgestützt hatte. »Lassen Sie ihn! Es reicht!«

Erst als sie sich zwischen Rabea und ihren Freund warf, ließ sie von ihm ab. Schwer atmend wich sie zurück. Bemerkte ihre schmerzenden blutbedeckten Fingerknöchel. Die Kleider, die ihr regenfeucht an der Haut klebten. Ihre gefletschten Zähne.

Ihr Opfer krümmte sich vor ihren Füßen und wimmerte leise. Jegliche Bedrohlichkeit war von ihm abgefallen. Seine Freundin kniete sich neben ihn, strich ihm über die Wange. »Jacques? Hörst du mich? Jacques!?«

Warum sorgst du dich um ihn?, fragte Rabea sie in Gedanken. Er hat dich geschlagen, dich verletzt. Wie kannst du jetzt noch Mitgefühl für ihn haben?

Aber von außen betrachtet wirkte alles immer so klar und einfach. Auch und vor allem Beziehungen. Sie hätte sich raushalten und direkt die Polizei rufen sollen. Wie so häufig. Warum hatte sie sich auch einmischen müssen.

»Ich ... ich hole einen Krankenwagen«, sagte sie tonlos. Ihre Hand wanderte Richtung Hosentasche. Aber dort war nichts. Stimmt, sie hatte das Handy im Auto gelassen.

»Verschwinden Sie einfach«, schluchzte die Freundin, die Jacques' Kopf auf ihrem Schoß bettete.

Rabea trat den Rückzug an. Schuldgefühle prasselten gemeinsam mit dem Regen auf sie ein.

• • •

»Und Sie sind von der Polizei?«

Der Sicherheitsmann des Internats war ein korpulenter Italiener Mitte vierzig mit grau meliertem Schnurrbart und ausgeprägten Geheimratsecken. Skeptisch schaute er Jan durch das Gittertor hindurch an.

»Das habe ich Ihnen schon erklärt!«, rief Jan. »Ich bin beratend als Fallanalytiker tätig. Meine Kollegen werden in Kürze hier eintreffen. Es könnte eine erhebliche Gefährdungslage vorliegen.«

Der Wolkenbruch war in einen kaum wahrnehmbaren Nieselregen übergegangen, ein feines Netz aus Tropfen.

»Sie können mir ja viel erzählen! Sie haben ja nicht einmal ein Ausweisdokument.«

»Glauben Sie mir, bitte! Einen Rundgang durch die Wohngebäude, das ist alles, was ich von Ihnen verlange.« Jan umfasste die schmiedeeisernen Gitterstäbe. »Sie können gerne Frau Polizeimajorin Giliberti anrufen, Sie wird Ihnen das bestätigen können.«

Das war sein letzter Bluff. Inständig hoffte er, dass der Security-Typ nicht darauf einsteigen würde. Giliberti würde einen Teufel tun, ihm diese Aktion durchgehen zu lassen.

»Mio dio!«, seufzte er schließlich und tippte einen Code in das elektronische Zahlenschloss. Surrend glitten die Türflügel nach innen auf. »Na schön, kommen Sie!«

»Danke, haben Sie vielen Dank!«, sagte Jan erleichtert und klopfte ihm auf die Schulter.

»Nennen Sie mich Enrico.« Der Italiener zückte seine

Taschenlampe, während sich das Tor wieder hinter ihnen schloss. »Kommen Sie, zu den Wohnkomplexen geht es hier entlang.«

Schnellen Schrittes überquerten sie das Internatsgelände. Vereinzelte Laternen spendeten milchig-weißes Licht, ansonsten lag das Lyceum Helveticum in vollendeter Schwärze. Unmöglich zu sagen, wer oder was vielleicht tief in ihr lauerte.

»Die Schüler haben alle Chipkarten für die Türen. Dort kommt eigentlich niemand außer ihnen und dem Schulpersonal rein«, meinte Enrico.

»Aber was, wenn einer der Schüler jemanden hineinlässt?«, murmelte Jan.

»Ich habe jedenfalls nichts mitbekommen. Die Nacht war ruhig, bis Sie hier aufgekreuzt sind.«

Er hatte erst überlegt, ob er sich direkt zum Zimmer von Eden Rénier führen lassen sollte, aber dann doch entschieden, zunächst nach den anderen Kindern zu sehen.

Sie erreichten die Wohngebäude. In keinem der Fenster brannte noch Licht. Nur das leise Rascheln des Windes in den Baumkronen war zu vernehmen.

Was hast du erwartet, Jan? Dass der Erlöser mit einer Söldnerarmee hier einfällt?

»Scheint alles ruhig zu sein«, bemerkte Enrico.

»Das sehe ich selbst«, knurrte Jan. »Aber lassen Sie sich davon bloß nicht täuschen.«

Der Sicherheitsmann hielt seine Chipkarte an das Lesegerät und drückte die Eingangstür auf.

Er schaltete das klinisch helle Licht in den Fluren ein, das die Schatten aus den Ecken vertrieb.

Sofort ging Jan eng an den Türen entlang und untersuchte aufmerksam die Rahmen.

»Rote Farbe, rote Farbe, rote Farbe«, murmelte er. »Überall nur die Schmierereien.«

»Was zur Hölle tun Sie da?« Enrico musterte ihn mit zur Seite geneigtem Kopf.

»Sehen Sie diese roten Markierungen? Wir müssen nach den Türen suchen, die keine haben.«

»Ich verstehe nicht ...«

»Schauen Sie einfach!«, herrschte Jan ihn an.

Er wird nicht viele Kinder mitnehmen, dachte er. Neunzig Prozent der Türen werden markiert sein.

Es sind nur Kinder, aber er wird höchstens ein paar von ihnen überwältigen und in Schach halten können. Er ist größenwahnsinnig, aber nicht dumm.

»Sie sind ja irre!«, murrte sein italienischer Begleiter, suchte aber ebenfalls die Zimmertüren ab. »Hier hinten«, rief er schließlich, als er schon fast am Ende des Ganges war.

Mit wehendem Mantel rannte Jan zu ihm.

»Oh Gott!«, rief Enrico atemlos.

Das Schloss war aufgebrochen worden, die Tür stand einige Millimeter weit offen.

Wir sind zu spät, durchfuhr es Jan.

»Hua Jiang«, stand auf dem Türschild.

»Kennen Sie den Schüler?«, fragte er, an Enrico gewandt, als er die Tür aufstieß.

»Ich habe mal mitbekommen, dass sein Vater in der chinesischen Regierung ist. Irgendein Energie-Funktionär.«

Im Inneren waren schemenhaft die Umrisse von Bett und Schreibtisch zu erkennen. In Erwartung des Schlimmsten knipste Jan die Deckenlampe an, aber sie erhellte nur ein tadellos aufgeräumtes Zimmer. Lediglich die Bettdecke war etwas zerwühlt. Die Entführung musste ohne großen Kampf vonstattengegangen sein.

Erst mal hat er ihn nur verschleppt, dachte Jan. Vielleicht lebt er noch. Vielleicht ist der Erlöser sogar noch hier.

»Was sollen wir jetzt tun?« Jegliche Farbe war aus dem Gesicht des Wachmanns gewichen.

»Ich weiß es nicht«, stöhnte Jan. »Ruhig bleiben, nur nicht ...«

Ein gellender Schrei. Weit entfernt.

»Das kam aus einem der oberen Stockwerke«, sagte Enrico und zückte sein Pfefferspray.

Jan spurtete los. Der Italiener folgte dicht hinter ihm. Ihre feuchten Sohlen quietschten auf dem Fliesenboden.

Vereinzelt steckten Schüler verschlafen blinzelnd die Köpfe aus ihren Zimmertüren.

»Was ist denn los, verdammt noch mal?«, fragte ein Mädchen mit amerikanischem Akzent und zupfte ihren Pyjama zurecht.

»Bleibt in euren Zimmern!«, brüllte Enrico. »Und schließt die Türen ab!«

Sie stürmten das Treppenhaus hinauf und gelangten in den Korridor des zweiten Stocks.

Dort sahen sie ihn.

Er zerrte ein blondes Mädchen vor sich her, dessen Hände mit Kabelbinder auf den Rücken gebunden waren. Seine behandschuhten Finger hielt er fest auf ihren Mund gepresst.

Der Erlöser war komplett in Schwarz gekleidet, die Kapuze seiner Jacke tief ins Gesicht gezogen. In ihrem Schatten sah man nur das Glimmen seiner Augen. Im hellen, warmen Licht des Flurs wirkte er wie ein Fremdkörper, ein Scherenschnitt aus einem besonders düsteren Albtraum.

»Bleiben Sie stehen, wo Sie sind!« Er drückte den Lauf seiner Waffe gegen die Schläfe der Schülerin.

Jan und der Sicherheitsmann hoben die Hände in Brusthöhe. »Lassen Sie es bleiben!«, rief Jan. »Die Polizei ist auf dem Weg hierher. Die letzte Plage war eine zu viel ... Adrian Höller.«

Der Erlöser gab ein krächzendes Lachen von sich. »Der Name ist also wirklich bis zu Ihnen durchgedrungen. Und Sie denken, damit ist es gelöst? Glauben Sie wirklich, dass es so einfach ist?«

Mit langsamen Schritten ging der Erlöser rückwärts. Links von ihm öffnete sich eine Zimmertür. Ein bulliger, pickelgesichtiger Schüler lugte heraus. Der Entführer richtete den Jagdrevolver gegen die Decke und drückte ab.

Das Mädchen in seinem Griff schrie panisch und strampelte. Sogleich schlug der Schüler wieder die Tür zu. Jan und Enrico zuckten zusammen.

»Keiner rührt sich!«, schrie der Erlöser. Speichel troff aus seinem Mund.

Entsetzen lag in den Augen des Mädchens. Sie mochte

dreizehn oder vierzehn sein. Sie trug kurze blaue Shorts und ein Shirt mit Pink-Floyd-Aufdruck. Ein Schlaf-Outfit, das sie sich vielleicht erst vor wenigen Minuten angezogen hatte.

»Auf der anderen Seite des Flurs ist eine Feuertreppe«, raunte Enrico Jan zu.

»Dann sorgen wir dafür, dass er mit dem Mädchen nicht bis dorthin kommt«, flüsterte Jan zurück.

Er war sich darüber im Klaren, dass sein Bluff mit der Polizei keine Wirkung zeigen würde. Wahrscheinlich würden Gilibertis Leute erst hier eintreffen, wenn der Erlöser schon längst mit den Kindern entkommen war. Adrian Höller durfte ihnen nicht wieder entwischen – wenn er es denn wirklich war, aber daran konnte Jan gerade keinen Gedanken verschwenden.

Er trat vor. »Nehmen Sie mich statt ihr! Sie haben genug Kinder, um Ihre Botschaft klarzumachen. Aber wenn Sie mich haben ... wenn Sie mich haben, können Sie genauso ein Zeichen setzen wie mit Wiebusch.«

Im Moment stellte dieser Tausch die einzige Chance dar, um das Mädchen in Sicherheit zu bringen. Wenn Jan sich in seine Gewalt begab, konnte er versuchen, auf den Erlöser Einfluss zu nehmen. Ihn vielleicht sogar zu stoppen.

Ich könnte genauso enden wie Wiebusch, durchfuhr es ihn. *Nicht dran denken, einfach nicht dran denken.*

Nach kurzem Zögern stieß der Erlöser das Mädchen von sich. Die Gefesselte taumelte vorwärts, verlor das Gleichgewicht und schlug der Länge nach auf die Fliesen.

Der Erlöser richtete den Jagdrevolver auf Jan und bewegte den Lauf auf und ab. Eine Geste, die klar sagte: *»Komm her!«*

»Sie müssen das nicht tun«, flüsterte der Sicherheitsmann Jan zu.

»Ich fürchte doch«, erwiderte er und lief mit erhobenen Händen auf den Erlöser zu.

FÜNFUNDFÜNFZIG

Rabea hielt das Lenkrad mit blutverschmierten Händen umklammert. Wieder und wieder stieß sie ihre Stirn dagegen. Ihre Wangen glühten, ein Speichelfaden löste sich von ihrem bebenden Mund. Was hatte sie getan? Wie sollte sie je wieder jemandem von der Polizei unter die Augen treten? Sie war keinen Deut besser als ein gemeiner Straßenschläger!

Mit tränenverschleiertem Blick spähte sie aus der Windschutzscheibe. Die Frau und ihr gewalttätiger Freund waren inzwischen längst verschwunden. Ob sie wohl zu einer Notaufnahme fuhren? Vielleicht hatten sie aber auch Angst vor unangenehmen Fragen – womöglich derselbe Grund, warum sie Rabea nicht nach ihren Personalien gefragt hatten, um sie juristisch zu belangen. Zumindest auf dieser Ebene war sie anscheinend glimpflich davongekommen.

Sie musste mit jemandem sprechen.

Jan. Was war mit Jan?

Der Fall, der mit einem Mal so weit weg schien.

Hatte er etwas gefunden?

Ihre Finger huschten zittrig über das Handydisplay: ein verpasster Anruf von ihm. Bevor sie ihn zurückrufen konnte, klingelte das Gerät. Polizeimajorin Giliberti war am Apparat. Gab es Neuigkeiten in Sachen Rénier?

Sie hielt sich das Handy ans Ohr. »Ja?«

»Oh, Gott sei Dank! Frau Wyler, Sie sind in Sicherheit!«

»Wieso? Was ist passiert?«

»Grall, Ihr Kollege. Er hat nicht auf mich gehört. Das hätte ich mir denken können. Zu mir wurde gerade ein völlig aufgelöster Sicherheitsmann des Internats durchgestellt. Es gab einen Vorfall. Jan Grall ist anscheinend zusammen mit fünf Kindern aus den Schlafquartieren entführt worden. Er hatte herausgefunden, was der Erlöser vorhatte, und hat versucht, ihn zu stoppen.«

Die roten Markierungen an den Türpfosten, überlegte Rabea. Sie mussten mit den Entführungen in Zusammenhang stehen. Möglicherweise war Jan deswegen zum Lyceum aufgebrochen. Ihr Puls begann zu rasen. Es fühlte sich an, als würde sich ihr Inneres auflösen. Die Erinnerung an Wiebuschs verstümmelten Leichnam tauchte vor ihrem inneren Auge auf. Nein. Nicht auch noch Jan.

Hätte sie es verhindern können, wenn sie nicht ihren Aggressionen nachgegeben hätte? War es ihre Schuld? Sie schüttelte den Gedanken ab. Vielleicht war es noch nicht zu spät.

»Dann tun Sie etwas!«, rief sie ins Telefon. »Wann können Ihre Leute hier sein?«

»Die Zufahrtsstraßen ins Engadin sind durch die starken Regenfälle überschwemmt. Die Beamten haben im Moment keine Chance, zu Ihnen durchzukommen.«

»Was soll ich dann tun, verdammt?«

»Bleiben Sie, wo Sie sind! Tun Sie nichts! Was ist denn bitte am Nichtstun so schwer? Hören wenigstens Sie auf mich, und begeben Sie sich nicht auch noch in Gefahr.«

»Wenn der Erlöser genauso vorgeht wie bei Wiebusch, dann bleibt Jan kaum noch Zeit. Geschweige denn Anita. Es tut mir leid, aber gerade bleibt mir nichts anderes übrig.«

Giliberti gab ein tiefes Stöhnen von sich. »Aber Sie wissen doch gar nicht, wo Sie ihn finden sollen!«

»Oh, ich glaube schon«, erwiderte sie. »Der Hain, in dem Höller angeblich verbrannt ist. Ich kenne seine Koordinaten.«

»Das wird Ihnen trotzdem nichts nützen.«

»Woher wollen Sie das wissen?«

»Hören Sie ... ich muss gleich in die Vernehmung mit Rénier, ich werde telefonisch nach Genf zugeschaltet. Ich muss gleich auflegen.«

»Frau Giliberti, bitte! Kommen Sie schon.«

Erneutes, noch tieferes Stöhnen. »Also schön. Das Team hier hat die Recherchen zu Verbindungen von Adrian Höller mit dem Engadin aufgenommen. Es gibt da eine Berghütte, unweit vom Silsersee. Sie ist auf seinen Namen gemeldet. Aber was soll Ihnen das bringen? Dann wissen Sie immer noch nicht, an welchem der beiden Orte sie festgehalten werden.«

»Wo liegt sie genau?«

»Das werde ich Ihnen auf keinen Fall sagen, damit Sie erst gar nicht weiter auf dumme Gedanken kommen.«

Rabea hämmerte mit der Faust auf das Armaturenbrett.

Sie drückte den Kopf gegen die Nackenstütze. Besah sich das getrocknete Blut auf ihren Fingerknöcheln.

»Sie haben gesagt, dass Sie selbst eine Tochter haben. Ich kann helfen, ich kann versuchen, diese Kinder zu retten. Was würden Sie denken, wenn Ihre Tochter unter ihnen wäre?«

Schweigen am anderen Ende.

»Niemand muss je erfahren, dass Sie mir diese Informationen gegeben haben. Ich handle auf eigene Faust. Auf eigene Verantwortung. Frau Giliberti – Valeria –, ich bitte Sie! Nennen Sie mir den Ort!«

SECHSUNDFÜNFZIG

Die Gitterkonstruktion der Feuertreppe.

Die aufgestoßene Tür eines Vans mit einem Lyceum-Logo an der Seite.

Zwei Mädchen und drei Jungen, bäuchlings auf dem Boden des Vans, die Mundpartien mit Klebeband umwickelt, Hand- und Fußgelenke aneinandergefesselt.

Das war das Letzte, was Jan gesehen hatte, bevor der Erlöser ihn in den Transportraum gestoßen und die Tür zugeknallt hatte.

Er gab sich alle Mühe, seine Atmung unter Kontrolle zu halten und im Halbdunkel etwas zu erkennen. Nur nicht hyperventilieren. Er musste ruhig bleiben. Einen klaren Kopf bewahren.

Wenig später war zu hören, wie sich ihr Entführer auf den Fahrersitz schwang. Der Motor röhrte auf, und der Wagen legte sich in eine scharfe Kurve. Jan kippte zur Seite und stieß gegen die Jugendlichen.

»Ich gehöre zur Polizei«, flüsterte er auf Englisch. Er war der Einzige ohne Knebel. »Macht euch keine Sorgen, Hilfe ist auf dem Weg.«

Keiner der anderen wagte es zu sprechen. Nur leises Wimmern und Schluchzen erfüllte ihr Gefängnis aus vollendeter Dunkelheit. Es roch scharf nach Schweiß.

Jan meinte, ein gedämpftes Gespräch aus der Fahrerkabine wahrzunehmen. Er robbte nach vorn und drückte seinen Oberkörper an der Vorderwand hoch, gleich hinter dem Fahrersitz.

»... erst werden wir uns um die Schüler und den Ermittler kümmern, dann bringe ich dich zu Ichigawa ins Paradies. Du weißt, was du zu tun hast«, hörte er den letzten Fetzen der Unterhaltung. »Ich wollte sie gehen lassen. Aber das habe ich nicht zu entscheiden.«

Etwas hämmerte im hintersten Winkel von Jans Kopf. Oh Gott, Anita lebte! Seine Erleichterung wich sogleich wieder der Panik. Aber wenn ihm oder Rabea nichts einfiel, dann wäre sie dennoch verloren.

Ehe er sich länger in diesen Gedanken ergehen konnte, erklang eine weitere Stimme, diesmal wohl vom Beifahrersitz. Es war die eines Mädchens, wahrscheinlich im selben Alter wie Jans Mitgefangene.

»Müssen sie denn alle sterben?« Ein angstvolles Wispern.

»Ja, Eden. Es ist nötig, so ungerecht und hart es dir auch erscheinen mag. Nur so kann unsere Botschaft wahrhaftige Wirkung zeigen.«

Eden, dachte Jan. Das Mädchen. Sie war bei ihm.

»Auch Aaron?«, fügte sie hinzu.

»Ja«, erwiderte der Erlöser tonlos, »auch Aaron. Seine

Mutter hat durch ihre Lobbyarbeit dafür gesorgt, dass der Tagebau in Deutschland weiter die Wälder zerstört.«

Jan lehnte die Stirn gegen die Zwischenwand. Er blinzelte. Wer war Aaron? Einer ihrer Mitschüler? In seiner Fantasie entspann sich die Geschichte einer schüchternen Pausenhof-Liebe, überschattet von der dunklen Bedrohung des Erlösers. Wie viel wusste das Mädchen von den Morden? Wie sehr war sie involviert gewesen? War sie am Ende nur ein Instrument gewesen? Hatte dieser Aaron – wer auch immer es war – Skrupel in ihr geweckt?

Viele Fragezeichen. Aber das war etwas, worauf er setzen konnte. Ein Plan formte sich in seinem Kopf – fragmentarisch und riskant. Ich muss es versuchen, dachte er. Eine andere Chance gab es nicht.

Er drückte sich von der Zwischenwand ab und fiel zur Seite.

»Hey«, zischte er. »Heißt einer von euch Aaron?«

Der Schlaksigste der Jungen, mit schweißnasser Lockenmähne und Hakennase, nickte heftig. Die verzagten Laute, die unter seinem Knebel hervorklangen, ließen sich als ein »Ja!« und »Ich« identifizieren.

Jan robbte auf ihn zu, bis er direkt neben ihm lag.

»Wenn du überleben willst, dann hörst du mir jetzt ganz genau zu.«

• • •

Mit hundertzwanzig jagte Rabea über die Landstraße.

In der einen Hand hielt sie das Lenkrad, in der anderen ihr Telefon.

Gespenstisch und grell leuchteten die Scheinwerfer ihres Autos im stockdunklen Wald. Ihr Körper im Ausnahmezustand. Wummernder Puls, zugeschnürte Kehle, leer gefegter Kopf.

Am Ende hatte Giliberti nachgegeben und ihr die genaue Lage der Wanderhütte beschrieben.

Zwei Koordinaten.

Zwei Möglichkeiten.

Brachte der Erlöser Jan zu der Hütte am Ufer des Silsersees oder in den Hain in sein »Paradies«? Und hielt er dort womöglich auch Anita fest?

Die beiden Orte waren nur etwa einen Kilometer voneinander entfernt. Aber beide lagen so abgeschieden und tief in den Wäldern, dass sie es wohl nur zu einem rechtzeitig schaffen würde.

Giliberti war noch immer am Telefon. Sie ließ den Anruf an Rabea heimlich weiterlaufen, damit sie so an der Vernehmung von Eleanor Rénier teilhaben konnte. Womöglich konnte ihr das Gespräch Hinweise liefern, die bei der Rettung von Jan entscheidend werden konnten.

Es hatte gerade begonnen. »Vielen Dank, dass Sie so schnell und zu so fortgeschrittener Stunde Zeit für uns gefunden haben«, sagte eine Rabea unbekannte Männerstimme mit französischem Akzent. »Wundern Sie sich nicht über die Telefonanlage. Uns ist Polizeimajorin Giliberti aus Luzern zugeschaltet, die im Fall des Erlösers die Ermittlungen leitet.«

»Guten Abend, Frau Rénier. Ich komme gleich zur Sache, die Ereignisse entwickeln sich gerade rasant und dynamisch«, sagte Giliberti. »Sie sind der Vormund von Eden Rénier, richtig?«

»Ja, sie ist meine Adoptivtochter.«

Bei ihrer Begegnung auf Sylt hatte Rénier noch distanziert und kühl gewirkt, davon war in ihrer Stimme jetzt nichts mehr zu spüren. Sie klang kleinlaut und eingeschüchtert.

»Sie sind Privatsekretärin des kürzlich verstorbenen Hugo Bellmer. Ohne Ihnen zu nahe treten zu wollen: Es ist doch bemerkenswert, dass Ihr Kind eine der teuersten Eliteschulen der Welt besuchen kann. Allein die Gebühren müssen Ihr Gehalt doch um Welten übersteigen.«

»Ich ... Sie müssen verstehen ...«, stotterte Rénier. Sie klang, als wäre sie den Tränen nahe.

»Und wenn Sie schon dabei sind, können Sie vielleicht auch erklären, wie ein Schulbuch Ihrer Tochter an einen möglichen Tatort auf Sylt kommt. Sie kannten Bellmer, vielleicht besser als kaum jemand sonst. Was bitte hat Ihre Tochter mit dem Mord an ihm zu tun? Denn, ganz ehrlich, ich verstehe es kein bisschen.«

Die Lichthupe eines herannahenden Wagens leuchtete auf. Rabea riss das Lenkrad zur Seite. Sie war so auf das Gespräch fokussiert gewesen, sie hatte gar nicht gemerkt, dass sie auf die Gegenfahrbahn abgekommen war. Adrenalin pumpte durch ihre Venen.

»Das Geld für das Internat, es kommt nicht von mir. Es

stammt aus einem Fonds, den Edens Mutter für sie eingerichtet hat.«

»Sie kennen also die Mutter?«, fragte der unbekannte Beamte aus Genf.

»Hören Sie, es ist eine lange Geschichte. Ich ... ich hätte nie gedacht, dass Eden oder ihre Eltern irgendetwas mit diesen schrecklichen Taten zu tun haben könnten.«

»Wir haben alle Zeit der Welt. Klären Sie uns gerne auf!«, forderte sie Giliberti auf.

»Es war eine Tragödie ... Hugo Bellmers Frau, sie ist bei der Geburt der Zwillinge gestorben, Fruchtwasserembolie. Das hat Hugo das Herz gebrochen und die Beziehung zu Richard und Carla von Anfang an vergiftet. So irrational es auch schien, es war, als hätte er seinen Kindern die Schuld am Tod ihrer Mutter gegeben. Davon konnte er sich nie lösen. Er war hart zu ihnen, grausam. Trotz ihrer privilegierten Herkunft hatten sie ein schwieriges Leben. Ich kann mich noch gut daran erinnern, wie Hugo den Arm von Richard packte und ihn zur Strafe auf eine eingeschaltete Herdplatte presste. Ich habe noch heute den Geruch der versengten Haut in der Nase.«

»Das wussten wir nicht über die Bellmers«, flüsterte Giliberti, wahrscheinlich an Rabea gerichtet.

Rénier fuhr fort: »Die beiden, Carla und Richard, lebten wie in Symbiose. Sie brauchten einander, schotteten sich von ihrem Vater ab. Das alles änderte sich erst, als sie ins Internat kamen. Sie gingen auch auf das Lyceum, müssen Sie wissen. Auf einmal trat dieser Adrian auf die Bildfläche. Die beiden hatten nur noch ein Thema, waren fasziniert von ihrem gemeinsamen Freund. Mein Chef … er hatte sogar die Vermutung, sie könnten in eine Art bizarre Dreiecksbeziehung verstrickt sein. Die Sache war ihm immer ein Dorn im Auge. Und dann starb Adrian auf so tragische Weise, kurz bevor sie ihre Matura gemacht hätten. Das war auch der Zeitpunkt, als sich Carla Bellmer mir anvertraute …«

»Sie … sie ist die Mutter des Kindes?«, fragte Giliberti.

»Sie wollte die Schwangerschaft vor ihrem Vater geheim halten, das Kind aber auch nicht abtreiben. Ihre Furcht vor seiner Reaktion war riesig. Das lag wohl auch an Edens Vater – wer das war, hat sie mir nie gesagt. Und ich habe sie auch nie dazu gedrängt, es mir zu sagen. Tief in mir habe ich immer gewusst, dass es Adrian Höller gewesen sein musste.«

»Und Sie waren bereit, diese große Verantwortung auf sich zu nehmen?«

»Ich hatte schon sehr lange einen Kinderwunsch, aber ich konnte keine bekommen. Carla wusste das und zog mich deshalb ins Vertrauen.«

»Und wie lief das Ganze ab, rein praktisch gesehen?«, fragte Giliberti weiter.

»Carla zeigte sich nicht mehr in der Öffentlichkeit, als ihre Schwangerschaft unübersehbar wurde, und brachte Eden heimlich –nur zusammen mit einer Hebamme – auf die Welt. Wir gaben Eden als Findelkind aus, damit Carlas Vater keinen Verdacht schöpfen konnte.«

»Und wie oft sieht Carla Bellmer ihre Tochter? Verbringt sie öfter Zeit mit ihr?«

»Es besteht eine Sonderregelung mit dem Internat. Carla kann ihre Tochter dort sehen und abholen, sooft sie es möchte. Das hat sie auch neulich erst getan, die Schule gibt mir dann immer kurz Bescheid.«

Rabea fuhr geradewegs auf die entscheidende Abzweigung zu. Nahm sie die Straße hinunter zum See? Zur Wanderhütte? Oder hielt sie am Waldrand und machte sich auf den Weg zum Hain?

Die Entfernung bis zur Entscheidung schmolz dahin. Sie klammerte sich ans Lenkrad. Drückte auf die Bremse, bis der Mini nur noch in Schrittgeschwindigkeit in Richtung der Weggabelung rollte.

Sie musste sich entscheiden. Jetzt.

Tiefes Durchatmen. Gaspedal durchtreten.

Dann drehte sie das Lenkrad.

Papierrascheln aus dem Handylautsprecher. Die alarmierte Stimme von Giliberti: »Moment mal, laut ihrem Bruder ist Carla Bellmer in Kanada gewesen. Nach den Einreisedaten ist sie noch nicht zurückgekehrt, das haben wir laufend überprüft.«

»Da muss ein Fehler vorliegen«, sagte Rénier verwirrt. »Carla ist schon seit Tagen wieder in Europa.«

SIEBENUNDFÜNFZIG

IM PARADIES

Die Schale des Apfels war verschrumpelt und an mehreren Stellen bräunlich-schwarz verfärbt. Fahlgraue Würmer ragten zuckend aus ihm heraus, Wegbegleiter der Verwesung.

Der Apfel lag genau vor Anitas Füßen im regenfeuchten Gras der Lichtung, er musste wohl schon vor Tagen aus der Baumkrone über ihr gefallen sein.

Kälte lag über dem Paradies. Anitas Atem ging flach. Sie fröstelte in dem dünnen Hemd und der zerschlissenen Jeans.

Sie schloss die Augen. Völlige Flucht in sich selbst. Sie schottete sich von ihrem Körper ab, vom Schmerz, von der Angst. Egal, was ihre Peiniger taten, hierhin würden sie ihr nicht folgen können. Hier war sie sicher.

Wann würde es vorbei sein?

Sie hoffte nicht mehr auf Rettung. Nur noch auf ein Ende. Selbst wenn das ihren Tod bedeuten sollte.

Die endlosen Tage in der Hütte mit ihrem Wechselspiel aus Hoffnung und bitterer Verzweiflung hatten sie ausgezehrt.

Die Rinde des Apfelbaums drückte rau und unnachgiebig in ihren Rücken. Das Haar hing ihr in fettigen Strähnen ins Gesicht.

Schritte im Gras. Der Lichtkegel einer Taschenlampe zuckte unruhig umher und streckte die Schatten.

Jemand näherte sich.

War es das Mädchen? Der Erlöser selbst?

Sie blinzelte aus brennenden Augen.

Die Silhouette einer Frau zeichnete sich hinter dem Gleißen der Taschenlampe ab. Ihre zum Dutt gebundenen Haare waren kastanienbraun, das Gesicht hart. Sie hatte einen grausamen Zug um den Mund. Sie trug schwere Stiefel und einen dunkelblauen Overall.

Einen Meter vor Anita blieb sie stehen. In der einen Hand hatte sie eine Ampulle, in der anderen eine Spritze.

Wer war sie? Ihre Züge besaßen Ähnlichkeit mit denen des Mädchens. War sie vielleicht die Mutter?

»Batrachotoxin. Das Gift des Schrecklichen Pfeilgiftfroschs. Die Menge, die ein einziges Tier in sich trägt, reicht aus, um zehn Menschen zu töten.« Die Frau hielt die Ampulle hoch, in der sich eine klare Flüssigkeit befand. Sie sprach monoton und mit einem hanseatischen Einschlag. »Der Schreckliche Pfeilgiftfrosch kommt nur in einem äußerst kleinen Gebiet im kolumbianischen Regenwald vor und gilt als stark vom Aussterben bedroht. D[illegible] Frösche brauchen bestimmte Ameisen und Käfer als F[illegible]er, um das Toxin zu produzieren. In Gefangenschaft [illegible]ert ihr Gift schon nach kurzer Zeit seine Wirkung. D[illegible]lb braucht es äußerst viel Raffinesse, Zeit und Geld, [illegible] den Besitz seines Giftes zu kommen. Glücklicherweise habe ich alle diese drei Dinge im Übermaß.«

»Wer sind Sie?«, hauchte Anita.

Ihr Gegenüber tauchte die Injektionsnadel der Spritze in die Ampulle. Sie schaute zu ihr auf.

»Was wäre das Paradies ohne Eva?«

ACHTUNDFÜNFZIG

ENGADIN

Als der Erlöser ihn am Genick in die Hütte auf der Waldlichtung zerrte, musste Jan wieder an Anitas Kōan denken.

»Wie löscht man ein Feuer auf der anderen Seite eines unüberwindbaren Flusses?«

In den letzten Tagen waren seine Gedanken immer wieder wie von selbst zu ihm gewandert. Er hatte versucht, es aus den verschiedensten Stoßrichtungen anzugehen und zu ergründen. Für ihn lag die Weisheit dieses Zen-Rätsels darin, dass man sich eingestehen musste, dass man das Feuer nicht selbst löschen konnte. Man konnte nur darauf hoffen, dass jemand am anderen Flussufer vorbeikam und es für einen erstickte.

In seinem Fall war Anita vom Feuer bedroht. Und zwischen ihnen befand sich eine unüberbrückbare Barriere, gebaut vom Erlöser. Jetzt konnte er nur hoffen, dass Rabea auf der anderen Seite erscheinen würde.

Rette sie, nicht mich, dachte er. Ich habe einen Plan.

Er war der Letzte gewesen, den der Mörder in die Hütte getrieben hatte. Die Jugendlichen lagen bereits auf den schiefen, grob gezimmerten Bodendielen.

Der Erlöser stieß Jan hinein. Mit seinen auf den Rücken gefesselten Händen verlor er das Gleichgewicht und stürzte vornüber. Schmerzhaft pochten sein Schulterblatt und die Rippen.

Außer einem Schemel und einem verschrammten Esstisch war das Zimmer leer. Von der Decke baumelte eine einzelne nackte Glühbirne, die der Erlöser mit einem Ziehen am Zugschalter anknipste.

Es gab zwei Türen. Durch die eine waren sie gekommen, die andere musste weiter ins Innere der Hütte führen.

Der Erlöser setzte die Kapuze ab. Es war das erste Mal, dass Jan sein vollständiges Gesicht sah. Oder besser: das, was von ihm übrig war.

Die Haut bestand aus einem Geflecht aus wulstigen Brandwunden, blutrot und schwarz gefleckt. Die Nase war nicht mehr als verwachsener Knorpel, die Haut an den Wangen löchrig. Nur die Augen blitzten dunkel und still aus ihnen hervor, zwei finstere Seen inmitten dieser Kraterlandschaft.

Aber die Ohren, die zu beiden Seiten abstanden, bedeckten unversehrte Haut. Auch der dunkelblonde Schopf, der über der Stirn lag, war voll und der Haaransatz unberührt.

Dann entdeckte Jan die Lederbänder, die an den Seiten des vermeintlichen Gesichts befestigt waren. Eine Maske, durchfuhr es Jan, es ist eine Maske. Aber woraus besteht sie? Plötzlich durchfuhr ihn die Erkenntnis. Diese Wülste, diese schwarzen Stellen. Es musste Menschenhaut sein! Von einem Brandopfer! Gehörte sie Adrian Höller? Und wessen Gesicht steckte dann wirklich unter ihr?

»Warum die Kinder?«, fragte Jan und rutschte in halb kniender Position vor ihn. »Sie sind unschuldig, sie sind nicht verantwortlich für das Handeln ihrer Eltern!«

Er musste ihn und das Mädchen namens Eden in ein Gespräch verwickeln, nur so konnte sein Plan aufgehen.

»Ihre Eltern nehmen Milliarden von Tieren den Lebensraum, sie verschmutzen die Flüsse, zerstören die Wälder.« Der Erlöser ließ sich breitbeinig auf dem Schemel nieder. Sein Blick glitt zu den Jugendlichen, die sich wie gefesselte Kälber auf den Dielen wanden. »Ihre Eltern rauben dieser Welt die Zukunft. Also raube ich ihnen ihre. Diese Botschaft werden sie dann vielleicht endlich verstehen.«

Jans Blick glitt zu dem Mädchen, das bislang mit unbeteiligter Miene ins Leere geschaut hatte.

»Und du?«, fragte er. »Du lässt das einfach so zu? Wie kannst du das alles mitmachen?«

Sie ignorierte ihn, aber er nahm in ihrem Gesicht ein minimales Zucken wahr. Das hier ging nicht gänzlich an ihr vorüber. Etwas arbeitete in ihr. Er hatte ihre erste Schicht durchbohrt, jetzt durfte er nicht nachlassen.

»Sparen Sie sich Ihren Sauerstoff, lieber Grall«, zischte der Erlöser. »Er wird Ihnen noch schnell genug ausgehen.«

Was meinte er damit?

Erstmals widmete er seine Aufmerksamkeit komplett der Umgebung. Die zwei tief in die Wand eingelassenen Fenster waren mit Gummistreifen luftdicht versiegelt, der Kamin bis auf ein handtellergroßes Loch zugemauert. Aus ihm ragte ein armdicker Schlauch.

Hitze überkam ihn. Eine dunkle Ahnung stieg in ihm auf. Er glaubte zu wissen, worauf der Erlöser anspielte.

Trotzdem musste er den Anschein von Souveränität bewahren. Er spottete: »Kohlenmonoxid? Die Methoden waren auch mal kreativer.«

»Es ist nur ein Vorgeschmack auf die Welt, die sie uns hinterlassen werden – erfüllt von giftiger Luft, die sich nicht mehr atmen lässt.«

Jan schaute zu den gefesselten Jugendlichen hinüber.

»Aaron ...«

Der Junge lag am nächsten zu Jan. Im Gegensatz zu den anderen wand er sich nicht verzweifelt hin und her, sondern war völlig regungslos. Jan robbte zu ihm und riss ihm den Knebel aus dem Mund. »Kennst du Eden?«

Der Erlöser wollte auf sie losgehen, aber Eden hielt ihn zurück.

»Ja, ich kenne sie«, wimmerte Aaron und fuhr stockend fort: »Wir haben uns manchmal auf dem Schulhof unterhalten. Sie war immer ganz still. Die anderen fanden sie seltsam. Aber ich ... ich fand sie interessant. Ich fand sie nett.«

Erneut achtete Jan auf das Gesicht des Mädchens.

Diesmal warf sie einen kurzen glasigen Blick aus braunen Augen auf Aaron, nur um sie dann wieder wie ertappt abzuwenden.

Der Erlöser schlang den Arm um ihre Schultern und zog sie zu sich heran, presste ihr Gesicht fest an seine Brust.

»Seien Sie still, Grall!«, bellte er. »Glauben Sie wirklich, mit Ihren billigen Taschenspielertricks würden Sie etwas ausrichten? Eden weiß, dass es hier um Dinge geht, die weit größer sind als der Junge. Als sie oder ich. Sie werden sie nicht schwachmachen.«

»Und Sie denken, Sie würden irgendwem Erlösung bringen? Ich würde nicht in einer Welt leben wollen, für die solche Opfer gebracht werden mussten.«

»Das müssen Sie auch nicht, Herr Grall«, sagte der Erlöser, »das müssen Sie auch nicht.«

Eden schaute ein letztes Mal zu ihm hoch, bevor er die schwere Holztür aufstemmte und sie gemeinsam hinaus in die Dunkelheit traten. Momente später wurde sie verriegelt. Draußen erklang das Dröhnen eines Motors, gefolgt von einem Zischen aus dem Schlauch im Kamin.

Das Gas strömte in die Hütte. Unsichtbar. Geruchslos. Tödlich. Bald würde sich eine bleierne Müdigkeit über Jan und die Teenager legen. Sie würden dem Tod entgegendämmern. Würden langsam ersticken, ohne es überhaupt zu merken.

Jan machte sich gar nicht erst die Mühe, die Luft anzuhalten. Es würde seinen Überlebenskampf höchstens um wenige Augenblicke verlängern.

Der Erlöser trat an eines der Fenster. Mit seiner grotesken Maske wirkte er wie ein Ungeheuer aus den Tiefen der Nacht. Er hielt Eden fest an den Schultern gepackt und bugsierte sie vor sich, zwang sie zum Zusehen.

»Eden …«, rief Jan.

Sie war ihre einzige Chance.

Ihre Miene zeigte immer noch keine Regung. Sie wirkte wie weggetreten, wie unter Drogen. War das die Methode, wie der Erlöser sie unter Kontrolle behielt? Wie er sie zu so unvorstellbaren Taten trieb?

»Eden«, rief jetzt auch Aaron, dessen Stimme vor Angst immer schriller wurde. Sie musste ihre Worte einfach durch die Fensterscheibe hindurch hören können. »Bitte … du hast mir von deinen Tieren erzählt. Von den Pferden, den Kaninchen. Du hast mir gesagt, du würdest sie mir irgendwann einmal zeigen.«

Jan nahm wahr, wie Eden ihren Kopf fast unmerklich senkte. Sie wird es nicht tun. Ich habe mich völlig verschätzt, dachte er. Er wandte sich um zu den Jugendlichen. Viele von ihnen hatten aufgehört, sich hin- und herzuwinden. Als hätten sie die Hoffnung aufgegeben und würden jetzt das nahende Ende erwarten.

Bedrohlich klang das Zischen des Gases in seinen Ohren.

NEUNUNDFÜNFZIG

IM PARADIES

Die ganze Zeit über kam Anita das Gesicht der Frau vage bekannt vor. Eine Ahnung von Vertrautheit, wie es einen manchmal bei Passanten überkam, denen man am selben Tag zufällig ein zweites Mal begegnete.

Carla Bellmer – sie ist es, dachte sie. Als sie den familiären Hintergrund des ersten Opfers, Hugo Bellmer, durchleuchtet hatte, hatte sie ihr Gesicht auf einem Foto gesehen. Darauf hatte sie breit in die Kamera gelächelt, braun gebrannt, die Lockenmähne strahlend und glatt. Jetzt war ihr Blick manisch, ihr Gesicht ausgemergelt und bleich, ihre Locken stumpf und wirr. Aber es war unverkennbar dieselbe Person.

»Ihr Bruder sagte, Sie seien gemeinsam mit Ihrem Mann zum Trekking in den Rocky Mountains«, sagte Anita und drückte ihren Oberkörper durch.

Carla Bellmer setzte sich im Schneidersitz vor sie hin. In der einen Hand hielt sie noch immer die Spritze mit dem Batrachotoxin, mit der anderen strich sie sanft über die Grashalme, so als streichelte sie das Fell eines geliebten Haustieres.

»Das war ich auch«, entgegnete Bellmer. »Mein Mann ist auch immer noch dort. Zumindest das, was von ihm übrig ist. Ich frage mich, wann die kanadischen Behörden seine Überreste wohl endlich finden werden.«

»Ihn haben Sie also auch getötet.«

»Lassen Sie es mich lieber so ausdrücken: Ich habe der Scharade, die wir als unsere Ehe bezeichnet haben, ein Ende gesetzt.«

»Weil Sie einen Geliebten hatten, richtig?«, schloss Anita. »Den Erlöser. Ist er auch der Vater des Mädchens?«

»Adam ...« Für einen Moment erhielt Bellmers Ausdruck etwas Entrücktes. »Er hat mir und meinem Bruder dieses Paradies gezeigt. Es ist neu gewachsen, aber es ist nie mehr so vollkommen geworden wie damals. So unberührt. Mein Bruder und ich haben Adam beide geliebt. Mit allem, was wir hatten. Er hat uns die Schönheit dieser Welt gezeigt, ihre Fragilität. Er hat uns gelehrt, dass wir sie schützen müssen. Er hatte eine Mission, einen Auftrag. Für die Welt hieß er Adrian, aber für uns war er einfach nur Adam. Manchmal auch ›die Schlange‹. Er ließ uns vom Baum der Erkenntnis kosten. Unser Vater erfuhr davon. Unser Vater, dessen Reichtum der Zerstörung von Paradiesen entsprang. Der Vernichtung der Forste. Er ließ unser Paradies abbrennen, es heimlich von einem korrupten Polizisten aus der nahen Ortschaft in Brand stecken. Sie hätten seine Angst sehen sollen, als ich ihm heimlich Briefe in Vaters Namen schickte und ihn für seine Schuld verurteilte. Wir wussten von Anfang an, dass das Feuer menschengemacht sein musste. Den Polizisten haben wir gefoltert und getötet, um den Beweis zu erhalten.« Ihre Lider verengten sich. »Adam ... er wollte Ihnen tatsächlich die Freiheit schenken. Weil Sie sich nicht versündigt haben. Er hatte immer schon ein weiches Herz. Aber niemand ist ohne Sünde. Polizisten genau wie Sie haben damals die offensichtlichen Hinweise ignoriert, ließen unseren Vater davonkommen. Adam ... er ist in den Flammen gestorben, aber nie gerächt worden. Bis jetzt.«

Anita verstand nur die Hälfte von dem, was Carla Bellmer gerade in unfassbar schnellem Tempo abspulte. Konnte man sich einen Reim daraus machen, wenn man mehr Hintergründe kannte? Trotzdem drängte sich ihr eine Frage auf: »Wenn er in den Flammen gestorben ist, wer ist dann ...«

Im gleichen Atemzug beantwortete sie sich die Frage selbst. Es gab nur eine weitere Person, die für diese Rolle infrage kommen konnte.

»Richard Bellmer. Ihr Bruder. Er wurde zu Adam ... und das Mädchen ...«

»Jeder kennt Kain und Abel, die Söhne von Adam und Eva. Aber was ist mit ihrer Tochter? Ihr Name ist Eden. Wir mussten sie verheimlichen, so wie unsere ganze Beziehung. Das, was uns vereinte. Wir beide waren vereint in Rache, auf ewig. Eden ist ihre Verkörperung.« Sie breitete die Arme aus. »Das hier ist am Ende nicht mehr als ein Ort. Bedeutungslos. Aber sie ... sie ist wirklich unser Paradies. Unser Garten Eden.«

»Rache an Ihrem Vater.« Anita holte kurz Luft, um das Gehörte zu verarbeiten. »Warum haben Sie dann so lange mit ihr gewartet?«

»Richard war zögerlicher als ich, er verweigerte sich zunächst der Gewalt. Aber dann geriet er auf Sylt mit unserem Vater in einen Streit und schlug ihn aus dem Affekt heraus nieder. Er hatte Verdacht geschöpft, was die Beziehung zwischen mir und meinem Bruder anging. Als Adam mich anrief und mir von seiner Tat berichtete, sah ich endlich die perfekte Gelegenheit.«

»Sie hatten die Idee mit dem Bambus.«

»Oh, ich hatte noch so viele Ideen. Adam wollte es bei unserem Vater belassen. Sein Rachedurst war gestillt. Aber meiner ... meiner war es noch lange nicht. Ich wollte unser Paradies rächen. Und all die Paradiese, die tagtäglich gerodet werden. Die verbrannt, verseucht und vernichtet werden.«

Carla Bellmer richtete sich auf und ließ etwas Flüssigkeit aus der Spritze schießen. Verzweifelt versuchte Anita, nach ihr zu treten, aber die Mörderin wich ihren Füßen mühelos aus.

»Die Polizei hat versagt. Ihr hättet meinen Vater schon viel früher für Adrians Tod verantwortlich machen können. Aber ihr wart blind. Ihr wart tatenlos. Es wird Zeit, Lebewohl zu sagen, Anita Ichigawa.«

Sollte das hier wirklich das Ende sein?

Anita biss nach ihr. Schrie. Wand sich.

Alles umsonst.

Bellmer packte sie am Schultergelenk und führte die Injektionsnadel tief in ihren den Oberarm.

SECHZIG

ENGADIN

Das Kohlenmonoxid stieg zuerst nach oben, es war leichter als Sauerstoff. Wie eine finstere Decke senkte es sich dann immer weiter auf sie herab.

Noch immer standen der Erlöser und das Kind vor dem Fenster und warteten auf ihren Tod.

»Es sind nie die Dinge, die man getan hat, die man irgendwann bereut«, rief er dem Mädchen zu. »Sondern die Dinge, die man nicht getan hat.«

Im Fensterglas erkannte er die Spiegelung seines eigenen verzweifelten Gesichts.

Einer der Jungen rollte sich mit der Schulter wieder und wieder gegen die Tür. Ein aussichtsloses Unterfangen. Zwei der Mädchen hatten sich, so gut es ihre Fesseln ermöglichten, in eine Umarmung gerettet.

Aaron robbte zu Jan. In seinen intensiv grünen Augen schimmerten Tränen. Heftig blinzelnd schaute er zu Eden hinauf.

Sie schien zu erstarren. Sie drückte sich an die Brust des Erlösers, als wollte sie Aarons Blick entfliehen.

»Ich frage dich eins«, fuhr Jan fort. »Wirst du damit leben können, wenn du hier und jetzt nichts getan hast?«

Nur das leise Zischen des Gases erfüllte den Raum.

Ihre Lippen bebten, von Rotz verschmiert. Jan bemerkte, dass sie immer wieder schräg nach unten schaute, so als wollte sie ihnen ein Zeichen geben.

»Ich kann das nicht mehr mit ansehen«, sagte sie zum Erlöser gewandt. »Bitte, lass uns gehen.«

Er zögerte, die Hände auf ihren Schultern.

»Bitte!«, flehte sie.

Seufzend gab er nach. Sie wandten sich um und verschwanden in der Finsternis.

Die Jugendlichen schrien auf und heulten in ihre Knebel. Die Verzweiflung im Inneren der Hütte war greifbar. Aber Jan ließ sich nicht von ihr anstecken. Er versuchte, die Richtung nachzuverfolgen, in die Eden mit ihren Augen gedeutet hatte. Er hoffte inständig, dass er sich das nicht einfach nur eingebildet hatte.

Es gab nur ein Objekt, das infrage kommen konnte: der Tisch.

Hastig robbte er, so gut es seine Fesseln zuließen, zu dem Möbel und zog sich an ihm hoch. Verwundert beobachtete Aaron ihn. »Was tun Sie da?«

Der Tisch war leer. Er besaß keine Fächer, auch war nichts auf ihm eingeritzt oder auf ihn geschrieben.

Hatte Jan sich getäuscht?

Er rieb die schweißnassen Handflächen aneinander. Eine Möglichkeit blieb noch. Er drehte sich um und ließ seine Finger unter die Tischplatte wandern.

Er ertastete etwas. Einen metallischen, gezackten Gegenstand, mit Klebeband am Holz befestigt. Er riss ihn ab, betrachtete ihn und stieß einen Seufzer der Erleichterung aus. Es war ein Schlüssel.

Er drehte sich im Kreis, damit die Jugendlichen sehen konnten, was er gefunden hatte. »Wir brauchten Eden gar nicht zu überzeugen«, sagte Jan, während er auf die Tür zulief. »Sie hatte sich schon längst entschieden.«

Umständlich drehte er den schweren, abgegriffenen Schlüssel im Schloss um und riss dann die Tür auf.

Frische, kühle Luft wehte herein und zerzauste sein Haar. In tiefen Zügen inhalierte er sie in seine Lungen. Er stützte sich auf, bis er den Rücken gegen die Tür stemmen konnte, und wankte schließlich ins Freie.

»Haltet durch. Nur ganz kurz«, rief er den Schülern zu.

Von ihrem Entführer und dem Mädchen fehlte jegliche Spur. Sie mussten auf dem Weg zu Anita sein. Wo hatten sie sie hingebracht? In den Hain?

Der Transporter parkte gleich vor der Tür, der Schlauch aus dem Kamin war verbunden mit seinem Auspuffrohr. Noch immer grollte der Motor wie ein wütendes Tier.

Er irrte um die Hütte herum. An ihrer Rückseite entdeckte er einen Hackblock, in dem noch eine schartige Axt steckte. Gott sei Dank!

Er stellte sich mit dem Rücken zum Block und rieb den Kabelbinder an der rostigen Klinge. Schon nach wenigen Hin- und Herbewegungen zerriss der Kunststoff. Erleichtert rieb er sich die pulsierenden, rot angelaufenen Handgelenke.

Er zog die Axt aus dem Baumstumpf und eilte zurück zum Van. Die Fahrertür war offen und die Pedale mit einer Holzkonstruktion fixiert. Der Schlüssel steckte. Jan stieg hinter das Lenkrad, schaltete den Motor aus und zog den Schlüssel heraus. Fahrig durchwühlte er das Handschuhfach, ertastete darin zwischen Faltkarten, Kaugummipackungen und Kugelschreibern sein Handy.

Die unzähligen verpassten Anrufe und SMS von Rabea und Giliberti ignorierte er, stattdessen aktivierte er sofort seine GPS-Ortung und wählte den Standort des mutmaßlichen Paradieses aus.

Zurück in der Hütte, durchtrennte er mit der Axtklinge die Fesseln von Aaron. »Befreie die anderen. Ich rufe die Polizei und den Krankenwagen, Hilfe wird bald da sein.«

»Wo wollen Sie hin?«, fragte Aaron voller Angst.

»Es gibt da noch jemanden, der gerettet werden muss.«

EINUNDSECHZIG

IM PARADIES

Rabea lenkte den Mini über den abschüssigen Waldweg, der schließlich vor einer verwitterten, von Rost zerfressenen Schranke endete. Sie schaltete den Motor aus und sprang aus dem Wagen.

Ein Blick aufs Handy: Die Koordinaten, an denen sich das Paradies des Erlösers befinden sollte, waren nur noch knapp dreihundert Meter entfernt.

Sie schlug sich ins Unterholz, gebückt, huschte von Baumstamm zu Baumstamm. Ihre Schritte knisterten im Laub. Äste peitschten ihr ins Gesicht und hinterließen brennende Striemen. Irgendwo flatterten Vögel auf. Der Wind pfiff bedrohlich durch die Baumkronen.

Noch zweihundert Meter. Sie traute sich kaum zu atmen.

Die Logik hinter ihrer Entscheidung war simpel: Jede Handlung des Erlösers besaß maximale Symbolkraft. Warum sollte er sie in seinem letzten Akt auslassen? Die Waldhütte war zu banal, zu gewöhnlich. Nein, er würde eine Tat in seinem Paradies begehen. Ein Blutopfer. Einen letzten Ritus.

Noch hundert Meter. Sie konnte sehen, dass sich der

Wald vor ihr lichtete. Dort vorne musste es sein. Bislang hatte sie noch keinerlei Geräusche vernommen, die auf Anita oder den Erlöser hinweisen konnten.

Was ging dort vor? War sie vielleicht an den falschen Ort gekommen?

Abermals warf sie einen Blick auf die Karten-App. Nein, es musste stimmen. Sie wollte sich gerade aus dem Gehölz wagen, als am anderen Ende der Lichtung der Schein einer Taschenlampe aufflammte.

Mit wummerndem Herzen umrundete Rabea die Waldöffnung, kam der Stelle immer näher.

Eine Birke ragte in der Mitte hoch, Frauenschuh, Alpenreben und Seidelbast wuchsen auf der Wiese.

Rabea war jetzt nah genug, um die Szene genauer zu erkennen. Da saß eine Frau am Fuße eines Baums, die Hände an den Stamm gefesselt. Sie war blass und ausgemergelt, die pechschwarzen Haare klebten ihr im Gesicht, aber es war unverkennbar Anita. Sie lebte, sie lebte noch!

Über Anita kniete eine Frau im Overall. Die Kehle schnürte sich Rabea zu. Das musste Carla Bellmer sein.

Sie wagte kaum noch zu atmen, bei jedem ihrer Schritte fürchtete sie, einen unbedachten Laut zu verursachen.

Wortfetzen drangen an ihre Ohren: »... Zeit, Lebewohl zu sagen, Anita Ichigawa.«

Die Entführerin setzte etwas an Anitas Arm an. Rabea hielt inne. Von hier aus konnte sie es kaum erkennen, aber sie glaubte, dass es sich um eine Spritze handelte. Aber was auch immer es war, es konnte nichts Gutes bedeuten.

»Hey!«, brüllte sie und preschte aus dem Unterholz.

Bellmer fuhr zu ihr herum.

Anita nutzte diesen Moment der Ablenkung und trat ihr mit voller Wucht ins Gesicht. Ihre Peinigerin verlor das Gleichgewicht und fiel rücklings ins Gras.

Ehe Rabea sich auf sie stürzen konnte, erklang von der gegenüberliegenden Seite der Lichtung ein metallisches Klicken. Sie kannte dieses Geräusch nur zu gut.

Es war eine Pistole, die entsichert wurde.

»Nicht so schnell, Frau Wyler!«, sagte jemand in scharfem Ton.

In Schockstarre schaute sie in die Richtung, aus der die Stimme gekommen war. Ein Schemen kam auf sie zu, begleitet von einer zierlichen Gestalt – der Erlöser zusammen mit Eden.

»Sie sind nicht Adrian Höller«, sagte sie. »Sie sind Richard Bellmer. Sie haben Ihren eigenen Vater ermordet.«

»Oh, Frau Wyler, ich fürchte, Sie haben genauso wenig verstanden wie Ihr Partner.« Er blieb fünf Meter vor ihr stehen, den Jagdrevolver auf sie gerichtet.

Sie zögerte. »Wer sind Sie dann?«, fragte sie schließlich.

»Ich bin Adam. Und ich bin hier, um mein Paradies zu rächen.«

• • •

Jan pirschte halb gebückt durch das hohe Gras, das schartige Beil in beiden Händen. Das breite Kreuz des Erlösers ragte gleich vor ihm auf. Ihn trennten nur noch zwei Schritte von ihm.

So schnell er konnte, war Jan durch das finstere Waldstück gerannt und dabei mehrmals über Wurzeln gestürzt. Seine Knie pochten schmerzhaft, er war überzogen mit Schweiß und Dreck. Noch immer keuchte er heftig, aber der Erlöser war so auf Rabea konzentriert, dass er ihn nicht hörte.

Nur Eden, die gleich neben ihm stand, wandte den Kopf und schaute Jan mit großen Augen an. Aber sie blieb still und verriet ihn nicht.

Dankbar nickte Jan ihr zu.

Ein Schritt.

Dann noch einer.

Er richtete sich auf. Holte mit der stumpfen Seite des Beils aus.

»Hinter dir!«, gellte mit einem Mal der Ruf von Anitas Entführerin. Der Erlöser fuhr herum und entging knapp dem Beilhieb. Der Klingenkopf streifte lediglich seinen Nacken.

»Sie!«, schrie er voller Wut.

Er wollte die Waffe auf ihn richten, aber Jan drückte seinen Unterarm mit dem Stiel des Beils zur Seite. Mit der anderen Hand griff er nach seinem Hals. Sie verhakten sich ineinander, mal hatte Jan die Oberhand, mal sein Gegner.

Der Erlöser fixierte ihn mit wütend funkelnden Augen. Sein heißer schnaubender Atem brannte auf Jans Haut.

Immer mehr geriet Jan in die Defensive. Seine Kräfte ließen nach. Sein Widersacher konnte das Beil Zentimeter für Zentimeter wegdrücken und den Revolver auf ihn richten.

Jan musste einen Schritt zurück machen.

Der Erlöser stellte ihm ein Bein, worauf er ins Taumeln geriet. In dem Moment entriss sein Widersacher ihm das Beil und stieß ihn zu Boden. Unsanft schlug Jan auf dem Waldboden auf.

»Wie konnte er entkommen?«, brüllte der Erlöser, als er sich über Jan aufbaute und die Waffe auf seine Brust richtete.

Der Blick des Psychopathen zuckte zu Eden. Seine Stimme vibrierte vor Wut: »Du … Du warst das! Was hast du wieder getan!?«

Sie hob abwehrend die Hände. »Ich. Nichts … ich …«

Wie im Reflex packte er sie an der Kehle und schleuderte sie mit voller Wucht von sich. Sie stürzte gleich neben Jan, stieß aber mit dem Hinterkopf gegen die Kante eines Baustamms. Ein blutiger Fleck blieb auf der Rinde zurück. Sie erschlaffte, so als wäre jegliche Lebenskraft aus ihr entwichen.

»Eden!«

Der Erlöser ging vor ihr in die Knie, am ganzen Leib zitternd. Fasste nach ihrem Handgelenk, suchte wohl ihren Puls. Und schien ihn nicht zu finden.

Er gab ein kaum noch menschliches Heulen von sich, packte ihren leblosen Oberkörper und drückte sie an sich.

»Adam!«, schrie die Frau vom anderen Ende der Lichtung, wo sie von Rabea in Schach gehalten wurde. »Adam, was hast du getan?«

»Es tut mir leid, es tut mir leid!«, stammelte er und streichelte Eden wie manisch das Haar. »Ich … ich wollte das nicht.« Der Erlöser vergrub die Finger seiner freien Hand in die Maske, bohrte sie tief in die narbige, teils schwarz verkohlte Haut. Er taumelte in die Mitte der Lichtung, streckte den Jagdrevolver wild in alle Richtungen aus.

Unter einem fast tierischen Jaulen, so als bereitete es ihm selbst körperlichen Schmerz, zerriss er die Maske, bis sie in Fetzen hing. Nach und nach kam unter ihr das eigentliche Gesicht des Erlösers zum Vorschein.

Es war das von Richard Bellmer.

Also doch, durchfuhr es Jan.

»Bellmer …«, hauchte er.

»Ja … Bellmer. Nicht mehr Höller. Kurz war ich beide. Ich war Adam. Der erste Mensch. Der Erlöser. Richard Bellmer war nur noch eine Rolle. Aber jetzt weiß ich nicht mehr, was wirklich die Rolle war.« Er warf einen Blick zu der Frau. Seine Stimme hatte sich völlig verändert. »Für Carla bin ich es geworden. All das. Du bist meine Eva! Aber ich … ich kann nicht mehr Adam sein. Sieh doch, wozu es führt! Wozu es mich macht!«

Adrian Höller musste wirklich bei dem Brand des Waldstücks ums Leben gekommen sein, begriff Jan. Seine Leiche war nie gefunden worden, weil die Bellmer-Zwillinge sie an sich genommen hatten. Und Richard Bellmer musste Höllers Identität übernommen haben, musste sie zu einem Teil seines Wesens geformt haben. Die Maske hatte ihm dabei geholfen. Er hatte eine Art neue Persönlichkeit mit ihr geformt – Adam. Das Gegenstück zur Entführerin.

Die Hautfetzen fielen ins Gras. Es war, als schaute man der Häutung eines Reptils zu, als schlüpfte der Erlöser aus einem Kokon.

»Aber jetzt bin ich das nicht mehr. Ich bin es nicht

mehr.« Seine Stimme zitterte. »Eva … Ihretwegen habe ich es getan. Ihretwegen habe ich all das getan. Ihretwegen ist Eden gestorben.«

»Sie und Ihre Schwester, Sie können das hier und jetzt beenden!«, rief Rabea, die die Entführerin an den Oberarmen umklammert hielt. Ihr Gesicht war blutüberströmt. Was war nur mit ihr geschehen?

Aber anscheinend schien sie mehr zu wissen als Jan. Diese Frau war also Carla Bellmer. Sie und ihr Zwillingsbruder waren für die Morde verantwortlich. Konnte Rabea sich bereits einen Reim darauf machen?

»Richard … Adrian … Adam …, hören Sie …« Er wusste nicht einmal mehr, wie er den Täter ansprechen sollte.

»Nein, hören Sie auf, hören Sie auf!« Er richtete den Lauf der Waffe wieder auf ihn. In dieser Position verharrte er einige Momente, dann richtete er sie auf die drei Frauen.

Nein, bitte nicht!, dachte Jan. In all der Hektik hatte er noch gar nicht richtig verarbeiten können, dass Anita lebte. Und jetzt schwebte sie gleich wieder in allerhöchster Gefahr.

Bellmer hatte das Beil fallen lassen. Es lag nur zwei Armlängen von Jan entfernt im Gras. Wenn er einen Satz machte, volles Risiko ging …

Aber Bellmer richtete die Waffe nicht auf Rabea oder die gefesselte Anita, wie Jan vermutet hatte. Nein, der Lauf zeigte auf Eva. Auf seine Schwester.

»Ich hätte das hier schon viel früher tun sollen«, sagte er mit bebender Stimme. »Vielleicht sind wir am Ende nicht Adam und Eva gewesen. Vielleicht sind wir nur Kain und Abel.«

»Legen Sie die Waffe weg, Bellmer!«, brüllte Rabea. »Das hat doch keinen Sinn!«

»Seien Sie still.« Carla Bellmer riss sich von ihr los und trat auf ihren Bruder zu. »Was ist mit unserem Paradies? Was ist mit dieser Welt?«

»Was ist diese Welt ohne Eden? Sie war unser Paradies. Für sie habe ich das hier getan. Ich, Richard … nicht Adrian oder Adam. Und ich … ich kann das nicht mehr. «

»Du warst es, der damit begonnen hat«, spie Carla hervor. »Du hast Vater niedergeschlagen. Du hast die Rache eingeläutet.«

Unschlüssig wechselten Jan und Rabea Blicke. Sollten sie eingreifen? Versuchen, die Situation zu deeskalieren?

»Ja, aber ich hätte es nie so weit kommen lassen dürfen. Vater hatte es verdient, die anderen … dir ging es immer nur um Adrian, nie um mich. Aber Eden ist mein Kind! Ich wollte der sein, der dir genügt. Ich wollte der Vater sein, auf den Eden stolz sein kann. Sie sollte unser neues Paradies sein. Unsere Erbin. Für sie habe ich all das getan. Nie für dich.«

Carla Bellmer verfiel in ein tiefes Heulen und sank ins Gras. Was ihr Bruder da gesagt hatte, musste ihr Weltbild zertrümmert haben. Und aus den Trümmern erwuchs eine tiefe, brachiale Wut: »Ich hätte es wissen müssen. Du warst immer zu schwach – zu feige. Eden war so viel jünger und doch schon so viel stärker als du. Mit ihr hätte ich diese Welt erlösen können. Aber jetzt hast du mir sogar sie genommen.«

»Wir hätten diese Welt niemals erlösen können«,

schluchzte Richard Bellmer. »Aber ich kann uns beide erlösen.«

Dann drückte er ab.

Einmal.

Zweimal.

Dreimal.

Bei jedem Schuss zuckte Jan am ganzen Leib zusammen und hielt sich die Ohren zu.

Der erste Schuss streifte Carla Bellmers Schläfe, der nächste durchbohrte ihre Schulter. Der dritte zerfetzte ihre Magengrube. Blut sprudelte ins Gras um sie herum.

Sie machte zwei kleine Trippelschritte nach vorn und schaute an sich herab, als könnte sie nicht begreifen, was mit ihr geschehen war.

Sie wollte etwas sagen, aber nur Blut kam über ihre Lippen. Wie in Zeitlupe glitt sie auf den Boden der Lichtung, so langsam, als wollte sie sich nur schlafen legen.

»Bellmer«, Jan bewegte sich vorsichtig auf ihn zu, »jetzt ganz ruhig. Sie müssen niemandem mehr wehtun.«

Der Brustkorb des Erlösers hob und senkte sich heftig. Er kniff die Augen zu, legte den Kopf in den Nacken und drückte den Revolverlauf an sein Kinn.

Das Geräusch eines letzten Schusses hallte durch die Lichtung, dann kehrte im Paradies Stille ein.

ZWEIUNDSECHZIG

WIESBADEN // EINE WOCHE SPÄTER

Die Trauerhalle im Zentrum des Wiesbadener Südfriedhofs war bis auf den letzten Platz besetzt. Selbst der BKA-Chef und der Generalbundesanwalt waren erschienen.

Unterhalb der mit Wandmalereien geschmückten Kuppel erhoben sich die Gäste zum stillen Gebet.

Jan saß zwischen Rabea und Anita in der dritten Reihe, mit direktem Blick auf die Schwarz-Weiß-Fotografie auf dem Altar.

»Ich kann es immer noch nicht fassen«, flüsterte Rabea. Sie hatte ihr Haar hochgesteckt und trug ein schwarzes knöchellanges Kleid mit Stehkragen und Ärmeln aus Spitze, das ihr eine subtile Eleganz verlieh.

Jan seufzte tief. Er hatte einen Kloß im Hals und wagte es nicht zu sprechen aus Angst, dass seine Stimme brechen könnte.

Sacht strich Anita über seinen Oberarm, und er spürte der Bewegung nach. Noch immer war sie schrecklich dünn, ihre Wangenknochen standen deutlich hervor, aber sie war nicht mehr so blass wie noch vor einer Woche. Die Schminke konnte die blauen Flecken an ihrem Halsansatz und der Schläfe nicht vollends überdecken. Sie trug einen schwarzen Hosenanzug, an dem sie ständig wie abwesend herumnestelte.

Sie hatte Wiebusch am längsten von ihnen gekannt, hatte jahrelang mit ihm zusammengearbeitet. Noch nie war sie gut darin gewesen, ihre Emotionen zu zeigen, aber jetzt füllten sich ihre Augen mit stillen Tränen.

Jans Blick wanderte zu Wiebuschs Porträt, auf dem er breit in die Kamera lächelte. Es zeigte ihn im Anzug, ausnahmsweise mit gestutzter Bartmähne.

Die üblichen Reden wurden gehalten, die üblichen Rituale abgespult, die üblichen Trauerbekundungen geäußert. Es fielen Worte wie »heldenhaft«, »selbstlos« und »tragisch«.

Jan wünschte sich, dass mehr über Wiebuschs Lachen gesprochen würde. Über seinen Humor, seine Kumpelhaftigkeit, seine unaufgeregte Loyalität, die er ihnen so bereitwillig geschenkt hatte.

Eigens für die Trauerfeier hatte er sich einen neuen schwarzen Anzug anfertigen lassen. Es waren die ersten maßgeschneiderten Kleidungsstücke, die er sich zugelegt hatte. Selbst bei den förmlichsten und wichtigsten Anlässen seines Lebens war es ihm immer vollkommen egal gewesen, wie er herumlief. Er hatte seinem Erscheinungsbild nie größere Bedeutung beigemessen. Aber heute war es anders. Heute wollte er formvollendet auftreten.

Jemandem die letzte Ehre erweisen. So sagte man. Für Kolja wollte er diese Redewendung wirklich mit Bedeutung füllen.

Er holte die herausgerissene Seite eines Notizbuchs aus der Innentasche seines Sakkos und faltete sie auseinander.

»Was ist das?«, fragte Anita.

»Ein Kōan. Ich habe Gefallen an ihnen gefunden, seit du mir von ihnen erzählt hast«, flüsterte er. »Manchmal denke ich, dass du selbst eines bist.«

»Wie lautet es denn?«

Er las sein Gekritzel vor: »*Was war dein wahres Gesicht, ehe deine Eltern dich in diese Welt setzten?*«

»Das hört sich selbst für ein Kōan sehr kryptisch an. Warum hast du es dabei?«

»Es lässt mich an die Bellmer-Zwillinge denken. An Eden.«

Der Priester beendete den Gottesdienst mit ein paar letzten salbungsvollen Worten, die zwar in Jans Gehörgang, aber nicht bis in seinen Verstand drangen.

Die Trauernden strömten hinaus in den kühlen, klaren Septembermorgen. Rabea, Anita und Jan kämpften sich zu Koljas Witwe und seinen Kindern durch und sprachen ihnen noch einmal ihr Beileid aus. Anita, die Frau Wiebusch schon zuvor persönlich gekannt hatte, nahm sie lange in den Arm.

Schließlich trafen sie auf Polizeimajorin Giliberti, die etwas abseits im Torbogen neben der Trauerhalle lehnte und sich eine Zigarette angezündet hatte.

»Ich wusste gar nicht, dass Sie Raucherin sind«, sagte Jan zur Begrüßung.

»Zwölf Jahre lang war ich es auch nicht mehr«, entgegnete Giliberti trocken und tippte Asche von der Zigarettenspitze. »Aber nach diesem Fall ist nichts mehr so, wie es einmal war. Zuerst einmal soll ich Ihnen den Dank der Jugendlichen aus dem Lyceum und vor allem auch von ihren Eltern ausrichten, Sie haben ihnen durch Ihren Einsatz das Leben gerettet. Einige der Eltern haben angeboten, sich erkenntlich zeigen zu wollen …«

»Sagen Sie ihnen, dass ich verzichte. Ich habe das nicht dafür getan«, erwiderte Jan, auch wenn er monetäre Zuwendungen im Moment gut hätte gebrauchen können. »Wie geht es Eden?«, fragte er.

»Sie ist nach wie vor im Krankenhaus, aber ihr Zustand ist stabil. In ihrem Blut wurden die Rückstände verschiedenster Betäubungsmittel nachgewiesen, darunter auch Benzodiazepine. Das Kantonale Jugendamt kümmert sich gerade darum, sie in einer Pflegefamilie unterzubringen. Es ist noch immer nicht final geklärt, wie viel Rénier wirklich wusste und ob sie zu ihr zurückkehren kann. Richard Bellmer wird auf der Lichtung wirklich angenommen haben, dass Eden tot und nicht einfach nur bewusstlos war. Wahrscheinlich war er so in Panik und ihr Puls so schwach, dass er ihn einfach nicht gespürt hat.«

Sie nahm einen tiefen Zug. Der Rauch verflüchtigte sich schnell, als sie ihn wieder ausblies. Jan schaute ihm nach wie einer Geistererscheinung.

»Und das muss der Auslöser dafür gewesen sein, seine Schwester und sich selbst zu richten«, schloss Jan.

»Was ist mit Carla Bellmers Ehemann?«

»Wir konnten ihn in Zusammenarbeit mit Interpol in einer Wanderhütte unweit des Bryant Creek in den kanadischen Rockies ausfindig machen. Sie hat ihm von hinten ein

Messer in den Nacken gerammt, dann hat sie ihn praktisch ausgeweidet. Einer der Beamten vor Ort meinte, es sah aus wie jahrelang aufgestauter Hass, der sich in diesem Moment entladen haben musste.«

Giliberti zog ein letztes Mal an der Zigarette, drückte die Kippe an der Wand aus und warf sie in den nächstgelegenen Mülleimer.

»Wir haben unter Bellmers persönlichen Besitztümern die Kaufurkunde für ein Grundstück in Finnland entdeckt, weitab von jeglicher Zivilisation. Wahrscheinlich wollten sie sich dorthin absetzen, wenn ihr Werk vollendet gewesen wäre.«

»Ein neues Paradies. Ein Paradies, das nie Wirklichkeit werden wird«, murmelte Jan. Sein Blick glitt durch das Tor hinaus auf die schier endlosen Reihen der Grabsteine. »Wir anderen müssen uns vielleicht einfach damit abfinden, in einem verlorenen Paradies zu leben.«

Anita hakte sich bei ihm ein. »Darf ich dich kurz entführen?«

»Äh, ja klar«, sagte er etwas überrumpelt.

Sie liefen einen der Friedhofswege herunter, begleitet vom Knirschen ihrer Schritte im Kies.

»Ich mache es kurz und schmerzlos«, sagte sie, als sie außer Hörweite der anderen war. »Das bist du ja von mir gewohnt. Ich werde ein Sabbatical einlegen, es ist bereits mit meinem Chef abgeklärt. Das erscheint mir gerade das einzig Richtige, um mich abzulenken. Um die letzten Tage aus meinem Kopf zu bekommen. Ich habe einen Flug nach Tokio gebucht. Ich war nicht mehr dort, seit ich ein kleines

Kind war. Ich will meine Wurzeln ergründen, etwas anderes sehen. Ein Rückflugticket gibt es noch nicht.«

»Das …« Jan blieb stehen. »Ich dachte, wir würden wieder Zeit zusammen verbringen.«

»Ich weiß.« Sie schaute zu Boden. »Und denk nicht, dass mir das leichtfällt.«

In den vergangenen Tagen hatte Jan viel an ihren gemeinsamen Sommer zurückgedacht. An die Momente, die sie miteinander geteilt hatten.

Seine Gedanken glitten immer wieder zu einer Szene, in der sie sich für irgendeinen Restaurantbesuch fertig gemacht hatten. Das übliche Durcheinander aus hastig übergestreiften Kleidern, Parfümwolken und flüchtigen Blicken in den Spiegel. Mittendrin hatte Anita ihn einfach aus dem Nichts heraus umarmt und ihn fest an sich gedrückt, eine spontane Handlung, die so gar nicht ihrer sonst so distanzierten Wesensart entsprach. Er wusste noch, wie er sie einfach nur erstaunt angestarrt hatte, viel zu perplex, um etwas zu sagen.

Dieses Bild werde ich von uns beiden bewahren, dachte er still.

»Ich kann es verstehen«, sagte er. »Auch wenn es unglaublich wehtut, dich schon wieder zu verlieren.«

»Wirklich?«

Er nickte und musste schwer schlucken.

Sie umarmten sich fest. Jan schloss die Hand um ihren Hinterkopf, ließ seine Finger durch ihr weiches Haar gleiten.

»Ich weiß, ich …« Er schluckte trocken. »Ich will dich nur nicht schon wieder verlieren.«

Sie streichelte ihm mit unerwartet kalten Fingern über die Wange.

»Weißt du noch, wie ich dich gefragt habe, was wir sind? An dem letzten Abend? Ich weiß es jetzt. Wir waren ein Sommer. Und diesen Sommer wird uns niemand mehr nehmen können.«

»Irgendwie ist das wenig tröstlich.« Er schob ihre Hand von seiner Wange und drückte sie kurz.

»Ich war noch nie gut im Trösten«, erwiderte sie. »Das ist das Beste, was ich dir anbieten kann.«

DREIUNDSECHZIG

DÜSSELDORF // DREI WOCHEN SPÄTER

Die erste Therapiestunde war vorüber.

Es war kurz nach zehn. Rabea saß in der Straßenbahn 706 Richtung Düsseldorf-Hamm. »Graf-Adolf-Platz«, verkündete die Lautsprecherdurchsage, und die Bahn hielt mit sirrenden Bremsen.

Während die letzten Nachzügler der morgendlichen Pendlerbrigaden hinaus zu ihren Bürotürmen strömten, lehnte sie die Stirn gegen die Scheibe.

Einer von Jans alten Studienfreunden aus Bochum hatte nach dem Diplom eine Ausbildung zum psychologischen Psychotherapeuten gemacht und praktizierte jetzt hier in der Landeshauptstadt. Sein Fokus lag dabei auf der Behandlung von Patienten mit Gewaltproblemen. Durch diesen Kontakt hatte sie schon nach kurzer Zeit einen Therapieplatz bekommen und war nicht auf einer der endlosen Wartelisten gelandet.

Glücklicherweise hatte sie schnell einen Zugang zu dem Therapeuten gefunden. Es fiel ihr nicht schwer, sich ihm gegenüber zu öffnen. Es war ein Lichtblick, ein erster von vielen Schritten. Was auf dem Parkplatz im Engadin geschehen war, würde für sie immer mit Scham und Schuld behaftet sein. Sie würde es niemals vollständig aus ihrem Leben tilgen können. Aber vielleicht musste sie das auch gar nicht. Vielleicht genügte es, ihr Leben davon nicht bestimmen zu lassen, die Kontrolle nach und nach zurückzugewinnen.

Die Bahn hielt an der Poststraße, und Rabea stieg aus. Der herannahende Herbst hatte die Baumkronen rund um den Schwanenspiegel in Goldfarben gesprenkelt. Ein Schwarm Wildgänse flog über die Glaskuppel des Ständehauses hinweg, in der sich die schiefergraue Wolkendecke spiegelte.

Sie legte die wenigen Meter zu ihrem Büro zurück und schaute in den Briefkasten. Neben Werbeprospekten und den obligatorischen Rechnungen fand sie darin einen dicken, mehrfach frankierten Umschlag. Absender: eine Unternehmensberatung aus Bern.

Ihr Herz machte einen Satz. Sie wusste genau, was er beinhaltete. Den Umschlag unter den Arm geklemmt, erklomm sie die Treppe.

»Hey, na, du kommst hier vielleicht reingestürmt!«, begrüßte sie Miri, die über ihre Unilektüre gebeugt am Empfangstresen saß. Sie hatte ihre Haare inzwischen kobaltschwarz gefärbt.

»Ist Jan in seinem Büro?«, fragte Rabea.

Miri verdrehte lachend die Augen. »Ich meine, wo soll er sonst sein? Er wohnt ja hier.«

Ohne anzuklopfen, platzte Rabea bei ihrem Partner herein. Jan saß hinter seinem Schreibtisch und fuhr erschrocken zusammen, fasste sich aber schnell. »Ah, da bist du ja!«, sagte er. »Ich sitze hier über ein paar neuen Anfragen. Ob du es glauben willst oder nicht, die Reportagen über den Erlöser-Fall treiben uns gerade die Kunden in die Arme. Promi-Bonus, wenn man so will.« Er räusperte sich. »Aber viel wichtiger ist: Wie war deine erste Sitzung?«

»Sehr gut, aber wahrscheinlich werde ich mir trotzdem bald wieder einen neuen Therapeuten suchen müssen.«

Er blinzelte verwirrt. »Warum denn das?«

Sie legte ihm den Umschlag auf den Schreibtisch, worauf er laut den Namen der Firma vorlas.

»Was will denn eine Unternehmensberatung von dir?«

»Darin ist ein Entwurf für meinen Arbeitsvertrag. Ich kann dort als Organisationsberaterin für Personalwesen anfangen.«

»Die Stelle ist in Bern?«, fragte er matt.

Sie nickte.

Er rollte mit seinem Sessel von dem Umschlag weg, so als ginge eine körperliche Bedrohung von ihm aus.

»Du willst aussteigen?«

Sie nickte mit zusammengepressten Lippen. Es gelang ihr nicht, Jan dabei in die Augen zu schauen.

»Es ist einfach zu viel. Alles ist so ...«

Er hob die Hand.

»Du brauchst dich mir gegenüber nicht zu rechtfertigen, das weißt du. Ich kann es verstehen, ich kann es nur zu gut verstehen.«

Sie hatte mit Schuldzuweisungen gerechnet, mit Unverständnis, vielleicht sogar mit Wut. Aber eigentlich hätte sie

Jan gut genug kennen müssen, um zu wissen, dass diese Sorgen unbegründet gewesen waren.

Trotzdem atmete sie erleichtert durch.

»Danke.«

»Ich bin derjenige, der sich bedanken muss. Dafür, dass du überhaupt erst dieses Himmelfahrtskommando GRALL & WYLER – *Unabhängige Fallanalyse* mit mir gestartet hast.«

»Wirst du weitermachen?«

Er nickte.

»Wirst du es allein schaffen?«

»Ich werde es versuchen«, sagte er leise.